工伤事故与职业病预防宣传培训教材

本书编写组 编

中国劳动社会保障出版社

图书在版编目（CIP）数据

工伤事故与职业病预防宣传培训教材／《工伤事故与职业病预防宣传培训教材》编写组编. —北京：中国劳动社会保障出版社，2015

ISBN 978 - 7 - 5167 - 2167 - 4

Ⅰ．①工… Ⅱ．①工… Ⅲ．①工伤事故-事故预防-职业培训-教材②职业病-预防（卫生）-职业培训-教材 Ⅳ．①X928②R135

中国版本图书馆 CIP 数据核字（2015）第 207965 号

中国劳动社会保障出版社出版发行

（北京市惠新东街1号　邮政编码：100029）

*

北京市艺辉印刷有限公司印刷装订　新华书店经销

787毫米×1092毫米　16开本　14印张　283千字

2015年9月第1版　2016年12月第5次印刷

定价：32.00元

读者服务部电话：(010) 64929211/64921644/84626437

营销部电话：(010) 64961894

出版社网址：http://www.class.com.cn

内 容 提 要

我国的《社会保险法》《工伤保险条例》明确了工伤预防工作是社会保障、工伤保险的重要组成部分。做好工伤预防工作具有十分重要的意义，可以有效防止职业伤亡、减少因工伤事故造成的财力物力支出、有利于企业发展和促进社会稳定。

本书为通用版工伤预防宣传培训教材，系统讲解工伤保险基本知识、工伤处理实务流程及注意事项，结合企业安全生产管理和职业病防治要求对工伤预防工作要点进行阐述，并介绍了常见工伤事故的预防、应急与现场处置措施。本书主要内容包括：工伤保险基本知识概述、工伤预防管理、工伤事故与职业病预防、工伤事故应急与现场处置和工伤处理实务等。

本书可供工伤保险管理、工伤经办单位干部和企业相关管理人员以及广大职工学习使用，特别适合作为相关人群工伤预防培训的教材。

目　　录

第一章

概　述

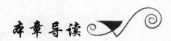 本章导读

　　工伤保险是社会保险的一个重要分支。 工伤保险是对因工作原因遭受事故伤害或患职业病的劳动者提供物质帮助的一种社会保障制度。 工伤保险的保障对象是职业人群，其所保障人群虽然不及养老保险和医疗保险广泛，但这些人群一旦受到伤害，给个人、家庭乃至社会带来的影响往往远远大于事故本身，而且是引发劳资争议和冲突的重要原因。 因此在大多数国家，工伤保险都是最早建立的社会保险险种之一。

　　工伤认定制度是工伤保险制度的重要组成部分，是职工享受工伤保险待遇的前提，对于明确工伤职工的身份、保障工伤职工合法权益发挥了重要作用。

　　本章通过对工伤与工伤保险的基本概念、工伤保险的特征与基本原则、我国工伤保险制度的历史沿革、工伤认定概述、工伤范围和工伤认定原则、认定为工伤的情形、视同工伤的情形、不得认定为工伤的情形、工伤认定程序的介绍，帮助读者从整体上理解工伤保险制度的基本内涵，建立、实施工伤保险制度的重大意义和工伤认定的基本制度，提高在实践中把握工伤认定范围和工伤认定程序的能力。

第一节　工伤保险

　　工伤保险是社会保障体系的重要组成部分，工伤保险制度对于保障因生产、工作过程中的事故伤害或患职业病而造成伤、残、亡的职工及其供养直系亲属的生活，对于促进企业安全生产、维护社会安定，起着重要的作用。

一、工伤与工伤保险的基本概念

1. 工伤的概念

　　"工伤"，亦称"职业伤害""工作伤害"，各国的概念不尽相同。"工伤"一词比较规范的概念是在1921年国际劳工大会上通过的公约中提出的，即"由于工作直接或间接引起的事故为工伤"。1964年第48届国际劳工大会也规定了"工伤补偿应将职业病和上下班交通事故包括在内"。

　　中国国家标准GB 6441—86《企业职工伤亡事故分类》中将"伤亡事故"定义为"企业职工在生产劳动过程中，发生的人身伤害、急性中毒"。

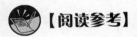【阅读参考】

关于"工伤"的定义

　　第13次国际劳动统计会议所使用的定义是：雇佣事故，指由雇佣引起或在雇佣过程中发生的事故（工业事故和上下班事故）；雇佣伤害，指由雇佣事故导致的所有伤害和所有职业病。

　　美国国家标准ANSIZ16.1《记录与测定工作伤害经历的方法》中，将"工作伤害"定义为"任何由工作引起并在工作过程中发生的（人受到的）伤害或职业病，即由工作活动或工作环境导致的伤害或职业病"。

　　工伤所带来的是严重的经济损失和人员伤亡。通过一段时间的恢复生产，经济损失是可以弥补的，而人员伤亡所造成的后果却是很长时间都无法消除的。例如，伤残人员的生理、心理治疗，身体机能的康复，对所供养直系亲属的抚恤等，都需要长期进行。如果解决得不好，不但是对伤残人员这部分人力资源的浪费，而且会影响其他生产人员的生产积极性，甚至影响到社会的安定。因此，职业伤害（工伤）已构成了各国的劳动问题和社会问题，并引起了各国政府的重视，使其在安全生产、文明生产、预防事故发生、提供工伤补偿等方面不断加强立法，建立并完善工伤保险制度。

2．工伤保险的概念

工伤保险亦称工业伤害保险、因工伤害保险、职业伤害赔偿保险。早期的工伤保险实际上是"工伤赔偿"，即劳动者因工导致伤残、疾病和死亡时，对劳动者本人或其供养亲属给予经济赔偿和提供物质帮助的一种社会保险制度。随着社会的发展，工伤保险的功能不断延伸。现代意义上的工伤保险，不仅包括对因工伤、残、亡者的经济补偿和物质帮助，而且包括促进企业安全生产、降低事故率及职业病发生率，并通过现代康复手段使受伤害者尽快恢复劳动能力，促进其与社会的融合，也就是建立并形成工伤预防、工伤补偿、工伤康复三位一体的制度体系。

 【关键概念】

工伤保险，是指劳动者在生产经营活动中或在规定的某些特殊情况下所遭受的意外伤害或是罹患职业病，以及因这两种情况造成劳动者死亡、暂时或永久丧失劳动能力时，劳动者及其供养亲属（遗属）能够从国家、社会得到的必要物质补偿。这种补偿既包括医疗、康复所需，也包括生活保障所需。

我国的《工伤保险条例》中规定，我国实行工伤保险的目的是"为了保障因工作遭受事故伤害或者患职业病的职工获得医疗救治和经济补偿，促进工伤预防和职业康复，分散用人单位的工伤风险。"

 【阅读参考】

1964 年，第 48 届国际劳工大会上通过的第 121 号文件《工伤事故和职业病津贴公约》及《工伤事故津贴建议书》均指出，实施工伤保险的目的，是在受雇人员发生不测事故时，为其提供医疗护理、现金津贴，进行职业康复；为不同程度的伤残者安排适当职业；采取措施，防止工伤事故和职业病的发生。

二、工伤保险的特征与基本原则

1．工伤保险的模式

目前，世界上实行工伤保险的国家大体可分为 3 种类型：雇主责任保险类型、使用集中公共基金的社会保险类型以及混合型（即 2 种制度并存的类型）。

 【阅读参考】

1985 年，国际劳工专家对 140 个国家的工伤保险制度进行分类时证实，各国受历史、经济、文化背景所限，实行由政府机构管理社会保险制度的有 93 个，占 66%，即大约有近 2/3 的国家实行工伤社会保险制度，实行的是使用公共基金的社会保险类型，其工伤保险基金可以是一般社会保险基金的组成部分，也可以不是；大约有 40 个国家仍实行雇主责任保险类型，占 29%，也有一些国家 2 种方式并存，这类国家占 5%。可见，雇主责任

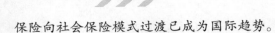

保险向社会保险模式过渡已成为国际趋势。

（1）雇主责任保险类型

实行雇主责任保险制度的国家大致可分为下列 3 种类型：

1）没有明文规定雇主有义务实行保险的国家，如阿根廷、印度、巴基斯坦、斯里兰卡、缅甸等。

2）规定雇主必须针对某些危险性较大的职业向商业保险公司投保的国家，如马来西亚、乌拉圭、萨尔瓦多、哥斯达黎加等。

3）明文规定所有雇主必须缴纳保险费的国家，如美国、澳大利亚、芬兰、新加坡等。

（2）社会保险类型

实行社会保险制度的国家亦大致可分为 3 种类型：

1）工伤保险作为一项独立的社会保险制度，在管理和基金方面有自主权的国家，如比利时、意大利、德国、日本、泰国等。这些国家在管理上亦有所不同。例如，加拿大由各省制定劳工赔偿法，省级劳工部实行监督管理，另有劳工赔偿局经办业务；意大利由工伤保险总局实施工伤保险法律法规；德国是由工伤保险同业工会等来实施的；日本则是由劳动省的劳动基准局实施工伤保险补偿法。

2）工伤保险虽然是独立的，但在行政管理方面由同一机构负责，如奥地利、法国、菲律宾等。

3）工伤及其他意外事故包括在整个社会保险制度之中，如阿尔及利亚、巴拿马、哥伦比亚、英国等。

（3）混合型

在少量的两种制度兼而有之的国家中，如美国，工伤保险不由社会保障总署经管，而是由各州政府的劳工部门组织实施；在有些州不是实行工伤社会保险，而是雇主责任保险，但法律规定雇主必须缴纳保险费。

在很多发展中国家，雇主支付部分工伤待遇（如误工工资或伙食补助）与社会保险制度支付职工伤害保险待遇是并存的。一方面，受到社会保险保护的企业减轻了雇主责任保险的负担。另一方面，由雇主支付或提供一定的待遇在一些国家也逐步得到了恢复，并将这些待遇作为法定待遇的补充。例如，在德国、俄罗斯和英国，政府还强化了对雇主在事故预防、职业康复、伤残职工再就业等方面的责任要求。

2. 工伤保险的特征

工伤保险具有补偿与保障的性质，缴费由用人单位负责。比起其他保险项目，工伤保险的特征较为明显：待遇最优厚、保险内容最全面、保险服务最周到。

（1）工伤保险与其他社会保险制度相同的特征

1）工伤保险具有强制性。工伤事故具有突发性和不可预测性，多属于意外事故。同时"工伤"亦具有不可逆性。工伤所造成的器官或生理功能的损伤，可以是暂时、部分丧失劳动能力；也可能是虽经治疗休养，但是仍不能完全复原，以致身体或智力功能部分或全部丧失，造成残疾，这种残疾表现为永久性部分或全部丧失劳动能力。

职业病虽列入因工伤残的范围，但它同一般伤残又有所区别。职业病具有迟发性，而且往往造成体内器官生理功能的损伤，且大多损伤属于不可逆性损伤。

由于工伤可能为个人带来终身痛苦，给家庭带来永久的不幸，于企业不利，于国家不利，因此，国家法律往往规定强制实施工伤保险。

2）工伤保险具有社会性（普遍性）。工伤保险是世界上历史最悠久、实施范围最广的社会保障制度。政府通过法律，通过对社会经济生活的一定干预，在发生职业风险与未发生职业风险之间进行收入再分配，切实达到保障伤残劳动者基本生活水平的目的。

3）工伤保险具有互济性。工伤保险通过统筹的基金来分散职业风险，以缓解企业之间、行业之间、地区之间因职业风险不同而承受的不同压力，在较大范围内分散风险，为劳动者和企业双方建立保护机制。

 【阅读参考】

根据国际社会保险协会（ISSA）2000年的统计资料，在全球近200个国家（包括地区）中，有172个国家建立了社会保障制度。其中，建立了工伤保险项目的有164个，其他的30多个国家也有与工伤事故方面相关的立法。

4）工伤保险具有福利性和非营利性。工伤保险基金属劳动者所有，是保障劳动者安全健康的物质基础，专款专用，国家不征税，并由国家财政提供担保，由隶属于政府部门的非营利性事业单位经办，为受保人服务。

（2）工伤保险不同于其他社会保险制度的特征

1）工伤保险具有补偿性（赔偿性）。这是工伤保险不同于其他社会保险的显著特性。在绝大多数国家中，工伤保险费用不实行分担方式，全部费用由用人单位缴纳，劳动者个人不缴纳费用。

2）工伤保险具有事故预防与职业康复性。现代工伤保险已不仅仅限于对工伤职工给予工伤补偿，而是把它与工伤补偿、职业康复和工伤预防紧密地结合起来，以便更好地发挥其在维护劳动者权益、社会稳定、保护和促进生产力发展方面的积极作用。

3．工伤保险的基本原则

目前，世界上大多数国家在实行工伤保险制度时，普遍遵循的主要原则可大致归纳如下：

（1）补偿不究过失原则

又称无责任补偿原则。在劳动者负伤后，不管过失在谁，工伤职工均可获得经济补偿，保障其基本生活。但这并不妨碍有关部门对企业事故责任人的追究，以防止类似事故重复发生，教育广大劳动者，降低事故率。

（2）劳动者个人不缴费原则

工伤保险费由企业或雇主缴纳，劳动者个人不缴费，这是工伤保险与养老、医疗、失业等其他社会保险项目的区别之处。由于在生产中劳动者创造社会财富的同时，也付出了鲜血乃至生命，所以理应由雇主（或由企业）、社会保险机构负担补偿费用，这在各国已形成共识。

（3）风险分担、互助互济原则

这是社会保险制度中的基本原则。通过法律强制征收保险费，建立工伤保险基金，采取互助互济的方法，分散风险，缓解部分企业、行业因工伤事故或职业病所产生的负担，从而减少社会矛盾。

（4）保障与赔偿相结合的原则

社会保险制度的一项基本原则就是保障原则，即当劳动者在暂时或永久地丧失劳动能力时，对其给予物质上的必要保证，使他们能够继续享有基本的生活水平，以保证劳动力扩大再生产运行和社会的稳定。此外，工伤保险还具有补偿（赔偿）的原则，这是工伤保险与其他社会保险的显著区别。劳动力是有价值的，在生产劳动过程中，劳动力受到损害，理应对这种损害给予赔偿。

（5）补偿与预防、康复相结合的原则

工伤补偿、工伤预防与工伤康复三者是密切相连的。工伤预防是最基本的，各国政府都致力于采取各项措施，减少或消灭事故。工伤事故发生后，应立即对受伤害者进行医治并给予经济补偿，使受伤害者能够得到及时的救治，同时使其（或家庭）生活得到一定的保障；并且及时地对受伤害者进行医学康复及职业康复，使其尽可能恢复劳动能力，或是恢复部分劳动能力，能够具备从事某种职业的能力，能够自食其力，尽可能地减少或避免人力资源的浪费，这十分重要，已引起各国政府和工伤保险机构的高度重视。

（6）区别因工和非因工的原则

工伤保险制度中，对于界定"因工"与"非因工"所致伤害有明确规定。职业伤害与工作环境、工作条件、工艺流程等有直接关系，因此医治、医疗康复、伤残补偿、死亡抚恤待遇等均比其他社会保险的水平高。只要是"因工"受到伤害，待遇上不受年龄、性别、缴费期限的限制。"因病"或"非因工"伤亡，与劳动者本人职业因素无关的事故补偿，许多国家规定的待遇平均比工伤待遇低得多。

（7）一次性补偿与长期补偿相结合原则

对"因工"而部分或完全永久性丧失劳动能力的职工或是因工死亡的职工的遗属进行补偿时，工伤保险机构一般有一次性支付补偿金项目。此外，对一些伤残者及工亡职工所供养的遗属有长期支付项目，直到其失去供养条件为止。这种补偿原则，已被世界上越来越多的国家所接受。

（8）确定伤残和职业病等级原则

工伤保险待遇是根据伤残和职业病等级而分类确定的。各国在制定工伤保险制度时，都制定了伤残和职业病等级，并通过专门的鉴定机构和人员对受职业伤害职工的受伤害程度予以确定，区别不同伤残和职业病状况，给予不同标准的待遇。

三、我国工伤保险制度的历史沿革

1. 计划经济时期的职工工伤待遇

中华人民共和国成立后，国家面临经济落后，生产萎缩，失业和通货膨胀严重，因工致病、致伤、致残人群庞大等一系列社会问题，以及生产条件恶劣等生产安全问题。在恢复经济建设的同时，我国正式开始了全国统一的社会保障制度的创建工作。1951 年 2 月 26 日，中央人民政府政务院颁布了全国统一的《中华人民共和国劳动保险条例》（简称《劳保条例》）。这是我国第一部包括工伤、死亡遗属等社会保险在内的、对城镇企业职工实行的全国性统一法规，也是社会保险制度在中国开始实施的起点。《劳保条例》对社会保险的实施范围、保险费的征集、管理和支付、保险的项目和标准以及保险业务的执行和监督都做了明确规定。

 【新闻摘录】

1951 年 2 月 26 日，政务院颁布《中华人民共和国劳动保险条例》，规定从 1951 年 3 月 1 日起，重点试行。工人群众从来最感痛苦的生、老、病、死、伤、残等困难，得到初步的解决。本院根据中国人民政治协商会议共同纲领第三十二条"逐步实行劳动保险制度"的规定，制定《中华人民共和国劳动保险条例草案》，于 1950 年 10 月 29 日公开发表，征求全国人民的意见。3 个月以来，共收到全国各地工会组织、工商业界、政府机关及个人寄来的意见书 141 件，现已据此将条例修改完毕，但因该条例尚系重点试行性质，故决定仍由本院公布施行。

（http://news.qq.com/a/20090630/001019.htm）

随着国家财政经济状况逐步好转，政务院于 1953 年 1 月 2 日又通过了《关于中华人民共和国劳动保险条例若干修正的决定》，进一步扩大了社会保险的实施范围，提高了若干劳动保险的待遇标准，例如疾病、生育津贴、丧葬费等都有了酌量增加。与此同时，国家机关、事业单位的社会保险制度也以单项法规的形式逐步建立：1950 年 12 月 11 日，内务部公布了《革命工作人员伤亡褒恤暂行条例》，规定了伤残死亡待遇；1952 年、1953 年和 1955 年，又 3 次对这个条例进行了修改，提高了待遇水平。可以说，1949 年 10 月至 1957 年年底，主要是制定全国统一的社会保障基本制度，颁布基本立法。在制度建设方面，基本上是实行 2 套待遇相近、办法有别的社会保障制度，即企业职工的社会保险（亦称"劳动保险"，包括工伤保险制度），以及国家机关、事业单位中实行的公费医疗、工伤死亡抚恤等社会保险项目。

随着我国工业生产的发展，职业病伤害开始突出表现出来。为加强对职工职业病伤害的保障，1957 年 2 月 23 日，卫生部制定和颁布了《职业病范围和职业病患者处理办法的规定》，确定了将严重危害工人、职员健康，严重影响生产、职业性危害比较明显的职业中毒、尘肺病等 14 种与职业活动有关的疾病正式引入职业病范围（即"法定职业病"），同时首次将职业病列入工伤保险的保障范畴。

中华人民共和国成立之初，在百废待兴之际，党和政府很快建立起城镇职工社会保险制度，并使之初具规模，这对于稳定社会、提高职工生产积极性、保护劳动者安全与健康、促进和发展生产都起到了积极作用。但是，在实践过程中也出现了不少问题。为此，中央及时做出了调整社会保险制度的决定。此间我国的工伤保险待遇项目主要是依据 1953 年修正公布的《中华人民共和国劳动保险条例》及其后发布的一系列单行规定而制定的，主要包括工伤医疗待遇、伤残待遇、职业病待遇、职业康复待遇以及因工死亡待遇。

1966—1976 年的"文化大革命"期间，工伤保险和整个社会保险体系遭到严重的破坏，工伤保险由"国家保险"退化为"企业保险"。1978 年 12 月，中国共产党召开了十一届三中全会，中国进入了以经济建设为中心的新的历史时期，社会保险制度的重建工作也被提到了议事日程。在此期间，颁发了一系列规定：

一是扩大了实施社会保险的范围。除肯定并恢复了"文化大革命"前的劳动保险实施范围外，还专门就学徒及临时工的工伤保险待遇做出新的补充规定，将实施范围由原有的国有企业扩大到其他一些非国有企业"比照执行"。

二是整顿与加强劳动保险工作。1980 年 3 月 14 日，国家劳动总局、全国总工会做出《关于整顿与加强劳动保险工作的通知》，强调建立医务劳动鉴定委员会，确定病、伤职工的休假、复工、定残工作；加强对退休、退职、残废职工和因工死亡职工遗属的管理教育工作；受理职工的申诉等。

三是进一步明确因工负伤治疗与疗养期间的其他费用问题。

四是关于工伤补助及抚恤问题，进一步做出了规定。

五是关于职业病。继 1957 年卫生部公布的 14 种法定职业病、1963 年增添皮毛工人布氏杆菌、1964 年增添煤矿井下工人滑囊炎、1974 年增加接触炭黑引起的尘肺病之后，这一时期有关职业病的待遇也有所增加和调整，将电焊混合尘肺、炭黑尘肺、滑石尘肺及其他混合尘肺、石棉尘肺，参照矽肺病处理；对于职工患血吸虫病、支农患钩端螺旋体病、接触铅而中毒的，也比照因公待遇处理；同时积极治疗，适当安排工作，已完全丧失劳动能力的，按因工残废作退休处理。

2. 经济体制转变中的工伤保险制度改革

（1）工伤保险制度改革背景

1）旧的工伤保障制度无法适应新形势的需要。随着改革开放的不断深入，《中华人民共和国劳动保险条例》规定的企业职工工伤补偿制度已不适应新形势的需要。尤其是经济体制改革后，劳动用工制度、工资制度、物价水平和生活消费标准等都发生了显著变化，致使职工工伤保障出现了许多亟待解决的问题。主要表现在以下几个方面：

一是覆盖范围过窄。覆盖范围只限于国有企业和城镇集体企业，难以维护所有劳动者的基本权益。改革开放后，大量外商投资企业不断涌现，形成了国营、集体、私营、个体、股份制、外商投资企业等多种经济形式共同发展的新格局。其中一些企业由于不重视安全管理，劳动条件较差，工伤事故和职业病发生率较高，没有相应的强制性工伤保险，一旦发生工伤事故和职业病，受害者及其亲属的权益就难以保障。

二是缺乏抗风险能力。我国在建国初期建立的劳动保险基金制度没有进一步发展和完善，反而在"文革"中又被取消，变为没有基金保障的"企业保险"。"企业保险"方式由于缺乏社会共济，当企业发生工伤事故和职业病时，面临的工伤风险难以分散。一旦发生事故，企业不堪重负，既不能有效保障职工的合法权益，也给企业的生存和发展带来众多的困难。

三是工伤待遇项目不完整，标准低。如缺少一次性补偿待遇，只注重补偿工资收入损失，对伤残者的肢体、器官缺损及其功能障碍、工亡者等均无一次性赔偿。由于工伤待遇标准基本上还是20世纪五六十年代制定的，之后又没有建立起正常的调整机制，因此在改革开放以后，随着职工收入的提高，工伤待遇占工资收入的比例逐年下降，使得领取长期工伤待遇的工伤人员生活水平逐渐下降，甚至出现生活困难的情况。因此，伤残职工"闹工伤"事件屡有发生，严重影响了企业的生产和工作秩序，同时也损害了工伤职工的利益。

四是政策和管理不规范。如缺乏科学的评残等级标准和健全的劳动能力鉴定制度。《劳动保险条例》将工伤残疾等级分为完全丧失劳动能力和部分丧失劳动能力两类。完全丧失劳动能力的又分为饮食起居需人扶助和不需人扶助两个等级。这种只划分两类三级的评残标准，过于原则和粗略，不能反映不同伤残人员的伤残程度，缺乏公平合理性，极易发生争议纠纷。另外，由于当时多数地区劳动能力鉴定工作标准不统一，办事机构和专业人员缺乏，职工因工残疾退休只凭医生的一纸诊断证明即可批准，缺乏规范性，使"人情风"和突击退休之风大行其道。据调查，在以工残为由的退休者中，约60%不符合完全丧失劳动能力的退休条件，这既破坏了政策的公平性，也给国家和企业造成了不必要的负担。

五是工伤预防机制未建立。由于当时工伤工作重点只局限于事故后的赔偿，没有开展事故前的预防工作，工伤预防机制的缺失使对工伤事故率上升的企业无惩罚措施，对事故率下降的也无奖励办法，不利于降低工伤事故率和促进安全生产。

2）经济体制改革催生新的工伤保险制度。20世纪80年代中期，我国经济体制改革进入了以城市改革为重点、以企业搞活为中心的阶段。企业成为自主经营、自负盈亏、相对独立的商品生产者和经营者。随着经济市场化程度的提高，企业之间工伤费用负担不均衡的矛盾日益显现。如新建企业劳动者普遍年轻、人工成本费用低，又不存在以往工伤造成的经济负担，在竞争中占有优势。同时，随着劳动力正常流动和企业产权变动频度的增加，一部分伤残和患职业病的职工因工作单位变动，原本享受的工伤待遇是由原单位支付还是由调入单位支付，往往争议不休，难以落实，致使伤残职工权益受损。加之经济发展和工业化进程加快，企业伤亡事故率及职业病发生率明显上升，职业安全形势严峻，事故多发与工伤保险制度滞后的矛盾直接影响着企业制度的改革和社会的稳定。

3）建立完善的工伤保险制度是社会保障制度的迫切要求。随着我国社会主义市场经济体制改革的不断深入和社会保障体系的逐步建立，工伤保险制度的改革也被提上了日程。1991年，全国人大七届四次会议批准的《国民经济和社会发展十年规划和第八个五年计划纲要》提出：要努力改革工伤保险制度。1993年，党的十四届三中全会通过的《中共中央关于建立社会主义市场经济体制若干问题的决定》中提出要在我国"普遍建立企业工伤保险制度"。1994年，《中华人民共和国劳动法》进一步明确了建立包括工伤保险在内的社会保障制度。

我国改革开放进程的加快、社会主义市场经济体制的建立以及原有制度本身存在的缺陷，使新中国成立之初建立的工伤补偿制度已不适用，建立适应社会主义市场经济体制的工伤保险制度是新时期的迫切任务。

（2）工伤保险制度改革的主要内容和试点的主要做法

1）改革的主要内容和工作进展。我国工伤保险制度改革始于20世纪80年代中期以后，特别是1988年原劳动部主持制定了社会保险制度改革方案，初步形成了工伤保险制度改革框架，提出了工伤保险制度改革的主要内容：

一是建立工伤保险基金，逐步实行社会化管理。工伤保险基金按照"以支定收，留有储备"的原则，根据不同行业的不同事故率确定企业缴费率，并随着企业工伤事故实际发生情况定期调整。

二是调整和完善工伤保险待遇项目和标准，由原来只对重度伤残职工发放退休金，改为对所有因工致残职工依据伤残等级发给定期抚恤金和一次性补助金；适当提高丧葬补助金和供养亲属抚恤金标准，同时增加一次性抚恤制度；建立工伤保险待遇调整机制。

三是加强和规范工伤保险管理，对工伤认定条件、劳动能力鉴定标准、工伤待遇支付等环节做出了规范和明确。

 【阅读参考】

1988年，原劳动部召开了全国劳动厅（局）长会议。会议要求各地按照改革方案做好工伤保险制度改革的准备工作，并提出选择有条件的地区进行试点。之后，试点工作在海南省海口市，辽宁省东沟县、铁岭市、锦州市，广东省东莞市、深圳市，福建省将乐县、霞浦县，吉林省延吉市等地先后展开。20世纪90年代初，原劳动部陆续出台了一系列有关工伤保险改革的政策，为改革的进一步深化创造了条件。到1995年，全国参加工伤保险制度改革试点的市县达1 103个，参保人数2 615万人。

2）各地改革试点工作的主要做法

一是扩大覆盖面。一般都将全民、集体、外商投资企业的固定工、合同工和临时工纳入工伤保险范围之内。广东省和海南省还包括私营企业和实行企业化管理的事业单位，海口市包括个体工商户，东莞市包括乡镇企业。

二是适当调整工伤待遇。对于伤残人员，除定期发给伤残抚恤金（相当于原来的退休金）外，还按鉴定后的伤残等级发给一次性伤残补助金；对于死亡人员，既发给丧葬补助费，还有一次性工亡补助金和供养亲属的抚恤金。

三是建立工伤保险基金，实行差别费率。一般按企业工资总额的一定比例提取工伤保险费，平均为1%左右。确定统筹总金额时，一般在以支定收的基础上宽余15%作为应急储备。依据各行业工伤风险程度和以往一定时期工伤事故率确定各行业企业的保险费率，即实行差别费率。

四是实行企业管理与社会化管理相结合。如一次性抚恤费、定期伤残抚恤金、遗属抚恤费、工伤医疗费、护理费、丧葬费等由社会保险机构负责；治疗工伤期间工资、丧事处理、生活福利等由企业负责。

五是加强工伤保险管理。各地建立和健全了劳动能力鉴定机构，建立工伤档案，加强争议仲裁工作等。社会保险机构还协助监督安全生产措施的落实，并对安全生产搞得好的单位给予适当奖励或返还部分工伤保险费，以鼓励企业搞好安全生产。

各地的上述做法，为推进全国工伤保险制度改革积累了宝贵经验。原劳动部于1990年在辽宁省东沟县召开了工伤保险制度改革现场经验交流会，对各地工伤保险改革情况进行了交流。1992年，又在辽宁省兴城市召开了工伤保险立法研讨会，讨论了《中华人民共和国企业职工工伤保险条例（征求意见稿）》。会上就工伤保险制度改革的意义、指导思想、基本原则、建立工伤保险基金、加强工伤保险管理等交流了经验，理清了改革思路，为进一步做好全国各地的试点工作起到了推动作用。

（3）《企业职工工伤保险试行办法》等相关法规的颁布和影响

1996年8月12日，原劳动部在总结多年工伤保险改革试点经验和借鉴国外成熟做法的基础上，颁布了《企业职工工伤保险试行办法》（劳部发［1996］266号），要求各地从1996年10月1日开始试行。这一部颁规章将改革后的工伤保险制度做了统一规定，对沿用至90年代初的企业自我保险的工伤制度进行了根本性改革。同时，原国家技术监督局也在1996年3月颁布了GB/T 16180—1996《职工工伤与职业病致残程度鉴定》。而在此之前的1987年11月15日，为了保护职工的身体健康，合理解决职工患职业病后的劳动保险问题，卫生部、劳动人事部、财政部、中华全国总工会颁布了新的《职业病范围和职业病患者处理办法的规定》，把102种疾病列入职业病范围，从制度上为进一步维护职工的权益提供了保障。

新的工伤保险制度的实施，着重强调了工伤保险要把工伤预防、工伤康复和工伤补偿结合起来的思路，进一步明确了我国工伤保险制度的任务和框架，影响深远。

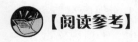

《企业职工工伤保险试行办法》的主要内容

1. 实行工伤保险基金社会统筹，变"企业保险"为社会保险。确立了"以支定收、收支基本平衡"的工伤保险基金筹集原则，并在一个统筹地区范围内实行基金统一调剂，大大分散了企业的工伤风险。

2. 扩大工伤保险的覆盖范围。突破了以往工伤保险"全民企业执行、集体企业参照"的局限，把覆盖面扩大到各类企业及全体职工，进一步维护了广大劳动者的合法权益。

3. 建立工伤保险差别费率机制。一是行业差别费率，即根据各行业工伤保险事故风险和职业危害程度，规定不同的费率标准；二是企业浮动费率，即在行业差别费率基础上，根据不同企业工伤事故发生率和职业安全情况，实行企业浮动费率。

4. 规范工伤保险待遇项目和待遇标准。除了对工伤保险保障工伤人员基本生活的定期待遇进行调整提高外，对被鉴定为一至四级的工伤职工增加了一次性补偿。

5. 明确管理程序，完善了制度体系。统一规范了工伤认定和劳动能力鉴定的标准和程序，首次提出了建立工伤预防、工伤补偿和工伤康复相结合的工伤保险制度体系的要求。

GB/T 16180—1996《职工工伤与职业病致残程度鉴定》（现版本为《劳动能力鉴定　职工工伤与职业病致残等级》GB/T 16180—2014）是我国工伤保险立法中的一个重要国家标准，它明确规定了鉴定的范围、分级原则和伤残等级。

1）适用范围：适用于职工在职业活动中负伤和因职业病致残程度的鉴定。

2）致残分级原则：依据伤病者医疗终结时器官损伤、功能障碍及其对医疗与护理的依赖程度，适当考虑由于伤残引起的社会心理因素影响，对伤残程度进行分级。

3）致残等级：依据分级原则将工伤和职业病伤残造成功能丧失情况分为 10 个等级。GB/T 16180—1996《职工工伤与职业病致残程度鉴定》划分 5 个部分、54 类、469 个条目，详细开列了分级依据或判定基准以及正确使用标准的说明，是我国第一部工伤评残国家标准。它的颁布使我国工伤与职业病致残评定工作有了科学、规范、详尽的依据，有助于遏制伤残等级评定工作中的随意行为，减少并消除由此带来的工伤待遇不合理、管理不规范等问题，有力地推进了工伤保险制度改革和发展。

（4）工伤保险制度改革的成效

《企业职工工伤保险试行办法》的颁布，使工伤保险制度改革进入了全面实施阶段，为工伤保险事业的发展注入了新的活力，取得了明显的改革成效。主要表现在以下 5 个方面：

1）参保人数明显增加，保障能力进一步增强。工伤保险制度抵御职业伤害风险的能力明显增强，获得工伤保险保护的职工总量在扩大，待遇水平也有明显提高。

2）建立了统筹基金，提高了抵御工伤风险的能力。《企业职工工伤保险试行办法》颁布前，在"企业保险"制度下，各行业企业的工伤保险费用支出负担不平衡现象十分突出，影响企业平等竞争。《企业职工工伤保险试行办法》实施后，通过实行工伤保险基金的社会统筹，提高了抵御工伤风险的能力，使高风险企业能够平等参与竞争。同时，为体现保险费用的公平负担和基金收支平衡，按照各行业职业伤害风险程度和伤害频率划分职业伤害风险等级，在统筹范围内普遍实行差别费率，为工伤保险基金收支平衡建立了重要机制。

 【阅读参考】

截至 2002 年年底，全国有 28 个省、自治区、直辖市和新疆建设兵团实施了工伤保险社会统筹，实行工伤保险费用社会统筹的市县近 2 000 个，比 1995 年的 1 103 个增加了近一倍，约占当年全国市县总数的 75%；全国参加工伤保险的城镇职工已有 4 406 万人，比 1995 年增加 1 791 万人；共有 34.9 万人享受工伤保险待遇。工伤保险基金收支也由 1995 年的 10 亿元增加到 52 亿元，累计结余 81.1 亿元。

3）提高了社会共济能力，促进了企业改革。工伤保险制度改革前，工伤人员的待遇全部由企业支付，由于经济体制转轨，企业面临市场经营风险，经济效益时有升降起伏，难以持续保证职工工伤待遇支付。随着企业转制、改组、兼并、破产的改革力度加大，如何妥善处理工伤职工的生活保障及其他工伤待遇的接续问题，就成为"企业保险"条件下的棘手难题。《企业职工工伤保险试行办法》实施后，对工伤职工实行社会化管理和安置，将企业的保险责任转移到政府和社会机构承担，并通过工伤保险基金社会统筹，以"社会共济"形式分摊工伤待遇支付与接续的费用，为顺利推进企业改革创造了条件。

4）减少了企业与职工之间的工伤争议，促进了社会和谐。在工伤保险制度改革前，由于工伤待遇项目不完整、待遇水平偏低等制度不完善的缺陷，导致工伤职工及其家属利益明显受损，由此引发了许多劳动争议，出现"闹工伤"现象。《企业职工工伤保险试行办法》实施之后，工伤保险待遇由社会保险经办机构按照国家规定标准支付，把企业从争议纠纷中解脱出来，有助于保持企业的正常生产工作秩序，受到了企业和职工的欢迎。

5）初步建立了工伤保险预防机制，提出了建立预防、补偿和康复相结合的工伤保险制度体系的目标。《企业职工工伤保险试行办法》在规范工伤补偿项目和标准的基础上，进一步提出了促进工伤预防和加强工伤康复的要求，并明确了开展工伤预防和职业康复所需费用的支付途径。通过规定实行行业差别费率和企业浮动费率，奖优罚劣。对促进企业改善劳动条件、加强安全生产管理、减少伤亡事故和职业病的发生，以及促进工伤职工最大限度地恢复生理和工作能力、重返社会等，都起到了积极的作用。

3. 工伤保险法律体系建设

2003 年 4 月，国务院颁布《工伤保险条例》，标志着我国工伤保险制度建设进入法制化轨道。2010 年 10 月 28 日，《社会保险法》正式颁布，自 2011 年 7 月 1 日开始实施，其中，对工伤保险做出了专章规定，进一步明确了工伤保险的法律地位。2010 年 12 月 20 日，在总结《工伤保险条例》颁布以来实践经验的基础上，国务院发布了《国务院关于修改〈工伤保险条例〉的决定》，对《工伤保险条例》进行了修订完善。至此，我国工伤保险法律体系基本形成。

（1）《工伤保险条例》出台背景

1）工伤保险法制建设的要求。参加工伤保险人数总体上较少，一些非公经济体和个体工商户基本上未参加工伤保险。主要问题是工伤保险制度立法层次低、约束力弱，工伤保险制度推广扩大有困难，迫切需要提高立法层次，拓展适用范围。

 【阅读参考】

自 1996 年原劳动部发布《企业职工工伤保险试行办法》，到 2002 年，虽然全国已有 28 个省、自治区、直辖市制定了工伤保险方面的地方性法规或规章，但是参加工伤保险的职工仅为 4 406 万人，其中，国有企业 3 408 万人、集体企业 670 万人、外资企业 328 万人。

2）深化社会主义市场经济体制改革的要求。进入 21 世纪以来，随着我国市场经济改革的深化，工业化、城镇化速度加快，大量农民向城镇转移就业，就业制度发生了很大的变化。原有的工伤保险制度适用范围窄，仅限于企业单位，已不适应社会主义市场经济的要求。按照社会保险的普遍性原则，社会组织的各类劳动者都应当参加工伤保险。由此，要通过强有力的法律手段，将更多的职业人群纳入工伤保险的范围，保障劳动者的工伤保险权益。

3）多年实践为工伤保险立法创造了条件。自 1996 年《企业职工工伤保险试行办法》实施以来，各地通过不断探索实践，发现了问题，积累了经验，为工伤保险制度进一步改革创造了条件。1999 年，国务院颁布《社会保险费征缴暂行条例》，规定工伤保险参照执行。2002 年，国务院将《工伤保险条例》列入立法工作计划。在条例起草的过程中，立法部门多次征求有关部门和专家学者的意见，根据我国改革的实际情况，借鉴国外成功经验，针对《企业职工工伤保险试行办法》中存在的问题，对工伤保险制度进行了进一步的完善和补充。2003 年 4 月 27 日，温家宝总理签署了第 375 号国务院令，公布了《工伤保险条例》，并自 2004 年 1 月 1 日起实施。

（2）《工伤保险条例》颁布的重要意义

1）《工伤保险条例》的颁布，是我国工伤保险制度建设进程中具有里程碑意义的大事，标志着我国的工伤保险制度步入了法制化的轨道，我国的工伤保险制度改革也因此进入一个崭新的发展阶段，意味着适应我国社会主义市场经济的新型工伤保险制度初步形成。同时，《工伤保险条例》的颁布，使工伤保险成为我国社会保障体系的重要组成部分，对于进一步健全我国的社会保障体系、维护我国经济和社会的健康稳定发展以及加快我国社会保障法制化建设，无疑起到了重要的推动作用。

2)《工伤保险条例》的颁布，使广大职工的合法权益得到切实有效的维护。《工伤保险条例》进一步明确和规范了工伤保险制度的适用范围，将不同所有制形式，不同地域和不同组织结构的用人单位统一纳入到工伤保险制度范围，规定只要与用人单位建立了劳动关系的劳动者，无论何种用工形式、何种用工期限的劳动者，都应该获得工伤保险制度的保障。而且《工伤保险条例》明确规定了工伤职工在遭受事故伤害或者患职业病后，在及时获得医疗救治的基础上，对工伤职工的各项津补贴待遇、辅助器具配置待遇以及开展职业康复等都做出了非常明确的规定，从而充分保障了工伤职工的基本生活及其生存权和发展权。

3)《工伤保险条例》的颁布实施，也为分散用人单位风险、减轻用人单位的负担提供了重要保证。《工伤保险条例》立法的宗旨之一是促进工伤预防，减少企业安全生产事故的发生。通过建立工伤保险基金，有效地分散了用人单位的工伤风险，较好地避免了用人单位一旦发生工伤事故后对生产经营带来的重大影响。同时，《工伤保险条例》也明确规定对用人单位实行行业差别费率和单位浮动费率机制，建立工伤保险费用与工伤发生率挂钩的预防机制，对于促进用人单位特别是有效促进企业改进安全生产工作起到了积极的作用。

《工伤保险条例》自2004年实施以来，参保人数大幅增加，基金规模成倍增长，享受待遇人数不断上升，工伤保险事业取得了巨大成就。但实践中，原条例也显露出一些不足，如覆盖范围还不够宽、保障水平还不够高、保障功能还不太全等。随着社会经济的发展，修订条例的必要性和紧迫性凸现。

 【阅读参考】

2006年，原劳动保障部向国务院报送了《工伤保险条例修正案》送审稿；2007—2008年，组织开展了大量的研究论证工作，对《工伤保险条例修正案》进行了不断完善。2009年，人力资源和社会保障部根据新的情况变化，再次起草了《工伤保险条例修正案》并报送国务院。2009年7月24日—8月15日，国务院法制办将《国务院关于修改〈工伤保险条例〉的决定（征求意见稿）》向全社会公开征求了意见。

考虑到与《社会保险法》的衔接，在《社会保险法》颁布后的2010年12月8日，国务院第136次常务会议讨论通过了《国务院关于修改〈工伤保险条例〉的决定》，温家宝总理签署第586号国务院令予以公布，自2011年1月1日起施行。新条例的颁布实施，是深入贯彻落实科学发展观的内在要求，是贯彻实施《社会保险法》的重要内容，是完善工伤保险制度的重大举措。新条例的颁布实施，也为工伤保险事业的发展提供了新的机遇。

新《工伤保险条例》主要修订的内容有：

1）扩大了工伤保险适用范围。在原条例规定适用于各类企业和有雇工的个体工商户的基础上，新《工伤保险条例》适用范围扩大到除参照《公务员法》管理的事业单位以外的所有事业单位，以及社会团体、民办非企业单位、基金会、会计师事务所、律师事务所等组织。

 【新闻摘录】

（宜兴市政府网 2011 年 7 月 14 日讯）从 2011 年 7 月起，宜兴市扩大了工伤保险适用范围，事业单位、社会团体等用人单位的职工也被纳入工伤保险实施范围。长期以来，我国的工伤保险适用范围为境内各类企业的职工和个体工商户的雇工，事业单位和社会团体职工的工伤保险却是空白。《社会保险法》于今年 7 月 1 日起实施，修改后的《工伤保险条例》扩大了工伤保险适用范围，事业单位、社会团体等组织机构被纳入工伤保险。在宜兴市，根据新《工伤保险条例》规定，从 2011 年 7 月 1 日起，全市各类不参照《公务员法》管理的事业单位、社会团体，以及民办非企业单位、基金会、律师事务所、会计师事务所等用人单位，均应当按照《条例》规定参加工伤保险，为其全部在职职工按照本单位职工工资总额的 1% 缴纳工伤保险费。

（http//unn. people. com. cn/GB/22220/149429/159151/15154928. html）

2）调整扩大了工伤认定范围。将原规定的上下班途中机动车事故伤害认定为工伤，调整扩大到非本人主要责任的所有交通事故，包括非机动车事故，以及城市轨道交通、客运轮渡和火车事故伤害，从而惠及更多职工群众，既体现了社会公平原则，也符合实践发展的需要。

 【新闻摘录】

（京华时报 2011 年 7 月 15 日讯）今后，职工因客运轮渡、火车或城市轨道交通造成的非本人主要责任的伤害可认定为工伤。北京市人社局工伤保险处处长李红透露说，本市工伤的认定范围已经做了调整，包括城市的轨道交通、火车以及客运轮渡。具体说，属于上下班途中的非本人主要责任的交通事故，由交管局出具的证明来决定他是本人主要责任还是非本人主要责任，如果是火车、客运轮渡以及城市轨道交通造成的非本人主要责任，由各自相关的责任单位来出具能够证明是非本人造成的伤害，也能够认定为工伤。

此外，过去有关部门规定，只有在上下班途中遇到机动车造成的交通伤害，不分主次责任，都算工伤。而目前这一政策已经调整为，包括机动车、自行车、三轮车、电动车和行人造成的交通事故伤害，只有是非本人主要责任的伤害，才可认定为工伤。

（http//www. chinadaily. com. cn/hqgj/jryw/2011 - 07 - 15/content_3201433. html）

3）简化了工伤认定程序。新《工伤保险条例》设置了工伤认定的简易处理程序，对于事实清楚、双方无争议的工伤认定申请的认定时限，由原来规定的 60 天缩短为 15 天，并取消了工伤认定争议处理中行政复议前置的规定，缩短了工伤认定时间。

4）大幅度提高了工伤保险待遇。将因工死亡职工的一次性工亡补助金标准从原来的 48～60 个月的统筹地区上年度职工月平均工资，提高至按上年度全国城镇居民人均可支配收入的 20 倍发放。同时对伤残职工的一次性伤残补助金做了调整，将一至四级、五至六级和七至十级伤残职工的一次性伤残补助金标准分别增加了 3 个月、2 个月和 1 个月的本人工资。

5）增加了基金支出项目。明确了将工伤预防的宣传、培训等费用纳入基金支付的规定，为开展工伤预防工作提供了经费保障。同时，将原由用人单位支付的工伤职工"住院伙食补助费""统筹地区以外就医的交通食宿费"以及"终止或解除劳动关系时的一次性医疗补助金"，改由工伤保险基金统一支付。这进一步规范统一了工伤待遇标准，保证了及时发放，减轻了参保用人单位的负担，有助于提高企业参加工伤保险的积极性。

6）加大了强制力度。新《工伤保险条例》增加了行政复议和行政诉讼期间不停止支付工伤职工治疗工伤的医疗费用的新规定，使工伤职工能够得到及时救治，也从制度上遏制了部分用人单位恶意诉讼的企图。新《工伤保险条例》还增加了对不参加工伤保险和拒不协助工伤认定调查核实的用人单位的行政处罚规定，提高了工伤保险的强制性，有利于更好地保护广大职工的权益。

4. 工伤保险事业发展成就和规划展望

（1）改革开放以来工伤保险事业发展成就

1）覆盖范围不断扩大，参保人数大幅增加。我国的工伤保险制度在《企业职工工伤保险试行办法》实施前，参保对象主要是国有企业及其职工，1995 年年底参保人数仅为 2 615 万人。在 1996 年《企业职工工伤保险试行办法》实施后，参保对象扩展到了各类企业及其职工，2003 年年底参保人数达到 4 575 万人。在 2004 年《工伤保险条例》颁布实施后，参保人数始终保持高速增长态势，我国工伤保险制度的覆盖范围已由各类企业扩展到了事业单位、社会团体、民办非企业单位、基金会、律师事务所、会计师事务所等组织和有雇工的个体工商户。部分省市还在公务员和参照公务员管理的事业单位实施了工伤保险。2010 年 12 月，为了配合《社会保险法》和新修订的《工伤保险条例》的贯彻实施，针对建筑施工企业、小型服务企业、小型矿山企业等难以直接按照工资总额计算缴纳工伤保险费的特点，人力资源和社会保障部制定了《部分行业企业工伤保险费缴纳办法》，进一步推进上述类型企业参加工伤保险。

在 2006 年年底，工伤保险参保人数历史性地突破了 1 亿人，达到 10 268 万人（如图 1—1 所示）。截至 2013 年年底，工伤保险参保人数已达到 19 917 万人，比 2003 年年底净增 15 342 万人，增长了 3.35 倍。

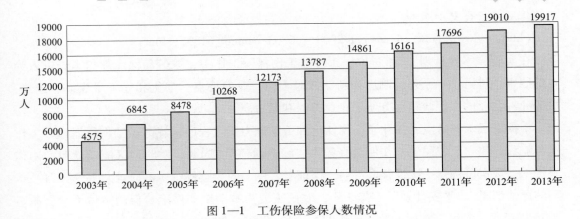

图1—1　工伤保险参保人数情况

2）全面实施"平安计划"，切实保障了农民工的工伤保险权益。农民工是我国改革开放和工业化、城镇化进程中涌现的一支新型的劳动大军，主要分布在劳动密集型的煤矿、建筑等高风险行业和餐饮、家政等服务行业。由于农民工接受的安全培训较少，加之用人单位劳动条件普遍较差，易发生工伤事故和职业病，其安全和健康最需要保障，由于其流动性强，往往没有劳动合同，农民工参加工伤保险在政策上一直没有针对性的解决办法，使农民工的参保成为一大难题。针对农民工的现实情况，原劳动保障部在调查研究的基础上，于2004年发布了《关于农民工参加工伤保险有关问题的通知》（劳社部发〔2004〕18号），明确了相关的具体政策。2006年，国务院下发了《关于解决农民工问题的若干意见》（国发〔2006〕5号），明确提出要优先解决农民工的工伤保险和大病医疗问题，依法将农民工纳入工伤保险范围。为认真贯彻落实《国务院关于解决农民工问题的若干意见》的要求，切实推进高风险企业农民工参加工伤保险工作，原劳动保障部于2006年5月下发了《关于实施农民工"平安计划"加快推进农民工参加工伤保险工作的通知》（劳社部发〔2006〕19号），开始在全国组织实施农民工"平安计划"，即用3年左右时间，将矿山、建筑等高风险企业的农民工基本覆盖到工伤保险制度之内。

【新闻摘录】

（光明日报2007年5月28日讯）"平安计划"保平安，让我们为"平安计划"喝彩，为广大民工祝福

我国约有2亿农民工，煤矿、建筑等高危行业一线工人中绝大多数都是农民工。不能让农民工因伤致贫，流汗又流泪！去年起，全国开展了高风险行业农民工工伤保险三年全覆盖的"平安计划"，让越来越多的农民工实现"伤有所保"。"平安计划"的出台，充分体现了国家对农民工，尤其是对高危行业一线农民工的高度关心。为了让广大农民工尽可能地参保，政府与企业都想了许多办法。如有的为农民工"量身定做"参保办案。根据农民工流动性强、主动参保意识淡等特点，各地进行了全方位的探索，制度进一步细化。如河南、甘肃、辽宁等省份结合实际，先后出台了建筑企业农民工参加工伤保险的规定，使

工伤保险推行得更加顺畅。

　　（http：//www. gmw. cn/content/2007 - 06/03/content_613921. htm）

　　在实施"平安计划"，推进农民工参加工伤保险工作中，原劳动保障部门本着以人为本的原则，进行了一系列的制度创新。针对不同行业的特点，细化和完善了煤矿、建筑、服务业等企业的参保政策，方便了企业参保和缴费。

　　根据农民工的特点，简化了工伤认定和劳动能力鉴定程序，规范了工伤待遇经办工作业务流程，建立了农民工工伤保险服务的"绿色通道"。同时，对跨地区流动就业的工伤农民工，规定可选择一次性领取待遇，保证了农民工的合法权益。根据对"平安计划"一期的评估情况，"平安计划"实施3年，农民工成为推动工伤保险参保的主体力量，截至2008年年底，农民工参保人数达到4 942万人。2006—2008年3年间农民工参保人数年平均增长率为58%。特别是煤矿等高风险行业农民工参保成绩突出。评估情况显示，包括国有重点煤矿和国有地方煤矿在内的国有煤矿企业农民工的参保率已超过了90%，小煤矿和非煤矿山的农民工参保率也都超过了80%。"平安计划"一期圆满完成，取得了显著成效。2009年开始，人力资源和社会保障部又发布了实施"平安计划"二期的通知，确定用2年左右的时间，将有稳定劳动关系的农民工基本纳入工伤保险。截至2010年年底，农民工参保人数达到6 300万人（如图1—2所示）。

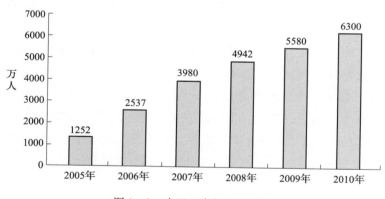

图1—2　农民工参保人数情况

　　3）基金规模持续扩大，待遇水平不断提高。《工伤保险条例》实施以来，全国工伤保险基金收入稳步增长，2004年基金收入为58亿元，2013年基金收入达到614.8亿元。2004年基金支出为33亿元，2013年达到482.1亿元。截至2013年年底，工伤保险基金累计结余828.5亿元，全国各统筹地区基本都建立了储备金制度，储备金总额为167.7亿元。

　　享受工伤保险待遇的人数从2003年的30万人增加到了2013年的195万人，增长了近5.5倍（如图1—3所示）。2006年以来，根据我国的经济发展水平和物价水平，全国各地陆续提高了工伤保险待遇标准，最高的调整幅度达到每人月均300多元，我国工伤保险待遇标准的调整机制逐步建立。

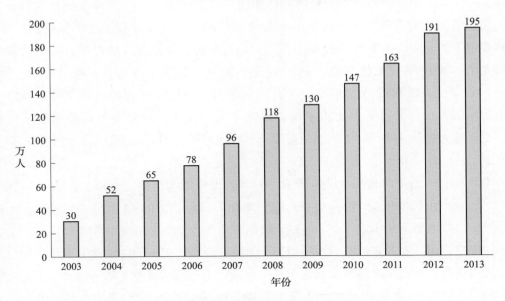

2003—2013年工伤保险享受待遇人数变化图

图1—3　工伤保险享受待遇人数变化情况

4）工伤保险管理服务水平不断提高。工伤保险的管理服务体系基本建立，服务水平不断提高，保障效果发生了明显变化。全国各地普遍建立了独立于企业事业单位之外的工伤认定、劳动能力鉴定和工伤保险经办3支专业队伍，为工伤职工提供一条龙的专业化服务。在计划经济时期的劳动保险制度下，企业不仅要具体经办劳动保险事务，还要负责对工伤职工的日常管理，企业承担的社会事务十分繁重。工伤保险制度的改革，实现了工伤保险事务和工伤职工管理的社会化服务，大大减轻了企事业单位的社会事务负担，促进了企业的发展，推动了改革的进程。随着工伤保险事业的发展，工伤保险服务体系逐步建立和完善，服务体系的能力建设不断加强。《工伤保险条例》颁布实施以来，对工伤认定、劳动能力鉴定和工伤保险经办3支队伍分别开展了多种形式的政策标准的培训工作，3支队伍的专业素质有了进一步的提高。

5）工伤预防和工伤康复试点工作稳步推进。我国的工伤保险实现了由偏重补偿到预防、补偿和康复相结合的转变，与国际接轨的"三位一体"保障体系架构初见雏形。从工伤保险制度初建时期以工伤补偿为主，优先解决工伤职工最急迫的经济补偿问题开始，开展了工伤预防和工伤康复的试点工作，这2项工作稳步推进，取得了一定进展。

①工伤预防方面。一是利用费率浮动促进工伤预防的机制初步建立。2003年，原劳动保障部、财政部、卫生部和国家安全生产监督管理局联合下发了《关于工伤保险费率问题的通知》，明确提出要合理确定工伤保险费率，促进工伤预防工作。根据《通知》的要求，全国工伤保险统筹地区大多制定了工伤保险费率的浮动办法，采用差别费率和浮动费率机制，根据企业的风险和工伤事故发生情况，调整企业缴纳工伤保险费的差别费率与浮

动费率，从而激励和督促企业改善安全生产状况，减少工伤事故和职业危害的发生，充分发挥了工伤保险制度预防事故的经济杠杆作用。二是探索了从工伤保险基金提取资金开展工伤预防工作的有效探索。1996 年，原劳动部制定的《企业职工工伤保险试行办法》明确规定了工伤保险基金中事故预防费、安全奖励金、宣传和科研费等有关工伤预防的项目支出。2004 年《工伤保险条例》颁发实施后，全国有山西、吉林、河南、湖南、广东、海南、陕西等 12 个省市出台了有关工伤预防费使用管理的政策文件，确定了工伤预防费纳入工伤保险基金支出范围，建立了工伤预防工作经费的保障机制，有针对性、主动地为企业开展预防工伤事故与职业危害的服务工作，从而降低工伤事故和职业病的发生。

2009 年，人力资源和社会保障部印发了《关于开展工伤预防试点工作有关问题的通知》（人社厅发［2009］108 号），在广东、海南和河南 3 省的 12 个地市开展了工伤预防试点工作，并取得了初步成效。一些试点城市工伤事故发生率呈现下降趋势，职工的安全意识和维权意识、企业守法意识有所增强。为进一步推进工伤预防工作的开展，2013 年 4 月，人力资源和社会保障部印发《关于进一步做好工伤预防试点工作的通知》（人社部发［2013］32 号），决定在 2009 年初步试点的基础上，再选择一部分具备条件的城市扩大试点，并进一步规范了工作原则和程序。2013 年 10 月，人社部办公厅印发《关于确认工伤预防试点城市的通知》（人社厅发［2013］111 号），确认了天津市等 50 个工伤预防试点城市（统筹地区），探索建立科学、规范的工伤预防工作模式，为在全国范围内开展工伤预防工作积累经验，完善我国工伤预防制度体系。

 【新闻摘录】

（南海网—海南日报 2009 年 11 月 7 日讯）积极探索工伤预防新机制海南省设定工伤预防试点

为进一步完善工伤保险制度，海南省正着手探索工伤预防新机制。记者今天从省人力资源和社会保障厅获悉，省本级单位、海口市、儋州市和昌江黎族自治县被列为海南省工伤预防试点四大地区（单位），开始探索工伤预防的新路子。

省人力资源和社会保障厅有关负责人表示，在推进四大试点地区（单位）工作的基础上，今后海南省将进一步建立工伤预防专项经费使用管理制度，探索建立与相关部门联合互动、齐抓共管工伤预防的工作机制，促进海南省工伤预防工作迈上一个新台阶。

（http：//news.qq.com/a/20091118/000396.htm）

②工伤康复方面。一是政策标准逐步完善。2007 年，原劳动保障部发布了《关于加强工伤康复试点工作的指导意见》，提出了"十一五"期间工伤康复试点工作的主要任务是：探索工伤康复政策体系，探索工伤康复管理服务模式，探索工伤康复技术规范和相关标准，探索多层次培养工伤康复专门人才的方式；制定和完善政策标准，建立规范的服务工作机制；初步形成以医疗康复为基础，以职业康复为核心，以促进工伤职工回归社会为

目的，具有中国特色的工伤康复制度框架。黑龙江、河南、广东、广西、湖南、宁夏和陕西等省按照《指导意见》的要求，先后出台了有关工伤康复工作的管理办法。2008年，人力资源和社会保障部制定颁布了《工伤康复诊疗规范（试行）》和《工伤康复服务项目（试行）》2个康复技术标准，为工伤康复工作奠定了良好的基础。

二是工伤康复试点工作在全国普遍展开，在完善政策标准的同时对工伤康复服务模式进行了积极探索，初步形成了2种典型的服务模式：a）直接管理模式，即由工伤保险机构自办专门的工伤康复机构，突出职业康复特点，为工伤职工提供特色康复服务。b）协议管理模式，即由工伤保险机构与社会上的综合医院或其他医疗康复机构签订服务协议，为工伤职工购买康复服务，充分利用社会康复资源优势，形成工伤康复服务的供需协议关系，共同发展工伤康复事业。黑龙江省、山东省济南市、河南省郑州市、江西省南昌市劳动保障部门也采取购买服务、合作合办等方法，确定了一些康复机构，开展了工伤康复的探索，并取得了经验。

三是支持建立了全国工伤康复综合基地。2004年，原劳动保障部确定了广州社会劳动康复中心为全国工伤康复综合试点单位，先行开展工伤康复试点工作。

2013年，人力资源和社会保障部对原2008年制定的《工伤康复服务项目（试行）》和《工伤康复诊疗规范（试行）》进行了修订，颁布了《工伤康复服务项目（试行）》和《工伤康复服务规范（试行）》（修订版）。2014年，针对《工伤康复服务项目（试行）》所列46项职业社会康复服务项目，颁布了《工伤保险职业康复操作规范（试行）》，对有关内容予以具体描述和说明。

 【阅读参考】

2001年，广州市率先建立了社会劳动康复中心。2005年，广州社会劳动康复中心移交广东省劳动保障厅管理，更名为广东省工伤康复中心。2009年，为积极推进我国工伤康复工作的健康发展，人力资源和社会保障部授予了广东省工伤康复中心"全国工伤康复综合基地"牌匾，支持将广东省工伤康复中心建设成为国家医疗康复和职业康复基地、康复人才培养基地和工伤康复国际交流合作基地，以促进建立具有中国特色的工伤康复体系。

（2）工伤保险事业发展规划和展望

1）我国工伤保险事业发展中长期规划目标。进一步完善我国的工伤保险制度，实现工伤保险事业的持续健康发展，需要在准确分析和把握工伤保险面临的形势和主要问题的基础上，从制度建设、覆盖人数等方面分阶段确定事业发展的规划和目标。按照党中央、国务院关于到2020年实现城乡统筹的社会保障体系建设目标的要求，预期工伤保险的中长期目标是：基本形成覆盖城乡所有用人单位和劳动者的工伤预防、工伤补偿、工伤康复相结合的制度体系；保障项目比较齐全，保障水平与经济发展水平相适应的政策标准体系；以人为本、规范便捷的管理服务体系。

2）实现我国工伤保险事业发展规划目标的主要措施。

一是坚持把扩大覆盖面作为工伤保险事业发展的优先目标。不断扩大覆盖面，尽快将各类职业人群纳入工伤保险制度中来，是近几年来工伤保险工作的优先目标。今后一个时期，工伤保险无论是制度的进一步完善，还是推进事业的进一步发展，都应继续把扩大覆盖面摆在优先位置来考虑。这也是我国国情的特殊性所决定的。在推进扩面工作中，应把握好工作重点和工作方法。比如要牢牢抓住以农民工为主的重点扩面人群；结合国家经济政策和社会发展情况，适时把握新的扩面增长点；努力拓展扩面新领域，工伤保险的扩面不仅要向各类服务企业，有雇工的个体工商户以及各类城市新兴工业园区等发展，还要向分布在农村地区的乡镇乡村企业延伸；转变扩面工作方式，应逐步由过去的单一行政推动扩面转向政策宣传和执法处罚并重，要大力发挥社会保险监察的作用，变企业被动参保为依法主动参保。

二是不断完善工伤保险的相关政策法规。《社会保险法》和新修订的《工伤保险条例》颁布实施以来，从中央到地方已先后制定颁布了一系列配套政策和规章，从参保、认定鉴定、费率调整到待遇支付和管理服务等，为近年来工伤保险事业的快速发展提供了有力支持。下一步，在进一步完善相关政策标准的同时，还要认真做好当前和今后一个时期工伤保险各项重点工作，如适时出台灵活就业人员参保的政策措施，抓紧研究公务员工伤保障政策，加快解决"老工伤"问题工作进程，进一步做好工伤保险的市级统筹工作，积极稳妥地推进工伤预防和工伤康复试点工作。

三是全面提高工伤保险管理服务水平。要以精细化、信息化管理为中心，加强基础管理工作，提高管理服务的效率和质量。要以基本实现工伤保险指标的联网监测为目标，加快工伤保险信息系统的建设。同时进一步完善工伤保险统计指标体系，加强统计分析工作，提高对工作指导的科学性、有效性。加强机构和队伍建设，提高工伤保险的组织管理水平，为工伤保险事业的持续健康发展提供有力的支撑和保障。

第 二 节　 工　伤　认　定

一、工伤认定概述

职工受到事故伤害或者患职业病，申请享受工伤保险待遇的，应当向社会保险行政部门申请工伤认定。工伤认定是工伤职工享受工伤保险待遇的前提，工伤认定制度的确立，有利于明确工伤职工的身份，保障工伤职工享受工伤保险待遇的合法权益。2010 年 12 月 31 日，人力资源和社会保障部公布了新修订的《工伤认定办法》，对工伤认定的程序做出了新规定，《工伤保险条例》和《工伤认定办法》规定了工伤认定制度的主要内容。

1. 工伤认定的概念、认定对象和特点

（1）工伤认定的概念

工伤认定是指社会保险行政部门根据工伤保险法律法规及相关政策的规定，确定职工受到的伤害，按照规定是否属于应当认定为工伤或视同工伤的情形。

（2）工伤认定的对象

根据《工伤保险条例》第十八条以及人力资源和社会保障部有关政策的规定，工伤认定的对象一般包括具备下列条件的职工：一是所在单位纳入了工伤保险制度的调整范围；二是存在受到伤害或者患职业病的事实；三是与用人单位存在劳动关系，包括事实劳动关系；四是要有相关的医疗诊断证明或职业病诊断证明。

 【关键概念】

劳动关系是指劳动力所有者（劳动者）与劳动力使用者（用人单位）之间，为实现劳动过程而发生的一方有偿提供劳动力，由另一方用于同其生产资料相结合的社会关系。

这里的"职工"是指与用人单位存在劳动关系的各种用工形式以及各种用工期限的劳动者，包括在 2 个以上单位同时就业的灵活就业人员。

 【阅读参考】

劳动关系成立的要素

根据原劳动和社会保障部 2005 年下发的《关于确立劳动关系有关事项的通知》（劳社部发〔2005〕12 号）规定，用人单位招用劳动者未订立书面劳动合同，但同时具备下列情形的，劳动关系成立。

（一）用人单位和劳动者符合法律、法规规定的主体资格；

（二）用人单位依法制定的各项劳动规章制度适用于劳动者，劳动者受用人单位的劳动管理，从事用人单位安排的有报酬的劳动；

（三）劳动者提供的劳动是用人单位业务的组成部分。

对于工伤认定对象应注意以下几点：

1）《工伤保险条例》适用范围内的所有用人单位的职工受到事故伤害或者患职业病，申请工伤认定并符合受理条件的，社会保险行政部门应予受理。

2）《工伤保险条例》适用范围内的用人单位未参加工伤保险，其职工申请工伤认定并符合受理条件的，社会保险行政部门应予受理。

3）无营业执照或者未经依法登记、备案而经营的单位所雇用的人员，以及被依法吊销营业执照或者撤销登记、备案的单位所雇用的人员受到事故伤害或者患职业病的；用人单位使用童工造成童工伤残、死亡的，受伤害者不需申请工伤认定，直接由雇用方给予一

次性赔偿；拒不给付赔偿的，由社会保险监察机构予以处理，或通过法律程序予以解决。

（3）工伤认定的特点

工伤认定属于具体行政行为，申请工伤认定的职工或者其近亲属、该职工所在单位对工伤认定申请不予受理的决定不服的；申请工伤认定的职工或者其近亲属、该职工所在单位对工伤认定结论不服的，可以依法提起行政复议，也可以依法向人民法院提起行政诉讼。

 【关键概念】

行政复议，是指按照《行政复议法》的规定，公民、法人或者其他组织认为行政机关或法律法规授权的组织实施的具体行政行为侵犯自己的合法权益，向行政复议机关提出申请，由复议机关受理、审查并做出决定的法律制度。

行政诉讼，是指依照《行政诉讼法》的规定，公民、法人或者其他组织认为行政机关或法律法规授权的组织实施的具体行政行为侵犯自己的合法权益，向人民法院起诉，人民法院对被诉行为进行审查并依法裁决的法律制度。

 【阅读参考】

新修订的《工伤保险条例》取消了行政复议前置程序。按照原条例的规定，在工伤争议处理程序中，行政复议是行政诉讼的前置程序。条例修订时简化了这一程序，规定发生工伤争议的，有关单位或者个人可以依法申请行政复议，也可以依法直接向人民法院提起行政诉讼。

工伤认定有以下特点：

1）工伤认定因申请而启动，未提出申请的，社会保险行政部门不主动启动认定程序。

2）工伤认定的受理主体、提出认定申请的主体都是由法律明确规定的。

3）认定为工伤的数量没有限制，只要符合认定条件都可以认定（含视同）工伤。

4）工伤认定结论具有法律约束力，相关义务人（用人单位和社会保险经办机构）应依据已认定为工伤的结论，按照法律法规的规定支付工伤职工应享受的工伤待遇。

2. 我国工伤认定工作总体情况

（1）《工伤保险条例》实施以来工伤认定工作基本情况

2004年以来，为解决《工伤保险条例》在实施中遇到的问题，原劳动保障部出台了《关于实施〈工伤保险条例〉若干问题的意见》（劳社部函［2004］256号），对《工伤保险条例》实施中遇到的一些普遍性问题做了明确的界定。

《工伤保险条例》实施以来，随着工伤保险覆盖范围的不断扩大，申请工伤认定的人数呈逐年上升趋势。2005—2013年，申请工伤认定总计达到800余万件。2010年，全国受理工伤认定申请首次超过百万件。认定工伤较多的省份主要集中在沿海经济发达地区，发生工伤较多的主要是农民工。为解决这一问题，原劳动保障部将工作重点放在促进用人单位参保，特别是解决农民工的参保方面。在工伤总数中，排在第一位的是在工作时间和工作场所，因工作原因（简称"三工"）受到事故伤害的情形，占80%以上。

（2）工伤认定情况特点分析

从2005—2013年的统计情况看，工伤职工中99%以上是属于应当认定为工伤的情形，只有不到1%属于认定为视同工伤的情形。

在认定为工伤的情形中，属于"三工"情形的排在第一位，占认定工伤总数的87%～89%；属于上下班情形认定为工伤的占5.5%～6%，排在第二位；因工外出认定为工伤的排在第三位，占2.5%～2.9%。在视同工伤的情形中，符合"在工作时间和工作岗位，突发疾病死亡或者在48小时之内经抢救无效死亡的"排在第一位，占80%～85.5%；符合"在抢险救灾等维护国家利益、公共利益活动中受到伤害的"占视同工伤的9.5%；符合"已取得革命伤残军人证，到用人单位后旧伤复发的"占视同工伤的5%。

二、工伤范围和工伤认定原则

1．工伤范围

《社会保险法》和《工伤保险条例》对工伤范围做出规定，即规定职工因工作原因受到事故伤害或者患职业病应当认定为工伤的情形、认定为视同工伤的情形以及不得认定为工伤或者视同工伤的情形。

（1）认定为工伤的情形

《社会保险法》规定，职工因工作原因受到事故伤害或者患职业病属于工伤范围。根据《工伤保险条例》第十四条的规定，职工有下列情形之一的，应当认定为工伤：

1）在工作时间和工作场所内，因工作原因受到事故伤害的。

2）工作时间前后在工作场所内，从事与工作有关的预备性或者收尾性工作受到事故伤害的。

3）在工作时间和工作场所内，因履行工作职责受到暴力等意外伤害的。

4）患职业病的。

5）因工外出期间，由于工作原因受到伤害或者发生事故下落不明的。

6）在上下班途中，受到非本人主要责任的交通事故或者城市轨道交通、客运轮渡、火车事故伤害的。

7）法律、行政法规规定应当认定为工伤的其他情形。

（2）认定为视同工伤的情形

根据《工伤保险条例》第十五条的规定，职工有下列情形之一的，视同工伤：

1）在工作时间和工作岗位，突发疾病死亡或者在48小时之内经抢救无效死亡的。

2）在抢险救灾等维护国家利益、公共利益活动中受到伤害的。

3）职工原在军队服役，因战、因公负伤致残，已取得革命伤残军人证，到用人单位后旧伤复发的。

（3）不得认定为工伤或者视同工伤的情形

根据《社会保险法》第三十七条和《工伤保险条例》第十六条的规定，职工有下列情形之一的，不得认定为工伤或者视同工伤：

1）故意犯罪的。

2）醉酒或者吸毒的。

3）自残或者自杀的。

这3种情形的适用，是指职工如果受到的伤害符合《工伤保险条例》第十四条或第十五条中某一种情形的规定，但该情形符合上述3种情形之一的，不应认定为工伤或者视同工伤。实际工作中，有些情形既不属于应当认定为工伤或视同工伤情形的，也不属于不得认定为工伤或者视同工伤情形的，则不属于工伤或者视同工伤的认定范围。

2．工伤认定遵循的原则

工伤认定是对职工受到的伤害是否属于工伤范围的情形做出判断，是职工是否享受工伤保险待遇的前提条件，直接关系职工及其近亲属的权益。《工伤保险条例》规定了应当认定为工伤、视同工伤和不得认定为工伤3类情形，这些规定只是一个类的划分。现实生活中的情况十分复杂，给工伤认定工作带来一定难度，有些情形需要社会保险行政部门相关工作人员根据《工伤保险条例》的立法精神做出判断。所以，从事工伤认定的人员在认定过程中如何适用《工伤保险条例》的规定十分重要。根据《条例》的立法精神，工伤认定应遵循以下原则：

（1）依法认定原则

工伤范围严格按照法律的规定执行，该认定为工伤或视同工伤的要做出认定结论，没有法律依据则不应认定为工伤或视同工伤。

（2）合情合理原则

在法律规定过于原则的情况下按照社会普遍接受的情理——公序良俗作为判断是否属于工伤的标准，按照这一原则，"上下班路途"就可以按职工在合理时间、合理的上下班路途中去把握。

（3）以人为本原则

工作中法律规定边缘性案件时，可认可不认的，应认定为工伤。

（4）"工作原因"推定原则

"工作原因"推定原则是指职工有受到伤害的事实，职工所受伤害发生在工作时间、工作场所内，在排除所受伤害是非工作原因的情况下，推定职工所受伤害是因工作原因造成的，应认定为工伤。如发现从事高空作业的职工倒在地上了，在排除非工作原因的情况，就可适用"工作原因"推定原则，认定为工伤。

【案例】

李某是某建筑公司施工项目成品部件的保管员。2008年8月1日17时50分左右，在没有任何人安排，也没有人知道李某到 6 号楼做什么的情况下，腰部系着一根绳子的李某从 6 号楼 601 房间的阳台坠落死亡。事后，李某的亲属向社会保险行政部门提出工伤认定申请。社会保险行政部门对相关情况进行了调查核实，在没有证据证明李某是非工作原因的情况下，推定李某因钥匙遗落在堆放阀门管件的房间内，遂将一根绳子系在腰部，要从 6 号楼 601 房间的阳台跨越到隔壁房间的阳台进屋去取钥匙，不料失足从高处坠落，这种情况属于因工作原因受到事故伤害。因此，社会保险行政部门认定李某为因工死亡。

三、认定为工伤的情形

《工伤保险条例》第十四条规定了 7 种应当认定为工伤的情形。这 7 种情形可以概括为事故伤害、意外伤害、职业病以及其他情形 4 类。

1. 事故伤害

关于工伤事故，不同的国家有不同的称谓。我国国家标准 GB/T 6441—1986《企业职工伤亡事故分类标准》中指出，伤亡事故指企业职工在生产劳动过程中，发生的人身伤害、急性中毒。死亡事故是指包括当时死亡或伤后 1 个月内死亡的事故。

根据《企业职工伤亡事故分类标准》的规定及《工伤保险条例》的基本精神，工伤事故应该是指适用《工伤保险条例》的所有用人单位的职工在工作过程中发生的人身伤害和急性中毒事故，即职工在本岗位工作，或虽不在本岗位工作，但由于其所在单位的设备和设施不安全、管理不善，以及本单位领导指派到本单位以外从事工作时，所发生的人身伤害和急性中毒事故。其本质特征是由于工作原因直接或间接造成的伤害和急性中毒事故。

（1）在工作时间和工作场所内，因工作原因受到事故伤害的

《工伤保险条例》第十四条第一项规定，在工作时间和工作场所内，因工作原因受到事故伤害的，应当认定为工伤。这一规定从工伤概念的最基本含义，即"工伤"是由于工作直接或间接引起的伤害出发，是应当认定为工伤的一种最基本情形。

这里的"工作时间"，是指法律规定的或者单位要求职工工作的时间。例如，《劳动法》规定劳动者每日工作时间不超过 8 小时，平均每周工作时间不超过 40 小时。这段时间就属于职工的工作时间。但是，如果单位在合法的前提下对其职工的工作时间有特殊要求，比如对那些实行不定时工作制的职工来说，单位确定的他们应该工作的时间，属于该职工的工作时间。此外，合法的加班期间以及单位违法延长工时的期间也属于职工的工作时间，职工在此期间受到事故伤害，属于应当认定为工伤情形的，应按规定将其认定为工伤。

【案例】

小唐被某地一家私营印刷厂录用，从事三班倒的印刷工作。工作第 10 天，小唐刚下夜班回宿舍睡觉，就听见车间主任李某喊自己起床再去加班。于是，小唐立即起床投入另一班的印刷工作，但他不幸受伤，被机器切掉 2 个手指。印刷厂将小唐送到医院，交了

500元押金后就一走了之。当小唐在家人的陪伴下，找到印刷厂老板要求认定工伤并享受相关待遇时，老板说，小唐受伤时，并不当班，而且也没派他加班，所以不能算工伤。况且，厂里有规定，职工操作不当，出工伤事故，厂里概不负责。此后，小唐经他人指点，向当地社会保险行政部门申请工伤认定，当地社会保险行政部门依法做出小唐是工伤的认定决定。按照法律法规，企业最后支付了小唐的工伤医疗待遇、医疗期间的生活费待遇和伤残待遇等。

根据国际劳工组织1981年《职业安全和卫生及工作环境公约》（第155号）第三条第三款的规定，工作场所是指覆盖工人因工作而需在场或前往、并在雇主直接或间接控制之下的一切地点。

这里的"工作场所"也应按照这一解释的基本精神去把握。这里的"事故伤害"，是指职工在工作过程中发生的人身伤害和急性中毒等事故。

👍 【关键概念】

"工作时间"是指法律规定的或者单位要求职工工作的时间，以及在工作时间前后所做的预备性或收尾性工作所占据的时间。

"工作场所"是指职工日常工作所在的场所，以及领导临时指派其所从事工作的场所。

（2）工作时间前后在工作场所内，从事与工作有关的预备性或者收尾性工作受到事故伤害的

按照国际劳工组织的定义，工伤是由于工作原因直接或间接受到的伤害。因此，国际上许多国家一般都将从事与工作有关的预备性或者收尾性工作受到伤害的，列入工伤的范围。我国工伤保险制度也采纳了这一观点，并做出了具体规定。

《工伤保险条例》第十四条第二款规定，工作时间前后在工作场所内从事与工作有关的预备性或者收尾性工作受到事故伤害的，应当认定为工伤。这里的"从事与工作有关的预备性或者收尾性工作"，主要是指在法律规定的或者单位要求的开始工作时间之前的一段合理时间内，以及在法律规定的或者单位要求的结束工作时间之后的一段合理时间内，职工在工作场所内从事本职工作或者领导指派的其他与工作有关的准备工作和收尾工作。准备工作包括运输、备料、准备工具等；收尾工作包括清理场地、收拾工具等。例如，煤矿职工在采矿工作结束升井后，必须要到矿区进行洗澡更衣，恰在此时出现滑倒摔伤，这种情形应当按照收尾性工作受到事故伤害的规定认定为工伤。实际工作中，到底什么情况属于从事与工作有关的预备性或者收尾性工作，应由从事工伤认定的人员根据具体情况判定。

（3）上下班途中，受到非本人主要责任的交通事故或者城市轨道交通、客运轮渡、火车事故伤害的

由于工伤是指劳动者从事职业活动或者与职业责任有关的活动时所遭受到的伤害，从这一基本概念判断，为了充分保障职工的权益，我国将上下班途中发生的交通事故等纳入

工伤保险的认定范围。2003 年出台的《工伤保险条例》规定，凡在上下班途中受到机动车事故伤害的情形，都应当认定为工伤。在 2010 年 12 月公布的《国务院关于修改〈工伤保险条例〉的决定》中，将相应条款修改为"在上下班途中，受到非本人主要责任的交通事故或者城市轨道交通、客运轮渡、火车事故伤害的"，即与原条例相比，调整扩大了认定为工伤的情形。这是因为，随着电动自行车的普及，非机动车交通事故比例逐年上升，这些事故的受害人没有机动车第三者责任强制保险和道路交通事故救助基金的保障，从制度公平角度出发，应当将职工在上下班途中受到的机动车和非机动车交通事故伤害都纳入工伤认定范围。此外，职工乘坐城镇轨道交通工具、客运轮渡、火车上下班的情况日益增多，需要将受到城市轨道交通、客运轮渡、火车事故伤害的情况也纳入工伤认定范围。在扩大工伤认定范围的同时，为了减少道德风险，条例修改时对上下班途中事故的工伤认定也作了适当限定，主要是增加了"非本人主要责任"的条件。比如，因无证驾驶、驾驶无证车辆、饮酒后驾驶车辆、闯红灯等交通违法行为造成自身伤害，交通管理部门出具属于本人主要责任证明的，就不能认定为工伤。

对于"上下班途中受到事故伤害"的立法经历了一个曲折的过程。1996 年原劳动部发布的《企业职工工伤保险试行办法》规定："在上下班的规定时间和必经路线上，发生无本人责任或者非本人主要责任的道路交通机动车事故的，应当认定为工伤"。该办法将此类伤害纳入工伤范围，对于充分保护职工的权益具有积极意义，但在表述上仍存在一些不妥之处。多年试行的实践也表明，有些规定不好操作。例如，什么是上下班的"规定时间"和"必经路线"，加班后回家的途中时间是否属于"上下班的规定时间"，回家路线的不确定性是否属于"必经路线"等问题难以界定，因此引发了大量争议。

2003 年公布的《工伤保险条例》根据以往的实践经验，对上下班途中事故作了规定，凡在上下班途中受到机动车事故伤害的情形，都应当认定为工伤。对于"上下班途中"和"受到机动车事故伤害"的含义，把握以下几点：一是"上下班途中"既包括职工正常工作的上下班途中，也包括职工加班的上下班途中；二是这种伤害既可以是职工驾驶或乘坐的机动车发生事故造成的，也可以是职工因其他机动车肇事所致；三是此种事故伤害发生的区域范围应当包括公路、城市街道和胡同（里弄）等供车辆、行人通行的地方。但因饮酒驾车、驾驶无牌照机动车发生事故而致本人受伤是否能认定为工伤一直是一个争议较大的问题。同时，对于乘火车、摆渡上下班发生事故伤害的，因没有依据而不能认定工伤。关于"上下班途中事故"的规定仅限于"受到机动车事故伤害"，而未将上下班途中发生的其他事故纳入工伤范围。

2010 年 12 月国务院第 136 次常务会议通过的《国务院关于修改〈工伤保险条例〉的决定》，将原来的相应规定修改为"受到非本人主要责任的交通事故或者城市轨道交通、客运轮渡、火车事故伤害的应认定为工伤"，从而突破了过去机动车事故的局限性，同时也强调了受到的伤害不应该是受伤害者本人主要责任所致。这一规定解决了目前工伤认定工作中的矛盾问题和不公平问题。

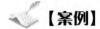**【案例】**

张某系某市政工程公司雇用的农民工。2010年8月20日，张某和工友在某工地铺路面地砖。傍晚7点多时，天色变黑，雷雨交加，因露天作业没有躲避的地方，在施工队未下令收工的情况下，张某与其他工友离开工地往施工队住地赶。途中张某被汽车撞倒，头部着地，送往医院后抢救无效死亡。其亲属以"下班途中发生交通事故受到伤害"为由，向社会保险行政部门提出工伤认定申请。社会保险行政部门经调查核实了解到张某等人在露天作业过程中突然遇到大雨，由于施工单位没有为施工人员提供雨具或临时工棚，在无法施工的情况下提前收拾工具返回住地，虽然没有接到上级领导收工的指令，但提前收工返回宿舍住地应当认为属于下班途中，因此在2010年11月认定张某为因工死亡。

2．意外伤害

《工伤保险条例》第十四条第三项规定，在工作时间和工作场所内，因履行工作职责受到暴力等意外伤害的，应当认定为工伤。

这里所称"工作时间"，是指法律规定的或者单位依法要求的职工应当工作的时间，以及在工作时间前后所做的预备性或收尾性工作所占用的时间。

这里所称"工作场所"，既应包括本单位内的工作场所，也应包括因工作需要或者领导指派到本单位以外去工作的工作场所。

这里所称"因履行工作职责受到暴力等意外伤害的"有2层含义：一是指在工作时间和工作场所内，职工因履行工作职责受到的暴力伤害，例如，商场保安由于阻止窃贼偷窃而被窃贼伤害的情形等；二是指职工在工作时间和工作场所内因履行工作职责受到的意外伤害，例如，在施工工地上因高处落物受到伤害等。在这种情况下，无论从法理的角度，还是从工伤保险的基本精神来讲，都应将其纳入工伤的范围。

对于职工在工作时间和工作场所内受到的暴力等意外伤害，现实中情况比较复杂，是否属于履行工作职责所致，应由社会保险行政部门根据具体情况做出判断。在工伤认定工作中，应对各方面情况进行综合分析，没有证据否定职工所受到的伤害与履行工作职责有必然联系的，在排除其他非履行工作职责的因素后，应认定为因履行工作职责所致。

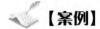**【案例】**

2007年12月22日下午2点左右，某制衣厂生产一线的员工刘某在车间工作过程中，看见车间员工许某持刀对工友进行伤害，刘某对许某的行为进行劝说并准备报警，被许某用刀捅伤胸腹部。刘某被送到医院救治，于当日经抢救无效死亡。刘某的亲属提出工伤认定申请，社会保险行政部门认为，刘某虽然不是车间的管理人员和保安人员，但对工作场所出现的暴力行为进行劝阻，应该视为刘某是在履行一种管理职能，也是作为一名普通员工都应该有的一种义务。维护企业正常、安全的生产作业环境，应视为履行工作职责的行为。因此，刘某所受到的暴力伤害应该认定为工伤或者视同工伤。

3．职业病

（1）职业病的工伤认定和种类

1）职业病的工伤认定。职业病是职业伤害的一种，按照《工伤保险条例》的规定，被诊断为职业病的，应当认定为工伤。但是就《工伤保险条例》适用范围而言，职业病认定为工伤时要注意掌握2点：首先，应当是《工伤保险条例》覆盖范围内的用人单位的职工；其次，应该是在《工伤保险条例》覆盖范围内的所有用人单位的职工在职业活动中所患的职业病。需要说明的是，如果某人患有职业病目录中规定的某种疾病，但不是在职业活动中引起的，而是由于其居住地周边生产单位污染物排放或者是其他情况引起的，这种疾病就不属于《工伤保险条例》中所称的职业病。其所受到的伤害，应通过司法途径加以解决，而不能按工伤保险的有关规定执行。

👍 【关键概念】

职业病，是指企业、事业单位和个体经济组织的劳动者在职业活动中，因接触粉尘、放射性物质和其他有毒、有害物质等因素而引起的疾病。

2）职业病的种类。原卫生部、原劳动和社会保障部2002年4月发布的《职业病目录》（卫法监发〔2002〕108号）的规定，职业病包括10类。2013年12月23日，国家卫生计生委、人力资源社会保障部、安全监管总局、全国总工会4部门联合发布《关于印发〈职业病分类和目录〉的通知》（国卫疾控发〔2013〕48号），其中规定职业病最新目录包括：

一是职业性尘肺病及其他呼吸系统疾病：其一为尘肺病，包括矽肺、煤工尘肺、石墨尘肺、炭黑尘肺、石棉肺、滑石尘肺、水泥尘肺、云母尘肺、陶工尘肺、铝尘肺、电焊工尘肺、铸工尘肺、根据《尘肺病诊断标准》和《尘肺病理诊断标准》可以诊断的其他尘肺病；其二为其他呼吸系统疾病，包括过敏性肺炎、棉尘病、哮喘、金属及其化合物粉尘肺沉着病（锡、铁、锑、钡及其化合物等）、刺激性化学物所致慢性阻塞性肺疾病、硬金属肺病。

二是职业性皮肤病，包括接触性皮炎、光接触性皮炎、电光性皮炎、黑变病、痤疮、溃疡、化学性皮肤灼伤、白斑、根据《职业性皮肤病的诊断总则》可以诊断的其他职业性皮肤病。

三是职业性眼病，包括化学性眼部灼伤、电光性眼炎、白内障（含放射性白内障、三硝基甲苯白内障）。

四是职业性耳鼻喉口腔疾病，包括噪声聋、铬鼻病、牙酸蚀病、爆震聋。

五是职业性化学中毒，包括铅及其化合物中毒（不包括四乙基铅）、汞及其化合物中毒、锰及其化合物中毒、镉及其化合物中毒、铍病、铊及其化合物中毒、钡及其化合物中毒、钒及其化合物中毒、磷及其化合物中毒、砷及其化合物中毒、铀及其化合物中毒、砷化氢中毒、氯气中毒、二氧化硫中毒、光气中毒、氨中毒、偏二甲基肼中毒、氮氧化合物中毒、一氧化碳中毒、二硫化碳中毒、硫化氢中毒、磷化氢、磷化锌、磷化铝中毒、氟及其无机化合物中毒、氰及腈类化合物中毒、四乙基铅中毒、有机锡中毒、羰基镍中毒、苯中毒、甲苯中毒、二甲苯中毒、正己烷中毒、汽油中毒、一甲胺中毒、有机氟聚合物单体及其热裂解物中毒、二氯乙烷中毒、四氯化碳中毒、氯乙烯中毒、三氯乙烯中毒、氯丙烯中毒、氯丁二烯中毒、苯的氨基及硝基化合物（不包括三硝基甲苯）中毒、三硝基甲苯中毒、甲醇中毒、酚中毒、五氯酚（钠）中毒、甲醛中毒、硫酸二甲酯中毒、丙烯酰胺中毒、二甲基甲酰胺中毒、有机磷中毒、氨基甲酸酯类中毒、杀虫脒中毒、溴甲烷中毒、拟除虫菊酯类中毒、铟及其化合物中毒、溴丙烷中毒、碘甲烷中毒、氯乙酸中毒、环氧乙烷中毒、上述条目未提及的与职业有害因素接触之间存在直接因果联系的其他化学中毒。

六是物理因素所致职业病，包括中暑、减压病、高原病、航空病、手臂振动病、激光所致眼（角膜、晶状体、视网膜）损伤、冻伤。

七是职业性放射性疾病，包括外照射急性放射病、外照射亚急性放射病、外照射慢性放射病、内照射放射病、放射性皮肤疾病、放射性肿瘤（含矿工高氡暴露所致肺癌）、放射性骨损伤、放射性甲状腺疾病、放射性性腺疾病、放射复合伤、根据《职业性放射性疾病诊断标准（总则）》可以诊断的其他放射性损伤。

八是职业性传染病，包括炭疽、森林脑炎、布鲁氏菌病、艾滋病（限于医疗卫生人员及人民警察）、莱姆病、

九是职业性肿瘤，包括石棉所致肺癌、间皮瘤、联苯胺所致膀胱癌、苯所致白血病、氯甲醚、双氯甲醚所致肺癌、砷及其化合物所致肺癌、皮肤癌、氯乙烯所致肝血管肉瘤、焦炉逸散物所致肺癌、六价铬化合物所致肺癌、毛沸石所致肺癌、胸膜间皮瘤、煤焦油、煤焦油沥青、石油沥青所致皮肤癌、β–萘胺所致膀胱癌、

十是其他职业病，包括金属烟热、滑囊炎（限于井下工人）、股静脉血栓综合征、股动脉闭塞症或淋巴管闭塞症（限于刮研作业人员）。

（2）职业病的诊断

1）职业病诊断（鉴定）的主体。根据《职业病防治法》第四十五条的规定，劳动者可以在用人单位所在地、本人户籍所在地或者经常居住地依法承担职业病诊断的医疗卫生机构进行职业病诊断。

当事人对职业病诊断有异议的，可以向做出诊断的医疗卫生机构所在地地方人民政府卫生行政部门申请鉴定。职业病诊断争议由设区的市级以上地方人民政府卫生行政部门根据当事人的申请，组织职业病诊断鉴定委员会进行鉴定。当事人对设区的市级职业病诊断鉴定委员会的鉴定结论不服的，可以向省、自治区、直辖市人民政府卫生行政部门申请再鉴定。

2）职业病的诊断因素。《职业病防治法》第四十七条规定，职业病诊断，应当综合分析下列因素：

①病人的职业史。

②职业病危害接触史和工作场所职业病危害因素情况。

③临床表现以及辅助检查结果等。

没有证据否定职业病危害因素与病人临床表现之间的必然联系的，应当诊断为职业病。

承担职业病诊断的医疗卫生机构在进行职业病诊断时，应当组织 3 名以上取得职业病诊断资格的执业医师集体诊断。

职业病诊断证明书应当由参与诊断的医师共同签署，并经承担职业病诊断的医疗卫生机构审核盖章。

3）基于职业危害因素种类的多样性、职业危害因素对每一个体所产生的损害程度的差异性、职业病临床表现的复杂性等，职业病诊断必须把握以下要点：

①职业病诊断必须由取得省级以上人民政府卫生行政部门资质认定的医疗卫生机构承担。

②职业病诊断机构必须遵守批准的职业病项目范围，如尘肺诊断、职业中毒诊断、职业性物理因素损伤疾病的诊断、职业性皮肤病的诊断、职业性耳鼻喉口腔疾病的诊断及职业性放射病的诊断等，不得超出规定的项目范围进行诊断。

③职业病诊断机构对上述所列因素依法进行综合分析后，没有证据否定职业病危害因素与病人临床表现之间的必然联系的，在排除其他疾病因素后应当诊断为职业病。

4. 其他情形

（1）因工外出期间，由于工作原因受到伤害或者发生事故下落不明的

1）因工外出和下落不明的含义。《工伤保险条例》第十四条第五项规定，职工"因工外出期间，由于工作原因受到伤害或者发生事故下落不明的"，应当认定为工伤。这里"因工外出"，包括两种情况：一是在本单位以外，但是还在本地范围内；二是到本地区以外或境外。在第一种情况下，可以是受领导指派，也可以是因职责需要自行到本单位以外的情形。在第二种情况下，则必须是受领导指派的情形。"发生事故下落不明的"，是指因遭受生产事故、空难事故、船舶事故、意外事故或者自然灾害等各种形式的事故而失去任何音讯的情形。职工因工外出期间受到的伤害，包括事故伤害、暴力伤害和其他形式的伤害。在实际工作中，职工除了在本单位内工作外，由于工作需要，有时还必须到本单位以外去工作，这时如果职工由于工作原因受到事故伤害，按照工伤保险的基本精神，也应该认定为工伤。同时，考虑到职工因工外出期间，遇到事故下落不明的，很难确定职工是在事故中死亡了，还是由于事故暂时无法与单位取得联系，本着充分保护职工合法权益的基本精神，《工伤保险条例》规定，只要是在因工外出期间，发生事故造成职工下落不明的，就应该认定为工伤，其工伤认定不以宣告失踪为要件。但要说明的是，认定为工伤后，一旦下落不明的人员又被发现了，则要撤销工伤认定结论，并追回所发生的费用。

👍 【关键概念】

因工外出，是指职工由于工作需要到本单位以外从事与本职工作或本单位业务范围有关的工作。下落不明，是指职工离开其住所或最后居住地或者其工作单位没有任何音讯的状况。

2）工作原因的掌握。职工因工外出期间受到伤害的情形十分复杂，判断是否因工作原因，应该掌握的原则是：没有证据否定职工因工外出期间受到的伤害与工作之间的必然联系的，在排除其他非工作原因后，应该认定为工作原因。

《工伤保险条例》属于公法范畴，在公法领域，行政主体必须依法行政。但是，对于行政管理相对人来讲，没有相应的证据证明其行为的，应遵循有利于行政管理相对人的原则进行推定。具体到因工外出期间是否因工作原因受到伤害，应遵循"因工作原因"推定原则，也就是没有证据证明不是因工作原因的，就应认定为因工作原因。这样规定也是为了更好地保护因工外出职工的合法权益。

值得注意的是，《工伤保险条例》所称的工伤，既包括因工受伤，也包括因工死亡。

✍ 【案例】

某商店负责人许某于2005年4月中旬赴外省为商店联系货源业务，他与供货厂家经理约定4月17日下午先看货样，再面谈具体业务，但许某看完货样后已到下班时间，于是双方约定直接前去厂外一家酒楼边吃饭边谈业务。饭后，许某自己步行回宾馆时，不幸被一辆中型货车碰撞碾轧死亡。许某所在公司而后向社会保险行政部门提出了工伤认定申请。行政部门对许某是否属于因工外出期间的工伤问题进行了分析，认为许某的情形不能完全套用8小时工作制，工作区域也不能确定在一个固定的范围。按照《工伤保险条例》中对因工外出人员的工伤认定条件，提到"因工外出期间"和强调"由于工作原因"的2个条件，许某所发生的情况应该是符合《工伤保险条例》第十四条第五项"因工外出期间，由于工作原因受到伤害或者发生事故下落不明的"规定，因此，社会保险行政部门对许某的伤害做出了认定工伤的结论。

（2）法律、行政法规规定应当认定为工伤的其他情形

在现实生活中，职业伤害的情形是复杂多样的，随着社会和人类生产活动的发展，可能会出现新的应该认定为工伤的情形，而对于未来出现的情形不可能在《工伤保险条例》中规范穷尽。为了使工伤范围的规定更科学、更合理，使那些随着时间的推移应该纳入工伤的情形能够纳入，同时也为了与其他法律规定相衔接，《工伤保险条例》第十四条第七项规定，职工有"法律、行政法规规定应当认定为工伤的其他情形"的，应当认定为工伤。

这里"法律、行政法规规定应当认定为工伤的其他情形"主要是指《工伤保险条例》

出台后，由全国人大及其常委会制定并颁布实施的法律，以及国务院制定并颁布实施的行政法规规定应该认定为工伤的其他情形。这些情形也应该按照《工伤保险条例》的规定进行工伤认定、劳动能力鉴定以及享受规定的工伤保险待遇等。

需指出的是，为了保证工伤保险制度的统一性、严肃性，避免随意扩大工伤范围，造成基金的不合理支出，《工伤保险条例》没有将规定工伤范围的权力赋予部门和地方政府，而是限于法律和行政法规。

四、视同工伤的情形

根据《工伤保险条例》第十五条的规定，视同工伤的情形有以下几种情况：一是在工作时间和工作岗位，突发疾病死亡或者在48小时之内经抢救无效死亡的；二是在抢险救灾等维护国家利益、公共利益活动中受到伤害的；三是职工原在军队服役，因战、因公负伤致残，已取得革命伤残军人证，到用人单位后旧伤复发的。

这3种情形都与本单位工作没有直接的关系，不具有职业伤害的本质属性，但是将其纳入工伤补偿范围有其合理性。因此，《工伤保险条例》将上述3种情形规定为"视同工伤"，以区别于第十四条"应当认定为工伤"的各种情形。视同工伤的职工享受的工伤保险待遇，与认定为工伤的情形没有区别，无论视同工伤还是认定为工伤，都应按照《工伤保险条例》的规定享受工伤保险待遇。

1. 在工作时间和工作岗位，突发疾病死亡或者在48小时之内经抢救无效死亡的

《工伤保险条例》第十五条规定"在工作时间和工作岗位，突发疾病死亡或者在48小时之内经抢救无效死亡的"视同工伤。这里所称的"工作时间"，是指法律规定的或者单位要求职工工作的时间，包括加班加点时间。这里所称的"工作岗位"，是指职工日常所在的工作岗位和本单位领导指派所从事工作的岗位。例如，清洁工人负责的清洁区域范围内都应该属于该工人的工作岗位。这里的"突发疾病"，是指上班期间突然发生的任何种类的疾病，一般多为心脏病、脑出血、心肌梗死等突发性疾病。考虑到职工在工作时间、工作岗位突发疾病可能与工作劳累、紧张等因素有关，为了更好地保障职工的权益，《工伤保险条例》将工作时间和工作岗位突发疾病死亡或者在48小时内经抢救无效死亡的也纳入工伤保险予以保障。这充分体现了以人为本的立法精神，在实践中也较好地保障了职工的权益。

"48小时之内"的起算时间，应从医疗机构的初次接诊（抢救）时间开始计算。需要指出的是，如果在工作时间和工作岗位发病，送到医疗机构经48小时的治疗（抢救）之后死亡的，不属于视同工伤的情形。之所以规定"48小时"的限制，主要是考虑重症疾病的有效抢救时间一般在48小时以内。这样规定，一方面有利于保障在工作时间、工作岗位突发重症疾病死亡的职工的权益，另一方面也有利于防止将突发疾病无限制地扩大到工伤保险范围内。对于突发疾病超过48小时死亡的，可以通过医疗、养老保险等渠道给予保障。

2. 在抢险救灾等维护国家利益、公共利益活动中受到伤害的

《工伤保险条例》第十五条规定："职工在抢险救灾等维护国家利益、公共利益活动中受到伤害的"视同工伤。这样规定主要考虑到，职工参与抢险救灾等维护国家利益、公共利益活动的行为虽然与本单位工作没有直接的关系，但这种行为应该得到国家和社会的提倡与保护，职工由此受到的伤害应该得到相应的补偿。这里所称的"维护国家利益、公共利益活动"，是指职工在国家利益或者社会公共利益受到威胁时，有组织或者自发施行的、旨在阻止或者减少这种威胁及其可能造成的损失的行为。《工伤保险条例》列举了"抢险救灾"的情形，凡是与抢险救灾性质类似的行为，都应当认定为属于维护国家利益和维护公共利益的行为。例如，为使国家、公共利益，他人的人身、财产和其他权利免受侵害采取制止侵害的行为而受到伤害的不特定主体，也应按照该项规定，将其认定为视同工伤。需强调的是，在这种情形下，工伤认定不受工作时间、工作地点、工作原因等条件的限制。这样规定也与国际劳工公约的规定相衔接。国际劳工组织《1964 年工伤事故津贴建议书》（第 121 号）第三条第一款规定，各会员国应在必要时，将有关工伤及职业病津贴的法律的实施范围逐步扩大到某些不领取工资的劳动者，承担抢险救灾或维护秩序与法制任务的志愿人员，其他从事公益活动或参与公民义务事业的人员，例如自愿协助公共部门、社会部门或医疗部门的人员。

 【案例】

2006 年某日，租住在北京某小区的朱某与丈夫李某发生口角，朱某打开液化气罐企图自杀，女儿见状紧急呼救。邻居张某闻讯前来救人，由于液化气爆燃，张某被烧伤。

事后张某以抢险救灾为由向所在区人力资源社会保障部门提出工伤认定申请，行政部门根据《工伤保险条例》的规定，认定其为视同工伤。张某所在单位不服认定结论，最终对簿公堂。

张某所在公司认为张某受伤纯属朱某的个人行为造成，不存在维护国家利益和公共利益之情形。且张某的住处并非是公司安排的职工宿舍，其受伤也不在工作场所内。而区人力资源和社会保障局方面辩称，公安部门的认定报告证明了张某的行为是见义勇为，没有理由要求仅在单位内部发生的事情为公共利益。条例中也并未规定工作地点、工作原因等条件的限制。

法院审理认为，张某的行为符合《工伤保险条例》第十五条第一款第二项之规定，所以依法做出裁决，维持劳动部门的工伤性质认定。

（来源：安全管理网 http：//www. safehoo. com/Injury/Case/200911/33324. shtml）

3. 职工原在军队服役，因战、因公负伤致残，已取得革命伤残军人证，到用人单位后旧伤复发的

《工伤保险条例》第十五条规定，职工原在军队服役，因战、因公负伤致残，已取得革命伤残军人证，到用人单位后旧伤复发的，视同工伤，并按照本条例的有关规定，享受除一次性伤残补助金以外的工伤保险待遇。复转军人"旧伤复发"的确认应由协议医疗机构出具相应的医疗诊断，并由具有认定权的社会保险行政部门进行确认。根据《军人抚恤优待条例》第十八条的规定，退出现役后没有参加工作的革命伤残军人，由民政部门发给伤残抚恤金；退出现役后参加工作，或者享受离休、退休待遇的革命伤残军人，由民政部门发给伤残保健金；继续在部队服役的革命伤残军人，由所在部队发给伤残保健金。《工伤保险条例》这样规定，主要是考虑职工原在军队服役期间，因公负伤致残后，已经按照军人的有关规定享受各项待遇，工伤保险基金应该支付的是伤残军人旧伤复发后新发生的费用及相应的长期性待遇。

五、不得认定为工伤或者视同工伤的情形

根据《社会保险法》第三十七条和《工伤保险条例》第十六条的规定，不得认定为工伤或者视同工伤的情形有以下几种情况：一是故意犯罪；二是醉酒或者吸毒；三是自残或者自杀；四是法律、行政法规规定的其他情形。

工伤保险虽然实行无过错责任原则，但只有那些与工作具有因果联系的伤害才可纳入工伤范围。职工在工作时间和工作场所内，因故意犯罪或醉酒、吸毒造成的伤害，以及自杀或者自残性质的伤害，与工作不具有因果关系，并且这种伤害具有主观故意性，所以，其后果应由行为人自己承担，不属于工伤保险的范围。

1. 故意犯罪

《社会保险法》和《工伤保险条例》规定故意犯罪伤亡的情形不得认定为工伤，是因为职工的这种伤亡是由于其自身的违法或故意犯罪行为造成的，按照《刑法》和治安管理方面法律的规定，这种行为应由本人承担相应的法律后果。此外，将这种伤亡排除在工伤之外，也是大多数国家的通行做法。

我国《刑法》第十三条规定，一切分裂国家、颠覆人民民主专政的政权和推翻社会主义制度，破坏社会秩序和经济秩序，侵犯国有财产或者劳动群众集体所有的财产，侵犯公民私人所有的财产，侵犯公民的人身权利、民主权利和其他权利，以及其他危害社会的行为，依照法律应当受刑罚处罚的，都是犯罪。犯罪具有以下 3 个特征：

一是社会危害性。这是犯罪的最基本的、具有决定意义的特征。社会危害性必须达到一定程度才能构成犯罪，情节显著轻微危害不大的，不认为是犯罪。

二是刑事违法性。具有社会危害性的行为并不都是犯罪，只有违反了《刑法》规定的危害社会的行为才是犯罪。

三是应受惩罚性。犯罪的应受惩罚性是由犯罪的前 2 个特征派生出来的法律后果。

但并不是所有因犯罪造成的伤亡都不是工伤，只有故意犯罪造成的伤亡才不认定为工伤。何谓故意犯罪？我国《刑法》第十四条规定：明知自己的行为会发生危害社会的结果，并且希望或者放任这种结果发生，因而构成犯罪的，是故意犯罪。

【案例】

　　某旅游公司司机王某于 2008 年 3 月 7 日早晨开着大客车前往旅游团驻地时与前边一辆货车追尾相撞，侧翻到沟下造成客车报废，王某生命垂危，经医院抢救脱离生命危险。半年之后，王某向社会保险行政部门提出了工伤认定申请。社会保险行政部门在向王某所在单位了解情况时，单位对王某受伤事实没有异议，但是认为那次事故给企业造成了重大财产损失，已构成犯罪，不应当认定为工伤。社会保险行政部门经过调查了解，王某虽然给企业造成重大经济损失，但是否构成犯罪需要有司法部门的裁定。如果单位认为构成犯罪，要通过法律程序追究王某的法律责任。而在单位没有履行法律程序的情况下，不能适用工伤认定的排除条款。因此，最终社会保险行政部门认为王某是在工作中受伤，认定王某所受伤害为工伤。

2. 醉酒或者吸毒

　　《社会保险法》和《工伤保险条例》规定，醉酒或者吸毒的，不得认定为工伤或者视同工伤。这项规定，有利于减少工伤事故的发生。

　　这里的"因醉酒导致的伤亡"，是指职工饮用白酒、啤酒或果酒、汽酒等含有酒精的饮料后，在酒精作用期间从事工作受到事故伤害的情形。酒精具有麻痹神经中枢的作用，导致行为人的判断能力和反应能力迟钝，难以辨认或控制自己的行为。国家的一些法律规定禁止醉酒后工作，醉酒是一种个人行为，与工作没有必然联系。因此，当事人在工作时因醉酒导致行为失控而对自己造成的伤害，不属于工伤。对于醉酒，应通过对行为人体内酒精含量的检测结果做出认定，如果发现行为人体内的酒精含量达到或超过一定标准，就应认定为醉酒。关于醉酒的具体标准，根据《实施〈中华人民共和国社会保险法〉若干规定》第十条规定，按照 GB 19522—2004《车辆驾驶人员血液、呼气酒精含量阈值与检验》执行。该标准规定，驾驶人员血液中的酒精含量大于（等于）20 毫克/100 毫升、小于 80 毫克/100 毫升的行为属于饮酒驾车，含量大于（等于）80 毫克/100 毫升的行为属于醉酒驾车。

　　这里的吸毒导致的伤亡，是指职工吸入毒品后，在毒品作用期间从事工作受到事故伤害的情形。《刑法》第三百五十七条规定，毒品是指鸦片、海洛因、甲基苯丙胺（冰毒）、吗啡、大麻、可卡因以及国家规定管制的其他能够使人形成瘾癖的麻醉药品和精神药品。《麻醉药品及精神药品品种目录》中列明了 121 种麻醉药品和 130 种精神药品。毒品通常分为麻醉药品和精神药品 2 大类。其中最常见的主要是麻醉药品类中的大麻类、鸦片类和可卡因类。吸毒对吸毒者的身心危害极大。吸毒后，人的控制力降低。职工在工作时因吸毒导致行为失控而对自己造成的伤害，不认定为工伤。

3. 自残或者自杀

　　《社会保险法》和《工伤保险条例》规定，自残或者自杀的不得认定为工伤或者视同工伤。这样规定，主要考虑自残或者自杀与工作没有必然联系，这种行为，当事人对自己的死伤具有主观故意，因而不应认定为工伤或者视同工伤。如将其认定为工伤，则有悖工伤保险的基本精神。

"自残"是指当事人伤害自己的身体并造成伤害结果的行为。例如，某职工为了获取工伤保险赔付，在工作过程中故意将其手指切断，这种行为就属于自残。"自杀"是指当事人通过各种方法和手段结束自己生命的行为。这里要说明的是，对于判定"自残""自杀"的行为要有充分的证据，例如遗书、公安部门的勘查结论等，而不能随意将职工受伤或者死亡判断为"自残""自杀"造成的。

4. 法律、行政法规规定的其他情形

《社会保险法》除了规定以上 3 种不能认定为工伤的情形，还做了这一条兜底性的规定。这是因为现实生活复杂多样，随着社会的发展，可能会出现新的不应该认定为工伤的情形，对于未来会出现的情形，不可能在现有的法律法规中穷尽。为了与今后出台的法律、行政法规相衔接，《社会保险法》留下了调整空间。需要指出的是，为了保证工伤保险制度的统一性、严肃性，避免地方随意扩大不认定为工伤的范围，不认定为工伤的权限仅限于法律和行政法规的规定。

六、工伤认定的程序

工伤认定是工伤职工享受工伤待遇、伤残待遇的前提和基础。如果工伤认定久拖不决，将影响工伤职工的医疗救治，使其不能得到及时补偿。因此，强化工伤保险管理基础，明确和细化有关工伤认定的具体政策，简化和改进工伤认定的工作程序，规范工作业务流程，提高工作效率是社会保险行政部门与经办机构贯彻《社会保险法》和《工伤保险条例》的一项重要任务，而对工伤认定程序的熟练掌握则是完成这项任务的基础。

1. 工伤认定申请

（1）申请工伤认定的主体

根据《工伤保险条例》第十七条的规定，职工发生事故伤害或者按照《职业病防治法》规定被诊断、鉴定为职业病，用人单位、工伤职工或者其近亲属、工会组织都有权申请工伤认定。这是对工伤认定申请主体的规定。这样规定，充分体现了工伤保险实现保障受伤害职工工伤保险权益的目的，从各方面保障职工实现其权益。这也是工伤保险充分承担社会责任的宗旨的体现。

1）用人单位。《工伤保险条例》第十七条第一款规定：用人单位应当自职工发生事故伤害之日或者被诊断、鉴定为职业病之日起 30 日内提出工伤认定申请。工伤保险实行的是雇主责任原则，用人单位是工伤保险义务的承担者。因而，职工因工作受到事故伤害或者被诊断、鉴定为职业病后，其所在单位应当首先履行工伤认定申请义务。

2）工伤职工（或者其近亲属）。《工伤保险条例》第十七条第二款规定：用人单位没在规定期限内提出工伤认定申请的，工伤职工或者其近亲属有权提出工伤认定申请。申请工伤认定是工伤职工的基本权利。但由于种种原因，工伤职工本人可能无力申请工伤认

定，为了更充分地保障工伤职工行使权利，《工伤保险条例》规定了其近亲属，如配偶、父母、成年子女，也有权申请工伤认定。

【阅读参考】

　　工伤职工的近亲属包括直系血亲和直系姻亲。直系血亲，是指有直接血缘联系的亲属，是指己身所出或从己身所出的上下各代亲属，包括父母、祖父母、外祖父母、曾祖父母、外曾祖父母等长辈和子女、孙子女、外孙子女等晚辈。这里的"父母"包括生父母、养父母和有抚养关系的继父母。"子女"包括婚生子女、非婚生子女、养子女和有抚养关系的继子女。直系姻亲，是指与自己近亲属有婚姻关系的亲属，包括直系血亲的配偶和配偶的直系血亲，如公婆、岳父母、儿媳、女婿等。按照《民法通则》中关于近亲属的规定，工伤职工的近亲属还应包括工伤职工的配偶和兄弟姐妹。这里的兄弟姐妹，包括同父母的兄弟姐妹、同父异母或者同母异父的兄弟姐妹、养兄弟姐妹和有抚养关系的继兄弟姐妹。此外，依据民事法律的有关规定，如果工伤职工或者其近亲属不能申请工伤认定，可以委托其他人申请工伤认定。因为申请工伤认定是《工伤保险条例》赋予职工的一项法定权利，除非职工放弃这一权利，任何人无权剥夺。从这一原则出发，无论职工是否有能力申请工伤认定，都有权按照民法的有关规定委托代理人代其行使这项权利。

　　3）工伤职工所在单位的工会组织。工会作为维护职工权益的专门性群众组织，当职工遭受事故伤害或者患职业病时，如果职工的权益没有或者不能得到保障，工会组织应承担起为职工申报工伤的职责。这里的"工会组织"包括职工所在用人单位的工会组织以及符合《工会法》规定的各级工会组织。

　　从《工伤保险条例》的规定来看，职工（或者其近亲属）或工会这两个主体提出工伤认定申请，是以用人单位在规定期限内没有履行申请义务为前提的。但在实际工作中，社会保险行政部门应掌握以下原则：

　　①在用人单位的申请时限内，工伤职工或者其近亲属、工会组织先于用人单位提出工伤认定申请的，只要符合受理条件（即申请材料完整、属于社会保险行政部门管辖范围），应当受理。

　　②若用人单位在规定的期限内也提出申请，认定机构应当向用人单位说明该职工已经申请工伤认定，将用人单位的申请材料补充到该职工的案卷中。

　　③职工经社会保险行政部门认定为工伤后，用人单位仍未在规定期限内提出工伤认定申请的，用人单位应承担《工伤保险条例》第十七条第四款规定的责任。

　　（2）申请工伤认定的时限（时效）

　　1）用人单位申请工伤认定的时限。根据《工伤保险条例》第十七条第一款的规定，一般情况下，用人单位申请工伤认定的时限应当自事故伤害发生之日或者被诊断、鉴定为职业病之日起30日内。但特殊情况下，经报社会保险行政部门同意，申请时限可以适当延长。这里的"特殊情况"，主要是指职工受到事故伤害的地点与工伤认定申请受理机关相距甚远，用人单位无法在 30 日内提交工伤认定申请的情形。如从事远洋运输的职工在运输途中发生事故，要求其所在单位在 30 日内申请工伤认定确实难以做到。需要说明的是，用人单位为患职业病的职工申请工伤认定，不存在延长申请时限问题。因为在此种情形下，申请工伤认定的前提是已经取得职业病诊断证明书或职业病诊断鉴定书，不存在不能按时申报工伤的可能。对用人单位的申报时限要求较短，主要是为了加强对用人单位安全生产的监管，促使用人单位在职工受到事故伤害或者患职业病后及时履行申请工伤认定的义务，同时也便于有关证据的搜集与分析，尽快查明事故真相，及时保护职工的合法权益。否则，相关各方搜集证据比较困难，可能导致事实难以认定，使职工的权益受到损害。

2）用人单位未在法定时限内申请工伤认定的责任。《工伤保险条例》第十七条第四款规定，用人单位未在规定时限内提出工伤认定申请的，在此期间发生的符合条例规定的工伤待遇等有关费用由该用人单位负担。这样规定，目的在于建立一种机制，约束用人单位及时提交工伤认定申请。关于这一规定，应从以下几个方面把握：

一是用人单位支付待遇的期间。用人单位没有在规定的特定时限或者没有在社会保险行政部门同意延长的期限内提出工伤认定申请，经工伤职工或者其近亲属、工会组织提出工伤认定申请，并且职工被认定为工伤的，用人单位支付该职工待遇的期间为从职工发生工伤之日起到社会保险行政部门受理工伤认定之日止。

二是用人单位支付工伤待遇的项目。这一期间发生的依法应该支付该职工的所有费用，都由单位支付。其中既包括按规定应由用人单位支付的项目，也包括按规定应由工伤保险基金支付的项目。

3）职工（或者其近亲属）、工会组织提出工伤认定申请的时效。《工伤保险条例》第十七条第二款规定，用人单位未在规定期限内提出工伤认定申请的，工伤职工或者其近亲属、工会组织在事故伤害发生之日或者被诊断、鉴定为职业病之日起 1 年内，可以直接提出工伤认定申请。对个人申请期限做出比用人单位申请期限更长一些的规定，主要是为了充分保障职工的申请权利。

工伤认定是工伤职工享受工伤保险待遇的前提，为了充分保障职工享受工伤保险待遇的权利，《工伤保险条例》将工伤职工或者其近亲属、工会组织申请工伤认定的时效规定为 1 年。这一时效规定，与《民法通则》第一百三十六条关于"身体受到伤害要求赔偿"的诉讼时效一致。值得注意的是，这里的"1 年"为申请工伤认定的时效，超过了这一期限，当事人即丧失了工伤认定申请权。

👍【关键概念】

诉讼时效，是指民事权利受到侵害的权利人在法定的时效期间内不行使权利，当时效期间届满时，人民法院对权利人的权利不再进行保护的制度。

（3）申请工伤认定提交的材料

工伤认定主要实行书面审查，因此工伤职工所在单位、职工个人（或者其近亲属）、工会组织申请工伤认定时，应该提交全面、真实的材料，以便于社会保险行政部门准确、及时做出工伤认定结论。根据《工伤保险条例》第十八条及《工伤认定办法》（2010年12月人力资源和社会保障部令第8号）的规定，提出工伤认定申请应当提交下列材料：

1）工伤认定申请表。申请表是申请工伤认定的基本材料，包括事故发生的时间、地点、原因以及职工伤害程度等基本情况。通过申请表，认定机构对所在单位、职工本人、工伤事故或者职业病的现状、原因等基本事项都有一个简明、清楚的了解。工伤认定申请表统一样式由国务院社会保险行政部门负责制定。

属于下列情况的，应提供相关的证明材料：

①因履行工作职责受到暴力伤害的，应提交公安机关或人民法院的判决书或其他有效证明。

②由于交通事故引起的伤亡提出工伤认定的，应提交公安交通管理等部门出具的事故责任认定书或其他有效证明。

③因工外出期间，由于工作原因受到伤害的，应由当地公安部门出具证明或其他有效证明。

④在工作时间和工作岗位，突发疾病死亡或者在48小时之内经抢救无效死亡的，提供医疗机构的抢救和死亡证明。

⑤属于抢险救灾等维护国家利益、公众利益活动中受到伤害的，按照法律法规规定，提交由设区的市级相应机构或有关行政部门出具的有效证明。

⑥属于因战、因公负伤致残的转业、复员军人，旧伤复发的，提交《中华人民共和国残疾军人证》及医疗机构对旧伤复发的诊断证明。需要说明的是，2004年10月1日起施行的《军人抚恤优待条例》已将《中华人民共和国革命伤残军人证》改为《中华人民共和国残疾军人证》，因此，转业、复员军人旧伤复发的，需要提交更换的《中华人民共和国残疾军人证》。

因特殊情况无法提供相关证明材料的，应书面说明情况。这主要是指，对于上述特殊情况，社会保险行政部门受理工伤认定申请，不以有关部门必须出具证明为前提。例如，对于职工因工外出期间发生事故或者在抢险救灾中下落不明的情形，职工（或者其近亲属）、所在单位或者工会组织提出工伤认定申请的，只要符合受理条件，社会保险行政部门应当受理。对于是否属于"因工外出期间"，只要有其所在单位相关领导出具的证明即可；对于是否属于"发生事故"，可以是相关部门出具的证明，也可以是非利害关系人的证明；对于是否属于"抢险救灾"，可以是有关部门（如民政部门）出具的证明，也可以是其他的有效证明材料。

2）与用人单位存在劳动关系（包括事实劳动关系）、人事关系的证明材料。劳动关系证明材料是社会保险行政部门确定对象资格的凭证。规范的劳动关系的证明材料是劳动合同，它是劳动者与用人单位建立劳动关系的法定凭证。但在现实生活中，一些企业、个体工商户未与其职工签订劳动合同。为了保护这些职工享受工伤保险待遇的权益，《工伤保险条例》规定，劳动关系证明材料包括能够证明与用人单位存在事实劳动关系的材料。据此，职工在没有劳动合同的情况下，可以提供一些能够证明劳动关系存在的其他材料，如领取劳动报酬的证明、单位同事的证明等。

3）医疗机构出具的受伤后诊断证明书，或者职业病诊断机构（或者鉴定机构）出具的职业病诊断证明书（或者职业病诊断鉴定书）。对于医疗诊断证明需要把握2点：

①一般情况下，出具诊断证明的医疗机构应是与社会保险经办机构签订工伤保险服务协议的医疗机构；特殊情况下，也可以是非协议医疗机构（例如对受到事故伤害的职工实施急救的医疗机构、在国外或境外治疗的医疗机构）。

②出具职业病诊断证明的，应是用人单位所在地或者本人居住地的、经省级以上人民政府卫生行政部门批准的承担职业病诊断项目的医疗卫生机构；出具职业病诊断鉴定证明的，应是设区的市级职业病诊断鉴定委员会，或者是省、自治区、直辖市职业病诊断鉴定委员会。

2．工伤认定受理

（1）工伤认定的受理主体

工伤认定的受理主体是社会保险行政部门，按照《工伤保险条例》第十一条第一款的规定，工伤认定的受理主体就是统筹地区的社会保险行政部门。对于实行全市统筹的直辖市，其工伤认定的受理主体应是区或县社会保险行政部门。例如，北京市的社会保险行政部门应当是各区（如东城区、西城区）或北京市直属的各县（如密云县、延庆县）社会保险行政部门。实行设区的市级统筹的，社会保险行政部门为设区的市级社会保险行政部门。

（2）工伤认定的受理条件和范围

1）工伤认定的受理条件。2010年，人力资源和社会保障部新修订的《工伤认定办法》第七条规定，工伤认定申请人提交的申请材料符合要求，属于社会保险行政部门管辖范围且在受理时限内的，社会保险行政部门应当受理。第八条第二款规定，社会保险行政部门决定受理的，应当出具《工伤认定申请受理决定书》；决定不予受理的，应当出具《工伤认定申请不予受理决定书》。

2）工伤认定的受理范围。《工伤保险条例》第二条规定，中华人民共和国境内的企业、事业单位、社会团体、民办非企业单位、基金会、律师事务所、会计师事务所等组织和有雇工的个体工商户（以下称用人单位）应当依照本条例规定参加工伤保险，为本单位全部职工或者雇工（以下称职工）缴纳工伤保险费。按照《工伤保险条例》的这一规定，凡是依法应当参加工伤保险的用人单位的职工申请工伤认定，只要符合受理条件的，社会保险行政部门都应当受理，即无论用人单位是否参加工伤保险，其职工受到事故伤害或患职业病的，都可以按照《工伤保险条例》的规定申请工伤认定，有管辖权的社会保险行政部门都应当受理。需要说明的是，对于未参加工伤保险的单位，申请工伤认定的主体、提交的材料、受理机构、受理条件以及认定的程序等与参加工伤保险的单位一样，都应按照《工伤保险条例》的规定执行。由于用人单位没有参加工伤保险，如果职工被认定为工伤，其应该享受的各项工伤保险待遇由其所在的用人单位支付。

对于不予受理的工伤认定申请的情形，《工伤保险条例》没有做出专项规定，这方面的规定散见在不同的条文中，归纳起来有以下几种情形：一是申请人提供的材料不完整，包括告知需补正的材料后未在时限内提交完整材料的；二是不在本社会保险行政部门的管辖范围的，对于这种情形，应告知申请人向有管辖权的社会保险行政部门提出申请；三是超过规定的申请时效的。社会保险行政部门受理或者不予受理工伤认定申请的，应当书面告知申请人并说明理由。

①关于补正材料。根据《工伤保险条例》第十八条的规定，工伤认定申请人提供的材料不完整的，社会保险行政部门应当一次性书面告知工伤认定申请人需要补正的全部材料。这一规定的目的是提高政府工作效率、方便工伤认定申请人。工伤认定属于一种事实认定，社会保险行政部门若要做出工伤认定决定，必须依据相应的事实材料以及能够证明这些事实的相关证据。因此，要求工伤认定申请人提交相关的材料。但是工伤认定申请人对于应该提交哪些材料往往缺乏了解。社会保险行政部门在审查申请人提供的材料时，如果发现材料不完整，有义务一次性书面告知工伤认定申请人需要补正的全部材料。

②关于告知的时限。人力资源和社会保障部在新修订的《工伤认定办法》中作了规定，即社会保险行政部门收到工伤认定申请后，应当在15日内对申请人提交的材料进行审核。材料完整的，做出受理或者不予受理的决定；材料不完整的，应当以书面形式一次性告知申请人需要补正的全部材料。社会保险行政部门收到申请人提交的全部补正材料后，应当在15日内做出受理或者不予受理的决定。对于这一规定，应当注意：告知必须以书面形式，以便申请人能够及时补正全部所需材料。这既便于操作，也便于对社会保险行政部门工作人员进行监督，提高工作效率。

3）无须申请工伤认定的情形。无营业执照或者未经依法登记、备案而经营雇用的人员以及被依法吊销营业执照或者撤销登记、备案而经营雇用的人员受到事故伤害或者患职业病的，用人单位使用童工造成童工伤残、死亡的，不需申请工伤认定。如果受到伤害的雇工或者童工认为是受到了事故伤害或者经诊断（鉴定）患职业病，雇工或者其近亲属以及童工或者其近亲属要求赔偿，雇用方拒不赔偿的，伤残雇工或者死亡雇工的近亲属以及伤残童工或者死亡童工的近亲属可以向社会保险行政部门举报。经查证属实的，社会保险行政部门应责令该雇用方限期改正。伤残雇工或死亡雇工的近亲属、伤残童工或者死亡童工的近亲属就赔偿数额与雇用方发生争议的，按照劳动争议处理的有关规定处理。雇工或者其近亲属以及童工或者其近亲属要求赔偿，也可以向人民法院申诉。

（3）受理后的调查核实

1）事故伤害的调查核实。社会保险行政部门受理工伤认定申请后，首先应对申请人提供的申请材料进行书面审核。在书面审核过程中，可以通过对当事人提供的材料进行分析、电话询问有关人员、与当事人面谈等方式，对申请材料所提供信息的真实性、全面性做出判断。如果申请人提供的材料真实、准确，并且能够说明自己的主张，社会保险行政部门可以据此做出工伤认定决定；如果发现申请人提供的材料及相关证据不能完全支持自己的主张，社会保险行政部门不能据此做出工伤认定决定的，应对工伤认定申请所涉及的单位和个人进行调查核实，以确定哪些证据可以采信，哪些证据不能采信。

被调查的用人单位、工会组织、医疗机构、有关人员等，应当协助社会保险行政部门调查，如实反映情况，并提供相应的证据。在调查核实过程中，不同的单位和人员应从不同方面给予配合协助。有配合义务的单位或个人，如果是申请工伤认定的主体，应协助社会保险行政部门说明申请材料的各项内容以及提供的有关证据情况；如果不是申请主体，对于用人单位应对社会保险行政部门提出的询问事项如实回答，如实提供各项材料。对于社会保险行政部门提出向有关人员了解情况的，应配合安排并应主动告知知情人员情况；对于职工，应如实回答社会保险行政部门的询问并如实提供相关材料和证据；对于工会组织，应如实反映情况，提供与核实情况有关的线索并开导职工如实提供情况；对于医疗机构，应如实、客观地回答与医疗诊断相关的询问，并应向社会保险行政部门解释医疗伤病情况。这里的有关部门包括出具有效证据的各相关部门，如在机动车事故中出具证据的公安交通管理部门、出具宣告死亡结论的人民法院等。这些部门对于社会保险行政部门的问询应予以说明。

社会保险行政部门在进行调查核实时，应注意以下几点：

一是所进行的调查应当是必需的。实际工作中确实需要对某些材料证据进行核实的，才进行调查。对申请人提供的符合国家有关规定的职业病诊断证明书或者职业病诊断鉴定书，不再进行调查。诊断证明书或诊断鉴定书不符合卫生部门规定的标准格式和规范要求的，社会保险行政部门可以要求出具证据部门重新提供。

二是调查核实应当合法。社会保险行政部门工作人员进行调查核实，不能干扰被调查单位的正常生产、工作秩序，应由2名以上人员共同进行，并出示执行公务的证件。对在调查过程中知悉的有关单位商业秘密及个人隐私予以保密，并为提供情况的有关人员保密。

三是依法行使职权。社会保险行政部门工作人员进行调查核实时，可以行使下列职权：

①根据工作需要，进入有关单位和事故现场。

②依法查阅与工伤认定有关的资料，询问有关人员。

③记录、录音、录像和复制与工伤认定有关的资料。

四是必要时可以委托调查核实。社会保险行政部门经书面审核后，认为需要进行调查核实而自己去调查核实又很困难的，如对职工因工外出期间受到的伤害进行调查，可以委托其他统筹地区的社会保险行政部门或相关部门进行调查核实。需要指出的是，社会保险行政部门依据被委托部门调查核实的证据做出的工伤认定决定，由该社会保险行政部门负责。

2）职业病的调查核实。《工伤保险条例》第十九条规定，对依法取得职业病诊断证明书或者职业病诊断鉴定书的，社会保险行政部门不再进行调查核实。这样规定，主要考虑到《职业病防治法》和《职业病诊断与鉴定管理办法》（2002 年卫生部令第 24 号）对职业病的诊断以及诊断争议的鉴定都做了明确规定。依法取得的职业病诊断证明书和职业病诊断鉴定书，是说明职工患职业病的具有法律效力的凭证。在进行工伤认定时，社会保险行政部门应将其作为有效的证据来使用，无须再进行事实认定。但是，当社会保险行政部门发现申请人提交的职业病诊断证明书或职业病诊断鉴定书不符合国家规定的格式和要求的（关于职业病的诊断证明书或诊断鉴定书的格式，卫生部有明确的规定和要求），有权要求出具证据部门重新提供。如果社会保险行政部门发现工伤认定申请人提供的职业病诊断证明书超过了卫生行政部门批准职业病诊断医疗机构诊断项目范围的，社会保险行政部门可以要求申请人重新提供职业病诊断证明书。

（4）用人单位承担举证责任

社会保险行政部门受理工伤认定申请后，如果用人单位与职工有不同的主张，并且各自提供的材料及证据都不足以支持自己的主张，此时应由用人单位承担举证责任；如果用人单位提供的证据不足以推翻职工提供的证据的，社会保险行政部门可以根据职工提供的材料及证据做出工伤认定决定。对此，《工伤保险条例》第十九条第二款规定，职工与用人单位的主张不一致时，由用人单位承担举证责任。这样规定，主要考虑在用人单位与职工之间，单位处于管理者的地位，职工对单位具有依附性和从属性。与职工有关的各种文书、文件是由用人单位拟订并由其保管的，如职工花名册、工资支付单等。当职工与单位的主张不一致时，双方必须提供相应的证据，而这些证据往往涉及上述文书、文件。《工伤保险条例》从保护弱者的角度出发，规定由单位承担举证责任，而没有实行一般诉讼中的谁主张、谁举证原则。

3．工伤认定决定

（1）做出工伤认定决定的时限

《工伤保险条例》第二十条和《工伤认定办法》对做出工伤认定决定的时限做了具体规定，即社会保险行政部门应当自受理工伤认定申请之日起 60 日内做出工伤认定的决定，并书面通知申请工伤认定的职工或者其近亲属和该职工所在单位。社会保险行政部门对受理的事实清楚、权利义务明确的工伤认定申请，应当在 15 日内做出工伤认定的决定。做出工伤认定决定需要以司法机关或者有关行政主管部门的结论为依据的，在司法机关或者有关行政主管部门尚未做出结论期间，做出工伤认定决定的时限中止。

对工伤认定的时限做出规定，既可以及时有效地保护职工的合法权益，有利于保持社会的安定，又能够提高社会保险行政部门的工作效率，避免认定工作久拖不决。与《企业职工工伤保险试行办法》规定的 7 日审核期和不得超过 30 日的延长期相比，《工伤保险条例》关于工伤认定时限的规定更切合实际，有利于认定机关审慎、周密地开展审核工作，提高工伤认定工作的质量。需指出的是，工伤认定时限的起算时间为受理工伤认定申请之日，即申请人按规定完整地提交了申请材料之日。工伤认定申请人提交的材料不完整的，应从材料提交完整之日开始计算。

针对实际工作中存在的一些工伤认定决定需要等待司法机关或者有关行政主管部门做出结论的情况，条例修订时专门做了中止规定。比如，受到事故伤害的职工正在接受法院的审理，是否认定其犯罪或者无罪，在等待过程中就需中止工伤认定程序，待法院做出决定后再重新启动工伤认定程序。再如，上下班途中发生的交通事故，是不是职工本人的主要责任，需等待公安交通管理部门的认定，同样应当中止工伤认定程序。

（2）工伤认定决定的内容

根据《工伤认定办法》的规定，工伤认定决定书的内容包括下列事项：用人单位全称；职工的姓名、性别、年龄、职业、身份证号码；受伤害部位、事故时间和诊治时间或职业病名称、受伤害经过和核实情况、医疗救治的基本情况和诊断结论；认定为工伤（或视同工伤），不予认定工伤（或不视同工伤）的依据；不服认定决定申请行政复议或者提起行政诉讼的部门和期限；做出认定工伤（或视同工伤）或者不予认定工伤（或不视同工伤）决定的时间。工伤认定决定书应加盖社会保险行政部门工伤认定专用印章。

（3）工伤认定决定的送达

1）送达方式、对象和期限。《工伤认定办法》第二十二条对认定决定的送达作了规定，即社会保险行政部门应当自工伤认定决定做出之日起20日内，将《认定工伤决定书》或《不予认定工伤决定书》送达受伤害职工（或者其近亲属）和用人单位，并抄送社会保险经办机构。

①送达方式。工伤认定决定是工伤职工是否享受工伤保险待遇的依据，也是当事人对认定结论申请行政复议的依据。当事人能否收到该决定，事关各方利益及相关方面的责任。因此，工伤认定决定应当以书面方式送达。

②送达对象。工伤认定决定直接关系到工伤职工和用人单位的利益，因此应当同时送达工伤职工（或其近亲属）及所在单位。为使工伤认定工作与工伤保险待遇给付工作相衔接，认定决定在送达相关对象的同时，应当抄送社会保险经办机构。

③送达期限。《工伤认定办法》对送达期限做了规定，即社会保险行政部门应当自工伤认定决定做出之日起20日内送达有关当事人。

2）送达程序。《工伤认定办法》第二十二条对工伤认定决定的送达方式做了规定，即工伤认定法律文书的送达按照《民事诉讼法》有关送达的规定执行。

《民事诉讼法》第七十七至八十四条就法律文书的送达作了如下规定：

送达诉讼文书必须有送达回证，由受送达人在送达回证上记明收到日期，签名或者盖章。受送达人在送达回证上的签收日期为送达日期。

送达诉讼文书应当直接送交受送达人。受送达人是公民的，本人不在，交他的同住成年家属签收；受送达人是法人或者其他组织的，应当由法人的法定代表人、其他组织的主要负责人或者该法人、组织负责收件的人签收；受送达人有诉讼代理人的，可以送交其代理人签收；受送达人已向人民法院指定代收人的，送交代收人签收。

受送达人的同住成年家属、法人或者其他组织的负责收件的人、诉讼代理人或者代收人，在送达回证上签收的日期为送达日期。受送达人或者他的同住成年家属拒绝接收诉讼文书的，送达人应当邀请有关基层组织或者所在单位的代表到场，说明情况，在送达回证上记明拒收事由和日期，由送达人、见证人签名或者盖章，把诉讼文书留在受送达人的住所，即视为送达。

直接送达诉讼文书有困难的，可以委托其他人民法院代为送达，或者邮寄送达。邮寄送达的，以回执上注明的收件日期为送达日期。

受送达人是军人的，通过其所在部队团以上单位的政治机关转交。

受送达人被监禁的，通过其所在监所或者劳动改造单位转交。受送达人被劳动教养的，通过其所在劳动教养单位转交。

代为转交的机关、单位收到诉讼文书后，必须立即交受送达人签收，以在送达回证上的签收日期为送达日期。

受送达人下落不明而近亲属又联系不上的，或者用上述方式无法送达的，公告送达。自发出公告之日起经过 60 日，即视为送达。公告送达，应当在案卷中记明原因和经过。

【案例】

万某系一企业职工，2006 年 12 月，他在工作中遭受伤害，当月就向劳动保障行政部门申请工伤认定。当地劳动保障行政部门经调查，在 2007 年 1 月做出了认定万某伤残性质为工伤的决定。万某在领取工伤认定决定书的同时，受托也将发给企业的那份认定决定书携带回企业，并直接交给了当班的企业负责人。2007 年 4 月，万某听人讲，患工伤应当得到企业的补偿，于是就落实工伤待遇向当地劳动争议仲裁委提起了劳动争议仲裁。企业要求仲裁委中止仲裁，并在同年 6 月，就万某受伤能否认定为工伤向上级劳动保障行政部门提请行政复议。上级劳动保障行政部门受理了企业的复议申请。

虽然这起具体行政行为发生在 1 月份，6 月份才申请行政复议，远远超过了《行政复议法》规定的行政复议申请时限，但上级机关仍予以受理，是因为当地劳动保障行政部门的工伤认定决定书没有送达有关当事人。

4. 工伤认定应当简捷、方便

《社会保险法》第三十六条规定：职工因工作原因受到事故伤害或者患职业病且经工伤认定的，享受工伤保险待遇；其中，经劳动能力鉴定丧失劳动能力的，享受伤残待遇。工伤认定和劳动能力鉴定应当简捷、方便。工伤认定是职工享受工伤保险待遇的前提和基础，工伤认定是否简捷、方便，直接影响受伤职工是否能尽快享受工伤保险待遇。针对工伤认定程序烦琐、周期长、成本高等问题，《社会保险法》明确规定工伤认定应当简捷、

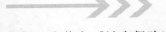

方便。为落实《社会保险法》的这一规定，新修订的《工伤保险条例》和新修订的《工伤认定办法》对简捷、方便的要求进行了细化，主要体现在以下方面：

（1）规范、简化了工伤认定程序

1）设置了工伤认定简易程序，对事实清楚、权利义务明确的工伤认定申请，认定时限从原来规定的60天缩短为15天。

2）取消了行政复议前置程序，将"对工伤认定决定不服的，必须经过行政复议才能提起行政诉讼"修改为可以申请行政复议或者直接提起行政诉讼，简化了申请救济的程序。

3）增加了一次性告知程序，《工伤认定办法》在《社会保险法》和《工伤保险条例》规定的基础上，增加规定申请人提交工伤认定申请的材料不齐全的，应一次性书面告知需要补正的全部材料，减轻了申请人的负担。

（2）缩短了工伤认定时限

1）对收到工伤认定申请后做出受理或不予受理决定的期限，由原来的未作期限规定修改为应在15日内做出决定。

2）将工伤认定申请人提交材料不完整的，告知补正材料期限，由原来的15个工作日缩短为10日。

3）将认定工伤决定书或者不予认定工伤决定书的送达期限，由20个工作日改为20日。

（3）规范了工伤认定文书

1）对工伤认定文书中原有的《工伤认定申请表》的内容进行了完善。

2）新增加了《工伤认定申请受理通知书》《工伤认定申请不予受理通知书》《认定工伤决定书》和《不予认定工伤决定书》4个文书，并统一文书样式。

《社会保险法》规定的简捷、方便原则，在新条例和相关配套规章中做了细化，但任何法规政策的规定都不可能穷尽工伤认定工作的各种情形，在工伤认定实际工作中，在处理每一个工伤认定案件过程中，还需要从事工伤认定工作的同志树立服务意识，站在工伤职工的角度，从工伤职工的需要出发，尽可能使工伤认定工作做到简捷、方便，维护广大工伤职工的根本利益。

第二章
工伤预防管理

 本章导读

　　2010 年新修订的《工伤保险条例》强调了工伤预防、补偿和康复三位一体的原则，首次将工伤预防工作摆在了与工伤补偿和康复同等的地位，而世界上很多国家早将工伤预防的地位置于后二者之前。

　　工伤预防可以降低工伤事故和职业病的发生，保障劳动者的安全健康，分散企业风险，强化安全责任，减少工伤保险基金的支出和社会物质财富的损失，降低社会成本。随着社会的进步，应从源头上减少和避免工伤事故和职业病的发生，因此就需要加强工伤预防的体系建设。

　　通过本章的介绍，目的在于使读者了解工伤预防的概念；领会工伤预防在工伤保险中的地位和作用；了解工伤预防的管理机制；理解工伤预防的管理模式，即扩大工伤保险的覆盖面、完善工伤保险费率机制和使用工伤保险基金开展宣传教育等，并加强对安全生产管理措施的了解和认识。

第一节 工伤预防概述

在社会主义市场经济条件下，随着经济快速发展，工业化程度不断提高，工伤保险应对工伤事故和职业危害的保障作用愈加重要。现代意义的工伤保险制度是工伤预防、补偿和康复三位一体的保险体系。我国实行的工伤保险制度除了保障工伤职工得到医疗救治和经济补偿以外，还包括促进工伤预防工作，避免和减少工伤事故和职业病的发生，并通过医疗康复和职业康复，使工伤职工回归社会和重返工作岗位，促进社会的和谐稳定。

一、工伤预防的概念

工伤预防是指采用经济、管理和技术等手段，事先防范职业伤亡事故以及职业病的发生，改善和创造有利于安全健康的劳动条件，减少工伤事故及职业病的隐患，保护劳动者在劳动过程中的安全和健康。工伤预防的目的是从源头上减少和避免工伤事故和职业病的发生，实现"零工伤"的最终目标。建立工伤保险制度的目的是保护劳动者和分散企业风险。保护劳动者的基本目标是保障其因工作受到事故伤害或患职业病后，能获得医疗救治和经济补偿，保障其基本生活，最高目标应是"无伤害"；分散企业风险，直接目的是保障企业不至于因工伤事故导致企业经营发生困难，最高目标应是"无风险"，故工伤保险制度的最终目标是实现"零工伤"，将工伤预防放在首位。

工伤预防在促进安全生产、保护劳动者的安全健康方面有着十分重要的意义和作用。

二、工伤预防的地位和作用

1. 工伤预防的地位

国际劳工组织第121号《工伤事故津贴公约》要求："每个成员国必须把制定工业安全与职业病预防条例"写入工伤保险条款，要求实施工伤保险制度的国家，必须采取工伤预防的措施，将工伤预防作为政府的重要职责。

我国《安全生产法》第三条明确提出"安全生产管理，坚持安全第一、预防为主、综合治理的方针"。2003年4月国务院颁布的《工伤保险条例》第一条提出了"促进工伤预防"的立法宗旨，第四条要求"用人单位和职工应当遵守有关安全生产和职业病防治的法律法规，执行安全卫生规程和标准，预防工伤事故发生，避免和减少职业病危害"，2010年新修订《工伤保险条例》中明确规定工伤预防的宣传、培训等费用可从工伤保险基金中列支，奠定了我国工伤保险制度的工伤预防功能的法律地位和制度基础，也说明我国政府对工伤预防工作的一贯重视。

2．工伤预防的作用

（1）工伤预防可以降低工伤事故和职业病的发生，保障劳动者的安全健康。工伤预防是企业安全生产工作的一项重要内容。企业要进行生产活动，就存在发生伤亡事故和职业病的可能。据统计，我国每年工伤人数近 100 万人，评定伤残等级人数近 50 万人，新患职业病的有 1 万多人。减少工伤事故和职业病的发生，保障劳动者在生产过程中的安全健康，需要事先的预防工作。据有关部门的统计资料，现有的事故 80％以上是可以通过对安全生产的重视而避免的，说明了工伤预防工作的迫切性和重要性。

（2）工伤预防工作有利于企业发展，促进社会和谐稳定。近几年来，我国工伤事故和职业危害所造成的对职工生命和生活的危害及重大经济损失，已经引起各级政府和社会各方面的广泛关注。据统计，在我国，一次死亡 10 人以上的特大事故平均每周发生 2 起，一次死亡 3 人以上的重大事故每天就要发生 2 起。职业危害也触目惊心，全国累积的尘肺病患者就有 60 多万人。随着工伤保险制度的改革，将工伤预防引入工伤保险，使企业了解工伤保险不只是补偿，也是分散企业风险，强化安全责任，改善作业环境，保护劳动者安全健康的重要手段。一方面，通过工伤预防，提高企业安全生产管理水平，消除事故隐患，减少和避免事故的发生，提升了企业形象，减少了发生工伤事故给企业带来的损失，保证企业生产经营的顺利进行，有助于企业的良性发展，进而推动经济社会的发展进步。另一方面，企业工伤事故少了，将大大减少由此引发的劳资双方的争议，有利于建立和谐的劳动关系，促进社会的和谐稳定。

（3）工伤预防可以减少工伤保险基金的支出和社会物质财富的损失，降低社会成本。国际通行的"损失控制"理论表明，在前期投入少量资金开展工伤预防工作，事后可减少大量的赔偿支出。据国际劳工组织测算，一个国家职业伤害造成的经济损失占 GDP 的 2％左右。按 2010 年我国近 40 万亿人民币的 GDP 总额计算，我国一年中各种职业伤害造成的经济损失高达 8 000 亿人民币。工伤预防工作既能减少职业伤害，也是减少工伤保险基金支出的重要手段。实践证明，加强工伤预防工作，是控制工伤保险基金支出的有效办法。同时，工伤事故的降低，工伤人数的减少，除了可以降低工伤保险赔付和待遇支付外，还可减少人力资源社会保障部门工伤认定、劳动能力鉴定和待遇核付等一系列工作的工作量和管理费用，从而降低行政成本。

三、工伤预防管理机制

国际工伤保险制度的发展已走过被动赔偿的消极工伤保险阶段，工伤预防、工伤赔偿和工伤康复结合是国际工伤保险发展的主流。在大多数的工业化国家，已开始把"控制损失"作为工伤保险主要的目标，很多国家已将工伤预防作为工伤保险的首要职责和主要内容。

1．世界各地关于工伤预防的法律规定

为了确保职工的生命安全，德国制定了"劳动保护法规"，由政府部门对各行各业的安全生产、劳动保护、职工伤亡依法行使监察的职能，实行行业管理。由"协会"或"公会"制定行业的技术标准、规范，各企业认真贯彻执行。同时，这些技术标准、规范也是法院判定是否正确遵守行业行为的法定依据。各企业依据这些标准、规范制定各自的企业安全规章制度和工作条例。德国的《社会法典》规定了"预防优先"和"康复先于赔付"的原则，并把"预防为主"作为工伤保险工作的首要目标，赋予工伤保险管理机构"使用所有适用手段防止事故和职业病发生"的责任。德国同业公会每年使用工伤保险基金中约5%的资金，用于开展工伤预防工作，取得了很好的经济效益和社会效益。

法国、澳大利亚、加拿大、美国、巴西、意大利和日本等国家在工伤保险立法中均有事故预防优先的条款。

法国在《关于就业伤亡的补偿》立法中，写入了伤亡事故预防与工伤保险补偿计划相联系的条款。工伤保险基金由国家级、省级、地方级社保机构负责，与其他基金一同管理，每年提取7%~8%作为事故预防基金。此外，社保机构还收取相当于工资收入1.5%的保险费，由雇主缴纳，再加上对那些不遵守职业安全的雇主的罚款，一同作为事故预防基金。

澳大利亚的社会保障立法明确规定，建立事故保险基金的目的首先在于工伤预防，然后才是伤亡事故处理、职业康复和发放补偿金。该国法律还规定，除了雇主外，私人保险机构也必须为事故预防提供资金。澳大利亚的许多保险机构都雇佣检查员及安全调研员，为事故预防提供意见和建议。工伤保险机构还为企业提供咨询并组织安全教育工作。

加拿大的省级保险法要求所有的雇主必须在企业内建立一个安全委员会。加拿大哥伦比亚省工人赔偿委员会每年安排3.48%的事故预防费，用于安全宣传教育和管理。

美国的马萨诸塞州早在1912年就开始利用部分工人补偿基金用于伤亡工伤预防。俄亥俄州的保险计划委员会成立了安全和健康基金会，该基金会每年拿出其财政收入的1%作为工伤预防基金，用于实施各种工伤预防计划。虽然美国政府并未规定私人保险人缴纳预防费用，但他们仍以每年保额1.1%的资金资助工伤预防工作。

巴西社会保障法规定，社会保险机构必须向工业安全、健康及医药卫生基金会缴纳一定费用。社会保险机构的一部分收入必须用于安全措施的建立或事故预防工作。

意大利的《工伤事故与职业病条例》，赋予国家工伤保险所（INAIL）的主要职责：预防发生工作事故，为从事危险工作的工人提供保险，使工伤事故的受害者重回劳动力市场和社会生活。为了减少事故发生，INAIL采用了许多重要的手段持续监测事故倾向，向中小企业提供预防性培训与建议，并向改善安全条件的企业提供资金，鼓励企业在预防措施方面进行技术革新。意大利每年利用工伤保险基金的5%~10%，用于开展工伤预防工作。

日本的社会保障制度规定，社会保险基金在支持正常的补偿外，有责任支持推动工伤预防工作，资助各种工业安全与卫生的科研与实验活动；资助劳动者的职业病普查及对工业环境管理所进行的有关科研工作。日本劳动福利事业团负责办理具体的业务，开展与工伤保险有关的改善劳动环境、预防事故、工伤人员疗养康复及援助因工死亡家属等工作。

2. 世界各地工伤预防的管理模式

一般说来，工伤预防从立法、执行、监察到提供预防服务，往往需要国家多个部门或机构的共同参与，协作实施。

在工伤预防的管理机构方面，国外工伤预防的管理模式分为3种：第一种是工伤预防由政府或专门机构承担，如英联邦国家和东欧一些国家的工伤保险立法中没有工伤预防的内容，国家实施工伤保险并负责赔付，而工伤预防则由政府专设部门或者委托专门机构负责管理；第二种是工伤保险和工伤预防由2个相关机构分别管理，如日本在劳动省基准局下设了2个机构分别管理；第三种是工伤保险和工伤预防由同一个机构负责管理，如德国同业公会在管理工伤保险时同时兼顾了预防、补偿和康复3项职能。

在工伤预防的工作机制方面，各国实践经验表明，工伤预防必须与本国国情相结合，必须将工伤保险预防与其他主体预防手段相结合。由于各国工伤保险制度的具体实施差异较大，并没有一套普遍适用的工伤保险预防机制。但一些基本的方法与手段可供借鉴，一般来说，大多数国家工伤预防机制主要由两部分组成：一是运用费率机制来实现事故预防；另一种是建立专门的工伤预防基金。

3. 世界各地工伤预防的措施与经验

工伤预防在全球范围内广泛开展，取得了较好的经济效益和社会效益。如作为工伤保险制度发源地的德国，是工伤预防、工伤补偿和工伤康复三位一体的工伤保险制度比较完善的国家，由于重视工伤预防工作，从1970年到2008年，工伤事故发生率下降了约60%，工亡事故发生率更是下降了约75%，同时工伤保险平均缴费费率从1.51%下降到了1.26%。各国的工伤预防措施主要包括以下几个方面：

（1）工伤保险与安全生产工作紧密结合

日本这两项工作统一由劳动省基准局管理，并设立"劳动福利事业团"办理具体业务。劳动福利事业团向劳动省提出计划，申请经费，独立经营，建立工伤保险医院、疗养院、康复中心等工伤福利设施；向中小企业提供低息贷款，帮助改善劳动条件；工伤保险工作做到了人、钱、事统一管理。日本允许社会保障部门做预防工作，其中最重要的是对不同的工伤预防组织给予财政权力，全国实行三级机构垂直管理模式，第一级是劳动卫生省劳动基准局，第二级是各都道府县设劳动基准局（47个），第三级是厂（矿）区劳动基准监督署（340多个），全国共有安全监督官3 000多名。为防止事故，日本安全监督管理部门加大了事故预防投入的比例，主要用于安全科学技术研究、宣传培训、检测检验等方面，使事故大幅下降。

为了促进企业的安全生产，减少工伤事故，德国各工伤保险同业公会在全国自上而下设立了安全技术监察部门，配备专职安全监督员，一直深入到厂（矿）密集的工业区，形成了能够对每个企业进行有效监督检查的管理网络体系。监督人员在工作中发现企业存在安全生产问题时，一是能够及时提出指导性意见，督促企业整改；二是可提请国家安全生产监督管理部门监督企业整改。此外，同业公会内还设有技术支援机构、医院和研究室。技术支援机构可帮助企业培训和检测分析，指导企业改进工作，医院可医治一些较轻的伤员和职业病患者，研究机构可对一些影响职工安全与健康的危害因素做一些前瞻性的专题研究。

（2）设立专门的工伤预防基金

法国的社会保障机构建立专门的工伤预防基金和专职的安全监督员。基金主要用于为企业提供安全方面的咨询，提供安全技术和安全专家，监督实施安全条例和工伤统计分析等工作。社会保障机构负责的工伤预防基金会，资助了一个职业安全与职业病预防研究所，其主要职能是加强研究并发布有关的职业安全与卫生信息，并且培训事故预防专家。社会保障工作者的预防工作包括提供安全技术及预防专家等，他们把研究成果提交给负责职业安全与卫生的劳动管理人员。同时，政府的劳动部门也有一支职业安全和卫生方面的专职监察队伍。

在美国，俄亥俄州的保险计划委员会实施了许多工伤预防工作，该基金会拿出其收入的1%作为工伤预防基金。虽然美国政府并未规定私人保险人缴纳预防费用，但他们仍以每年保险额1.1%的资金资助工伤预防工作。主要工作内容包括：建立预防数据库，教育、指导与培训，财政支持及其他。

（3）调节费率，促进工伤预防

日本工伤保险费按行业差别划分，共分8大产业53个行业，最高费率为14.8%，最低费率为0.5%，另外各行业都附加0.1%的通勤事故保险费率，行业之间差别费率达25倍。为促进工伤预防，行业差别费率每3年调整一次，根据企业的收支比例计算，上下浮动幅度最高达40%。

德国根据行业的不同特点设立了35个同业公会，形成不同的费率。平均费率最低为0.71%，最高为14.58%，相差18倍。德国还根据企业的安全生产状况上下浮动保费，浮动幅度最高达30%。实践表明，这些做法有效地提高了企业安全生产的积极性。

（4）加强劳动保护工作

德国在劳动保护监察方面实行双轨制，在制定劳动保护规范方面的具体体现是：国家制定劳动保护规范的框架，工伤保险同业公会按照此规范细节制定劳动保护方面的规程与规定。这些规程与规定，涉及劳动保护的各个方面，包括机器安全设置方面的规范，也包括使用机器时的劳动保护用品方面的规范。目前，劳动保护方面的规程与规定总计约130个。所有制定、公布、出版劳动保护规程与规定的费用，都由工伤预防经费承担。

德国工商业同业公会中的技术监督机构（TAD）负责对企业进行劳动保护监察和咨询服务。目前技术监督机构约有3 000名监察员，其工作重点在于就劳动保护方面与企业会谈。监察员在工矿企业检查安全条件和职业危险程度，有权要求企业安全工程师积极配合。检查结束后，要将检查结果通知雇主。如果发现雇主有违反安全卫生规定的情况，而雇主又不整改的，他们将报告政府工伤监督官员，对其进行处罚。此外，同业公会还建立了20多个检测检查站，免费为中小企业提供服务。

（5）开展安全教育培训和提供劳动医疗服务

开展安全教育培训是德国工伤保险同业公会预防工伤事故的又一个重要手段。同业公会设立了36个培训中心，通过电视、微机等工具，对学员进行劳动安全教育培训。学员在培训期间的食、宿、培训、交通一律免费，由工伤预防经费中列支。另外，同业公会为尽早发现职业病，还积极提供劳动医疗服务。劳动医疗由同业公会所属的170个检查中心进行。检查中心的医生不是治疗医生，仅负责健康检查。根据规定，在一般情况下，雇主招收新工人要进行劳动健康检查；对于特种工种的工人，必须定期进行检查；其他工种工人也应定期检查。

 【阅读参考】部分典型国家的工伤预防模式情况表

国别	工作模式	基金来源	管理机构	主要职能
德国	赋予工伤保险预防职能	工伤保险基金提取5%	国家劳动安全检查机构、工伤保险同业公会	制定规章与规定 劳动保护检查和咨询服务 劳动医疗、安全教育培训、预防工伤与职业病科研
法国	专门的事故预防基金	对不守职业安全的雇主罚款	国家受雇劳动者疾病保险基金会	提供安全方面咨询 提供安全技术和安全专家 监督实施安全条例 工伤统计分析
瑞士	工伤保险中专门从事预防的分支机构	对高风险和安全记录不良的企业专门征收	劳动社会保障部	为企业提供安全服务

第二节　工伤预防管理模式

工伤保险制度下的工伤预防，体现在工伤保险覆盖面的扩大和统筹层次的提高、工伤保险基金的收支等方面，从工伤保险基金方面来看，工伤预防的管理主要有2类措施：一是费率机制的预防措施，这是在收取工伤保险费时通过费率调节达到预防的目的，是工伤保险制度内在的预防功能；二是使用工伤保险基金开展的预防措施，这是从工伤保险基金中支出工伤预防费的积极预防手段，是工伤保险制度外在的预防功能。

【阅读参考】

目前，世界上工伤预防体制主要可以分为 3 类：第一类是独立型，即工伤保险机构自身单独管理和核算，从而也使工伤预防体制相对独立，这种体制以意大利和德国为代表，在世界上为数不少。第二类为混合型，即有几个部门联合管理工伤预防，如英国和大部分转型国家。在中、东欧转型国家，一般有两个相互独立的政府部门，一个主管职业安全（隶属劳动部），另一个分管职业卫生（隶属卫生部），同时存在。第三类为附属型，即工伤预防职能从属于国家的某个部委，这类部委主要是分管劳动和卫生的，如日本、芬兰、荷兰和挪威。

一、扩大工伤保险覆盖面

1951 年，《中华人民共和国劳动保险条例》，规定了参加劳动保险（工伤保险）人员为：

"第二条　本条例的实施，采取逐步推广办法，目前的实施范围暂定如下：

甲、有工人职员一百人以上的国营、公私合营、私营及合作社经营的工厂、矿场及其附属单位；

乙、铁路、航运、邮电的各企业单位与附属单位；

丙、工、矿、交通事业的基本建设单位；

丁、国营建筑公司。

关于本条例的实施范围继续推广办法由中央人民政府劳动部根据实际情况随时提出意见，报请中央人民政府政务院决定之。

第三条　不实行本条例的企业及季节性的企业，其有关劳动保险事项，得由各该企业或其所属产业或行业的行政方面或资方与工会组织，根据本条例的原则及本企业、本产业或本行业的实际情况协商，订立集体合同规定之。

第四条　凡在实行劳动保险的企业内工作的工人与职员（包括学徒），不分民族、年龄、性别和国籍，均适用本条例，但被剥夺政治权利者除外。"

1996 年，《企业职工工伤保险试行办法》规定："中华人民共和国境内的企业及其职工必须遵照本办法的规定执行。"

2004 年，《工伤保险条例》对工伤保险参保范围的规定为："中华人民共和国境内的各类企业、有雇工的个体工商户（以下称用人单位）应当依照本条例规定参加工伤保险，为本单位全部职工或者雇工（以下称职工）缴纳工伤保险费。中华人民共和国境内的各类企业的职工和个体工商户的雇工，均有依照本条例的规定享受工伤保险待遇的权利。有雇工的个体工商户参加工伤保险的具体步骤和实施办法，由省、自治区、直辖市人民政府规定。"

2011 年，《国务院关于修改〈工伤保险条例〉的决定》对《工伤保险条例》进行修订，修订后规定为："中华人民共和国境内的企业、事业单位、社会团体、民办非企业单位、基金会、律师事务所、会计师事务所等组织和有雇工的个体工商户（以下称用人单位）应当依照本条例规定参加工伤保险，为本单位全部职工或者雇工（以下称职工）缴纳工伤保险费。中华人民共和国境内的企业、事业单位、社会团体、民办非企业单位、基金会、律师事务所、会计师事务所等组织的职工和个体工商户的雇工，均有依照本条例的规定享受工伤保险待遇的权利。"

二、工伤保险费率调控

《社会保险法》第三十四条、《工伤保险条例》第八条规定，国家根据不同行业的工伤风险程度确定行业的差别费率，并根据使用工伤保险基金、工伤发生率等情况在每个行业内确定费率档次。社会保险经办机构根据用人单位使用工伤保险基金、工伤发生率和所属行业费率档次等情况，确定用人单位缴费费率。费率机制的预防措施，是指在筹集工伤保险基金的过程中，采取工伤保险行业差别费率和浮动费率机制，根据用人单位的工伤风险和工伤事故发生情况，调整用人单位的缴费费率，利用经济杠杆作用激励和督促用人单位加强安全管理和工伤预防工作。

1. 行业差别费率机制

 【关键概念】

行业差别费率机制，是指根据不同的行业所面临的工作环境而可能发生伤亡事故的风险和职业的危险程度，分别确定不同比例的工伤保险社会统筹基金缴费率的机制。

行业差别费率是工伤保险费率确定的基础。差别费率是国际通用的一种筹资方法，世界上建立工伤保险制度的国家大多实行行业差别费率，使用人单位的缴费与所属行业风险程度、事故发生频率相挂钩。例如，对工伤事故发生频率高的煤炭开采业、建筑业等企业确定较高的基准费率，反之，对银行业、证券业、商业等企业确定较低的基准费率。差别费率使工伤保险费的征缴更加趋于合理化。行业差别费率的确定，首先按照不同行业的工伤风险程度在每个行业确定一个基准费率，然后在基准费率的基础上，再根据不同行业各单位的安全生产状况、工伤保险费用的使用等情况，在每个行业内确定若干费率档次。实行差别费率机制，使工伤保险的互助互济原则和雇主责任制原则有机结合，使工伤保险和工伤预防紧密结合，既保护工伤职工合法权益，又分散用人单位风险。

不同的行业，其工伤事故或者职业病的发生概率是不一样的。反映不同工伤风险的行业划分，一方面要参照国民经济行业分类，另一方面要依据职业安全卫生的经验数据，经验数据则根据事故和职业病统计数据分析得出。这些数据不是单独的事故发生率、职业病发生率等，还要考虑事故造成的损失率。用人单位费率的确定主要依据企业的规模和所从事的行业，其中企业所从属的行业是考虑费率水平的重要条件，各个企业风险程度是确定费率过程中的重要因素。

确定行业差别费率所依据的评价指标主要有以下几种：

（1）工伤事故发生次数

是指单位时间内某行业发生工伤事故的次数总和。本指标说明工伤事故的发生频率和劳动保护安全制度的总效应。

（2）因工伤亡总人数

是指单位时间内因工伤残、死亡的人数之和。

（3）因工伤亡总人次数

是指单位时间内因工负伤、致残乃至死亡的累积人数与次数之和。这一指标反映行业工伤事故的总体规模，是确定差别费率的重要指标之一。

（4）工伤事故频率

是指单位时间内每千名职工因工负伤的总人次数。这一指标是反映行业或企业内职业伤害发生的程度，说明在职工总体中工伤事件发生的概率高低。

（5）工伤死亡率

是指单位时间内因工死亡的职工占工伤总人数的比例，这一指标反映工伤事故对职工的伤害程度，说明行业工伤事故的严重程度高低。

2．浮动费率机制

浮动费率是指在差别费率的基础上根据企业在一定时期内安全生产状况和工伤保险费用支出情况，在评估的基础上，定期对企业费率给予浮动的办法。浮动费率的目的是利用经济手段促进企业重视安全生产，强化工伤预防工作，降低企业伤亡事故率。

浮动费率是与企业的工伤事故率直接挂钩的，企业上年的事故越多，其下年的缴费就越多，这就体现出浮动费率的经济杠杆作用。为了利用好浮动费率这个杠杆作用，必须制定规范的浮动费率机制，科学地统计分析和评估行业企业的工伤事故率、收支率和工伤保险费用支出情况，调整企业的工伤保险费率。通过调整工伤保险费率促进企业抓好安全生产，减少工伤事故的发生，这是实行浮动费率机制的目的所在。

3．我国费率机制的运行情况

《工伤保险条例》第八条规定：工伤保险费根据以支定收、收支平衡的原则，确定费率。国家根据不同行业的工伤风险程度确定行业的差别费率，并根据工伤保险费使用、工伤发生率等情况在每个行业内确定若干费率档次。行业差别费率及行业内费率档次由国务院社会保险行政部门制定，报国务院批准后公布施行。统筹地区经办机构根据用人单位工伤保险费使用、工伤发生率等情况，适用所属行业内相应的费率档次确定单位缴费费率。自2004年《工伤保险条例》实施以来，我国的工伤保险费率机制已初步建立，并对企业加强安全管理、开展工伤预防起到一定的促进作用。但是，目前我国的行业差别费率划分较粗，行业基准费率差距过小，未能真正反映各行业的工伤风险；浮动档次较少，费率浮动范围和评价指标的科学性不够，未能有效发挥对工伤预防的促进作用。因此，我国的工伤保险费率机制还需不断改革和完善，从而使工伤保险制度的预防功能得以充分发挥。

2015 年 7 月，人力资源和社会保障部、财政部共同发布《关于调整工伤保险费率政策的通知》（人社部发〔2015〕71 号），并于 2015 年 10 月 1 日起执行，规定如下：

（1）关于行业工伤风险类别划分

按照 GB/T 4754—2011《国民经济行业分类》对行业的划分，根据不同行业的工伤风险程度，由低到高，依次将行业工伤风险类别划分为一类至八类。

工伤保险行业风险分类表

行业类别	行业名称
一	软件和信息技术服务业，货币金融服务，资本市场服务，保险业，其他金融业，科技推广和应用服务业，社会工作，广播、电视、电影和影视录音制作业，中国共产党机关，国家机构，人民政协、民主党派，社会保障，群众团体、社会团体和其他成员组织，基层群众自治组织，国际组织
二	批发业，零售业，仓储业，邮政业，住宿业，餐饮业，电信、广播电视和卫星传输服务，互联网和相关服务，房地产业，租赁业，商务服务业，研究和试验发展，专业技术服务业，居民服务业，其他服务业，教育，卫生，新闻和出版业，文化艺术业
三	农副食品加工业，食品制造业，酒、饮料和精制茶制造业，烟草制品业，纺织业，木材加工和木、竹、藤、棕、草制品业，文教、工美、体育和娱乐用品制造业，计算机、通信和其他电子设备制造业，仪器仪表制造业，其他制造业，水的生产和供应业，机动车、电子产品和日用产品修理业，水利管理业，生态保护和环境治理业，公共设施管理业，娱乐业
四	农业，畜牧业，农、林、牧、渔服务业，纺织服装、服饰业，皮革、毛皮、羽毛及其制品和制鞋业，印刷和记录媒介复制业，医药制造业，化学纤维制造业，橡胶和塑料制品业，金属制品业，通用设备制造业，专用设备制造业，汽车制造业，铁路、船舶、航空航天和其他运输设备制造业，电气机械和器材制造业，废弃资源综合利用业，金属制品、机械和设备修理业，电力、热力生产和供应业，燃气生产和供应业，铁路运输业，航空运输业，管道运输业，体育
五	林业，开采辅助活动，家具制造业，造纸和纸制品业，建筑安装业，建筑装饰和其他建筑业，道路运输业，水上运输业，装卸搬运和运输代理业
六	渔业，化学原料和化学制品制造业，非金属矿物制品业，黑色金属冶炼和压延加工业，有色金属冶炼和压延加工业，房屋建筑业，土木工程建筑业
七	石油和天然气开采业，其他采矿业，石油加工、炼焦和核燃料加工业
八	煤炭开采和洗选业，黑色金属矿采选业，有色金属矿采选业，非金属矿采选业

（2）关于行业差别费率及其档次确定

不同工伤风险类别的行业执行不同的工伤保险行业基准费率。各行业工伤风险类别对应的全国工伤保险行业基准费率为，一类至八类分别控制在该行业用人单位职工工资总额的 0.2%、0.4%、0.7%、0.9%、1.1%、1.3%、1.6%、1.9% 左右。

通过费率浮动的办法确定每个行业内的费率档次。一类行业分为 3 个档次，即在基准费率的基础上，可向上浮动至 120% 、150% ，二类至八类行业分为 5 个档次，即在基准费率的基础上，可分别向上浮动至 120% 、150% 或向下浮动至 80% 、50% 。

各统筹地区人力资源社会保障部门要会同财政部门，按照"以支定收、收支平衡"的原则，合理确定本地区工伤保险行业基准费率具体标准，并征求工会组织、用人单位代表的意见，报统筹地区人民政府批准后实施。基准费率的具体标准可根据统筹地区经济产业结构变动、工伤保险费使用等情况适时调整。

（3）关于单位费率的确定与浮动

统筹地区社会保险经办机构根据用人单位工伤保险费使用、工伤发生率、职业病危害程度等因素，确定其工伤保险费率，并可依据上述因素变化情况，每一至三年确定其在所属行业不同费率档次间是否浮动。对符合浮动条件的用人单位，每次可上下浮动一档或两档。统筹地区工伤保险最低费率不低于本地区一类风险行业基准费率。费率浮动的具体办法由统筹地区人力资源社会保障部门商财政部门制定，并征求工会组织、用人单位代表的意见。

（4）关于费率报备制度

各统筹地区确定的工伤保险行业基准费率具体标准、费率浮动具体办法，应报省级人力资源社会保障部门和财政部门备案并接受指导。省级人力资源社会保障部门、财政部门应每年将各统筹地区工伤保险行业基准费率标准确定和变化以及浮动费率实施情况汇总报人力资源社会保障部、财政部。

三、利用工伤保险基金的预防措施

利用基金的预防措施，是指从工伤保险基金中提取一定比例的工伤预防费，采取教育、技术和经济等措施，提高用人单位和职工的工伤预防意识，促进企业加强安全生产，改善企业职业安全卫生状况，减少工伤事故和职业病的发生。

1. 教育措施

教育措施是指利用工伤保险基金开展工伤预防的宣传、教育与培训活动，是贯彻"安全第一，预防为主，综合治理"方针，普及安全生产和工伤保险知识，提高用人单位和职工工伤预防意识，增强工伤预防能力，减少和避免工伤事故和职业病发生的重要措施。

开展工伤预防的宣传、教育与培训工作，在安全生产和工伤保险中有着非常重要的意义，也是国内外工伤预防工作普遍采用的基本措施。一方面，可以提高用人单位和职工做好安全生产管理的责任感和自觉性，帮助其正确认识安全生产和工伤保险的重要性，树立"以人为本"的安全价值观和"预防优先"的预防理念。另一方面，能够普及和提高劳动者的工伤预防和职业安全卫生方面的法律、法规、基本知识，增强安全操作技能，做到不伤害自己，不伤害别人，也不被别人伤害，从而保护自己和他人的安全与健康。

工伤预防的宣传主要包括媒体宣传活动、政策咨询活动和知识竞赛；制作公益广告和标志；印制和发放宣传资料等。教育培训针对培训内容和培训对象，灵活选择多种方式方法，采用讲授法、实际操作演练法、案例研讨法和宣传娱乐法，还可以通过网络视频开展网上培训等。

2. 技术措施

技术措施是指利用工伤保险基金补助企业开展伤亡事故和职业病预防的技术活动，引导企业对其设备、设施和生产工艺等从工伤预防和职业安全卫生的角度进行设计、改造、检测和维护，从而改善企业的职业安全生产状况，减少工伤事故和职业病的发生。另外，技术措施还包括利用基金资助对工伤预防新技术、新产品的开发等科研活动，提高工伤预防的技术水平。

（1）工伤事故预防的安全技术措施

防止事故发生的安全技术是指为了防止事故的发生而采取的约束、限制能量或危险物质，防止其意外释放的技术措施。常用的防止事故发生的安全技术有消除危险源、限制能量或危险物质、隔离等。

1）消除危险源。消除系统中的危险源，可以从根本上防止事故的发生。但是，按照现代安全工程的观点，彻底消除所有危险源是不可能的。因此，人们往往首先选择危险性较大、在现有技术条件下可以消除的危险源，作为优先考虑的对象。可以通过选择合适的工艺、技术、设备、设施，合理的结构形式，选择无害、无毒或不能致人伤害的物料来彻底消除某种危险源。

2）限制能量或危险物质。限制能量或危险物质可以防止事故的发生，如：减少能量或危险物质的量，防止能量蓄积，安全地释放能量等。

3）隔离。隔离是一种常用的控制能量或危险物质的安全技术措施。采取隔离技术，既可以防止事故的发生，也可以防止事故的扩大，减少事故的损失。

4）故障—安全设计。在系统、设备、设施的一部分发生故障或破坏的情况下，在一定时间内也能保证安全的技术措施称为故障—安全设计。通过设计，使得系统、设备、设施发生故障或事故时处于低能状态，防止能量的意外释放。

5）减少故障和失误。通过增加安全系数、增加可靠性或设置安全监控系统等来减轻物的不安全状态，减少物的故障或事故的发生。

6）个体防护。个体防护是把人体与意外释放能量或危险物质隔离开，是一种不得已的隔离措施，但是却是保护人身安全的最后一道防线。

7）设置薄弱环节。利用事先设计好的薄弱环节，使事故能量按照人们的意图释放，防止能量作用于被保护的人或物。如锅炉上的易熔塞、电路中的熔断器等。

8）避难与救援。设置避难场所，当事故发生时人员暂时躲避，免遭伤害或赢得救援的时间。事先选择撤退路线，当事故发生时，人员按照撤退路线迅速撤离。事故发生后，组织有效的应急救援力量，实施迅速的救护，是减少事故人员伤亡和财产损失的有效措施。

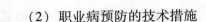

（2）职业病预防的技术措施

通过预防性健康检查，早期发现职业病有利于及时采取措施，防止职业危害因素所致疾病的发生和发展，还可以为评价劳动条件及职业危害因素对健康的影响提供资料，并有助于发现新的职业性危害因素，是保护劳动者相关权益所不可缺少的。职业病预防的内容包括职业健康检查、健康监护档案、健康监护资料分析等几个方面。

1）职业健康检查。可分为就业前健康检查和就业后的定期健康检查2种形式。

①就业前健康检查是指对准备从事某种作业的劳动者进行的健康检查，其目的在于：检查受检者的体质和健康状况是否符合参加该作业，是否有职业禁忌证，是否有危及他人的疾患和传染病、精神病等。根据检查结果决定可否从事该作业或安排其他适当工作。取得基础健康状况资料，可供定期检查和动态观察时进行自身对比之用。

②定期健康检查是按《职业健康检查项目及周期》的规定，按一定时间间隔对接触职业性危害因素作业工人进行的定期健康检查。其目的是：及时发现职业危害因素对健康的早期影响和可疑征象；早期诊断和处理职业病患者和观察对象及其他疾病患者，防止其发展和恶化；检出高危人群，即对高危害因素易感的人群，作为重点监护对象；发现具有职业禁忌证的工人，以便调离或安排其他适当工作；采取措施防止其他工人健康受损。

另外，职业病普查也是一种健康检查，主要是对接触某种职业危害因素的人群，普遍地进行一次健康检查。通过普查发现职业病，还可检出有职业禁忌证的人和高危人群。

2）健康监护档案。健康监护档案的内容有：职业史和疾病史；职业性危害因素的监测结果及接触水平；职业健康检查结果及处理情况；个人健康基础资料等。

3）健康监护资料分析。对接触有害因素工人的健康监护资料的统计分析，对指导职业病防治工作有重要意义，可作为职业病预防工作的重要信息资源。

（3）经济措施

经济措施，是指除利用费率机制的经济杠杆作用对企业进行调节以外，利用工伤保险基金对安全生产和工伤预防工作开展得较好的企业给予奖励，同时对违反国家安全规定、工伤预防工作较差的企业给予处罚，从而引导企业重视工伤预防，进入工伤预防和安全生产的良性轨道。

在经济措施中，一般综合考虑企业的安全生产情况、工伤事故和职业病发生率、工伤保险基金收支率等指标，对企业进行奖励和处罚。

工伤保险利用基金的外在预防措施，除了以上几种外，还存在管理性的措施，主要指工伤保险管理机构利用工伤保险基金，研究制定工伤预防工作中有关的规范、技术规程和标准，并对企业执行这些规程、规范和标准的情况进行监督和检查，对企业存在的安全卫生隐患提出咨询意见和建议。

（4）我国基金预防机制的运行情况

我国目前从工伤保险基金提取工伤预防费开展工伤预防工作，这种预防机制还处在改革探索阶段，还需在制度建设和改革实践中不断完善，加以统一和规范。

2009 年，人力资源和社会保障部下发了《关于开展工伤预防试点工作有关问题的通知》，选择了广东、海南和河南 3 省的 11 个城市作为试点城市，正式启动了工伤预防试点工作。

2013 年 4 月，人力资源和社会保障部印发《关于进一步做好工伤预防试点工作的通知》（人社部发［2013］32 号），决定在 2009 年初步试点的基础上，再选择一部分具备条件的城市扩大试点，并进一步规范了工作原则和程序。2013 年 10 月，人社部办公厅印发《关于确认工伤预防试点城市的通知》（人社厅发［2013］111 号），确认了天津市等 50 个工伤预防试点城市（统筹地区），要求各试点城市积极探索建立科学、规范的工伤预防工作模式，为在全国范围内开展工伤预防工作积累经验，完善我国工伤预防制度体系。

第三节　安全管理措施

一、安全生产常用术语

1. 安全

安全是指免遭不可接受危险的伤害。

生产过程中的安全，又称为生产安全，是指不发生工伤事故、职业病或设备财产损失的状态。

工程中的安全，是用概率表示近似的客观量，用于衡量安全的程度。

系统工程中的安全概念，认为世界上没有绝对安全的事物，任何事物都有不安全的因素，具有一定的危险性。安全和危险是一对互为存在前提的术语，在安全评价中，安全主要是指人和物的安全。在系统整个寿命周期内，安全性与危险性互为补数。

2. 危险

危险是指易于受到损害或伤害的一种状态，它是指系统中存在导致发生不期望后果的可能性超过了人们的接受程度。

危险性是指对系统危险程度的客观描述，它用危险概率和危险严重度来表示这一危险可能导致的损失。

长期以来，人们一直把安全和危险看作截然不同的、相对独立的旧概念。系统安全包含许多创新的安全新概念：认为世界上没有绝对安全的事物，任何事物中都包含有不安全的因素，具有一定的危险性，其中，危险概率是指发生危险的可能性，危险严重度是指对危害造成的最坏结果的定性评价。安全则是一个相对的概念，它是一种模糊数学的概念。危险性是对安全性的隶属度；当危险性低于某种程度时，人们就认为是安全的。

3. 危险因素

能对人造成伤亡或对物造成突发性损害的因素。

4. 有害因素

能影响人的身体健康导致疾病，或对物造成慢性损害的因素。

5. 危险源

危险源是指可能造成人员伤害、疾病、财产损失、作业环境破坏或其他损失的根源或状态。

6. 风险

风险是危险、危害事故发生的可能性与危险、危害事故严重程度的综合度量。风险是描述系统危险程度的客观量，又称为风险度或危险性。衡量风险大小的指标是风险率（R），它等于事故发生的概率（P）与事故损失严重程度（S）的乘积：

$$R = PS$$

7. 事故

事故是指造成人员死亡、伤害、职业病、财产损失或其他损失的意外事件。

8. 事故隐患

事故隐患是指生产系统中可导致事故发生的人的不安全行为、物的不安全状态和管理上的缺陷。

事故隐患分为一般事故隐患和重大事故隐患。

一般事故隐患是指危害和整改难度较小，发现后能够立即整改排除的隐患。

重大事故隐患是指危害和整改难度较大，应当全部或者局部停产停业，并经过一定时间整改、治理方能排除的隐患，或者因外部因素影响致使生产经营单位自身难以排除的隐患。

9. 本质安全

本质安全是指设备、设施或技术工艺含有内在的、能够从根本上防止发生事故的功能。具体包括两方面的内容：

（1）失误—安全功能

指操作者即使操作失误，也不会发生事故或伤害，或者说设备、设施和技术工艺本身具有自动防止人的不安全行为的功能。

（2）故障—安全功能

是指设备、设施或技术工艺发生故障或损坏时，还能暂时维持正常工作或自动转变为安全状态。

上述两种安全功能应该是设备、设施和技术工艺本身固有的，即在他们的规划设计阶段就被纳入其中，而不是事后补偿的。

本质安全是安全生产预防为主的根本体现，也是安全生产管理的最高境界。实际上，由于技术、资金和人们对事故的认识等原因，目前还很难做到本质安全，只能作为全社会为之奋斗的目标。

10．安全生产方针

《安全生产法》第三条规定：安全年生产工作应当以人为本，坚持安全发展，坚持坚持安全第一、预防为主、综合治理的基本方针。

"安全第一"就是在生产经营过程中，在处理生产和安全这两个方面问题时，要始终把安全放在首要的位置，坚持最优先考虑人的生命安全。"预防为主"就是按照系统工程理论，按照事故发展的规律和特点，预防事故的发生，做到防患于未然，将事故消灭在萌芽状态。"综合治理"，就是要标本兼治，重在治本，采取各种管理手段预防事故发生，实现治标的同时，研究治本的方法，综合运用科技手段、法律规定、经济手段和行政干预，从各个方面着手解决影响安全生产的深层次问题，做到思想上、制度上、技术上、监督检查上、事故处理上和应急救援上的综合管理。

11．"三违"与强令冒险作业

所谓"三违"是指：违章指挥、违章作业、违反劳动纪律。

（1）违章指挥

违章指挥是指施工单位有关管理人员违反国家关于安全生产的法律、法规和有关安全规程、规章制度的规定，对作业人员具体的生产活动进行指挥，强令工人冒险作业；指挥工人在安全防护设施、设备上有缺陷的条件下仍然冒险作业、违章作业而不制止。

（2）违章作业

违章作业是指职工在劳动过程中违反有关的法规、标准、规章制度、操作规程，盲目蛮干、冒险作业的行为。如不遵守施工现场安全制度、进入施工现场不戴安全帽，高处作业不系安全带和不正确使用个人防护用品；擅自动用机电设备或拆改挪动设施、设备、随意爬脚手架等。

（3）违反劳动纪律

违反劳动纪律是指不遵守企业的各项劳动纪律，迟到、早退、脱岗、工作期间干私活、打架斗殴、嬉闹等。如不坚守岗位、乱串岗等行为。

（4）强令冒险作业

强令冒险作业是指施工单位有关管理人员明知开始或者继续作业会有重大危险，仍然强迫作业人员进行作业的行为。

12．"三宝"

所谓"三宝"是指：建筑施工防护使用的安全网、个人防护佩戴的安全帽和安全带，坚持正确使用佩戴，可减少操作人员的伤亡事故，因此称为"三宝"。

进入施工现场必须正确佩戴安全帽；高处作业必须正确系挂安全带；建筑物必须采用符合国家标准要求的密目式安全网实施封闭，外脚手架内必须按规定设置安全平网。

13．"三不伤害"

所谓"三不伤害"是指：在生产作业中不伤害自己、不伤害他人、不被别人伤害。

首先，确保自己不违章，其次保证不伤害到自己，最后不去伤害到别人。要做到不被别人伤害，这就要求作业人员要有良好的自我保护意识，要及时制止违章。制止违章既保护了自己，也保护了他人。

14．"四不放过"

安全生产事故后，调查和处理必须坚持"四不放过"。所谓四不放过是指：事故原因没有查清不放过；事故责任者没有严肃处理不放过；广大职工没有受到教育不放过；防范措施没有落实不放过。

15．安全生产规章制度

安全生产规章制度，是指施工单位根据有关安全生产的法律、法规以及有关国家标准或者行业标准，结合本单位的实际情况制定的安全生产方面的具体制度和要求。

16．安全操作规程

安全操作规程，是指为保障安全生产，对操作的具体技术要求和实施程序所做出的统一规定。

17．生产经营单位和作业人员

生产经营单位，是指在中华人民共和国领域内从事生产经营活动的单位，包括工、矿、商、贸等。按照《安全生产法》的规定，生产经营单位对安全生产承担主体责任，必须遵守本法和其他有关安全生产的法律、法规，加强安全生产管理，建立、健全安全生产责任制度，完善安全生产条件，确保安全生产。其主要负责人对本单位的安全生产工作全面负责。

生产经营单位的作业人员，是指该单位从事生产经营活动各项工作的所有人员，包括管理人员、技术人员和各岗位的工人，也包括生产经营单位临时聘用的人员。

18．童工

童工，是指未满十六周岁，与单位或者个人发生劳动关系，从事有经济收入的劳动或者从事个体劳动的少年、儿童。

未满十六周岁的少年、儿童，参加家庭劳动、学校组织的勤工俭学和省、自治区、直辖市人民政府允许从事的无损于身心健康的、力所能及的辅助性劳动，不属于童工范畴。

19．未成年工

根据《劳动法》，未成年工是指年满十六周岁未满十八周岁的劳动者。不得安排未成年工从事矿山井下、有毒有害、国家规定的第四级体力劳动强度的劳动和其他禁忌从事的劳动。用人单位应当对未成年工定期进行健康检查。

二、生产安全事故的种类及常见原因

1．生产安全事故种类

（1）物体打击

即指失控物体的惯性力造成的人身伤害事故。如落物、滚石、锤击、碎裂、崩块、砸伤等造成的伤害，不包括爆炸而引起的物体打击。

（2）车辆伤害

即指本企业机动车辆引起的机械伤害事故。如机动车辆在行驶中的挤、压、撞车或倾覆等事故，在行驶中上下车、搭乘矿车或放飞车所引起的事故，以及车辆运输挂钩、跑车事故。

（3）机械伤害

即指机械设备与工具引起的绞、碾、碰、割、戳、切等伤害。如工件或刀具飞出伤人，切屑伤人，手或身体被卷入，手或其他部位被刀具碰伤或被转动的机构缠压住等。但属于车辆、起重设备的情况除外。

（4）起重伤害

即指从事起重作业时引起的机械伤害事故。包括各种起重作业引起的机械伤害，但不包括触电、检修时制动失灵引起的伤害以及上下驾驶室时引起的坠落或跌倒。

（5）触电

即指电流流经人体，造成生理伤害的事故。适用于触电、雷击伤害。如人体接触带电的设备金属外壳或裸露的临时线、漏电的手持电动工具，起重设备误触高压线或感应带电，雷击伤害，触电坠落等事故。

（6）淹溺

即指因大量水经口、鼻进入肺内，造成呼吸道阻塞，发生急性缺氧而窒息死亡的事故。包括船舶、排筏、设施在航行、停泊、作业时发生的落水事故。

（7）灼烫

即指强酸、强碱溅到身体引起的灼伤，或因火焰引起的烧伤，高温物体引起的烫伤，放射线引起的皮肤损伤等事故。包括烧伤、烫伤、化学灼伤、放射性皮肤损伤等伤害。不包括电烧伤以及火灾事故引起的烧伤。

（8）火灾

即指造成人身伤亡的企业火灾事故。不包括非企业原因造成的火灾，比如，居民火灾蔓延到企业。此类事故属于消防部门统计的事故。

（9）高处坠落

即指由于危险重力势能差引起的伤害事故。包括脚手架、平台、陡壁施工等高于地面的坠落，也包括从地面踏空失足坠入洞、坑、沟、升降口、漏斗等情况。但排除以其他类别为诱发条件的坠落。如高处作业时，因触电失足坠落应定为触电事故，不能按高处坠落划分。

（10）坍塌

即指建筑物、构筑物、堆置物等倒塌以及土石塌方引起的事故。包括因设计或施工不合理而造成的倒塌，以及土方、岩石发生的塌陷事故。如建筑物倒塌，脚手架倒塌，挖掘沟、坑、洞时土石的塌方等情况。不包括矿山冒顶片帮事故，或因爆炸、爆破引起的坍塌事故。

（11）冒顶片帮

即指矿井工作面、巷道侧壁由于支护不当、压力过大造成的坍塌，称为片帮；顶板垮落为冒顶。两者常同时发生，简称为冒顶片帮。包括矿山、地下开采、掘进及其他坑道作业发生的坍塌事故。

（12）透水

即指矿山、地下开采或其他坑道作业时，意外水源带来的伤亡事故。包括井巷与含水岩层、地下含水带、溶洞或与被淹巷道、地面水域相通时，涌水成灾的事故。不包括地面水害事故。

（13）放炮

即指施工时，放炮作业造成的伤亡事故。包括各种爆破作业。如采石、采矿、采煤、开山、修路、拆除建筑物等工程进行的放炮作业引起的伤亡事故。

（14）瓦斯爆炸

即指可燃性气体瓦斯、煤尘与空气混合形成了达到燃烧极限的混合物，接触火源时引起的化学性爆炸事故。主要适用于煤矿，同时也适用于空气不流通，瓦斯、煤尘积聚的场合。

（15）火药爆炸

即指火药与炸药在生产、运输、储藏的过程中发生的爆炸事故。包括火药与炸药生产在配料、运输、储藏、加工过程中，由于振动、明火、摩擦、静电作用，或因炸药的热分解作用，储藏时间过长或因存药过多发生的化学性爆炸事故，以及熔炼金属时，废料处理不净，残存火药或炸药引起的爆炸事故。

（16）锅炉爆炸

即指锅炉发生的物理性爆炸事故。适用于使用工作压力大于 0.7 兆帕，以水为介质的蒸汽锅炉（以下简称锅炉），但不适用于铁路机车、船舶上的锅炉以及列车电站和船舶电站的锅炉。

（17）容器爆炸

容器（压力容器的简称）是指比较容易发生事故，且事故危害性较大的承受压力载荷的密闭装置。容器爆炸是压力容器破裂引起的气体爆炸，即物理性爆炸，包括容器内盛装的可燃性液化气在容器破裂后，立即蒸发，与周围的空气混合形成爆炸性气体混合物，遇到火源时产生的化学爆炸，也称容器的二次爆炸。

（18）其他爆炸

凡不属于上述爆炸的事故均列为其他爆炸事故，例如：可燃性气体（如煤气、乙炔等）与空气混合形成的爆炸；可燃蒸气与空气混合形成的爆炸性气体混合物（如汽油挥发气）引起的爆炸；可燃性粉尘以及可燃性纤维与空气混合形成的爆炸性气体混合物引起的爆炸；间接形成的可燃气体与空气相混合，或者可燃蒸气与空气相混合（如可燃固体、自燃物品受热、水、氧化剂的作用会迅速反应，分解出可燃气体或蒸气与空气混合形成爆炸性气体），遇火源爆炸的事故。炉膛爆炸，钢水包爆炸、亚麻粉尘爆炸，都属于其他爆炸。

（19）中毒和窒息

即指人接触有毒物质，如误吃有毒食物或呼吸有毒气体引起的人体急性中毒事故，或在废弃的坑道、暗井、涵洞、地下管道等不通风的地方工作，因为氧气缺乏，有时会发生人突然晕倒，甚至死亡的事故称为窒息。两种现象合为一体，称为中毒和窒息事故。不包括病理变化导致的中毒和窒息的事故，也不包括慢性中毒的职业病导致的死亡。

（20）其他伤害

凡不属于上述伤害的事故均称为其他伤害，如扭伤、跌伤、冻伤、野兽咬伤、钉子扎伤等。

2．人的不安全行为

（1）操作错误，忽视安全，忽视警告

未经许可开动、关停、移动机器；开动、关停机器时未给信号、开关未锁紧，造成意外转动、通电或泄漏等；忘记关闭设备；忽视警告标志、警告信号；操作错误（指按钮、阀门、扳手、把柄等的操作）；奔跑作业、供料或送料速度过快；机械超速运转；违章驾驶机动车；酒后作业；客货混载；冲压机作业时，手伸进冲压模；工件紧固不牢；用压缩空气吹铁屑；其他。

（2）造成安全装置失效

拆除了安全装置；安全装置堵塞，失掉了作用；调整的错误，造成安全装置失效；其他。

（3）使用不安全设备

临时使用不牢固的设施；使用无安全装置的设备；其他。

（4）手代替工具操作

用手代替手动工具；用手清除切屑；不用夹具固定，用手拿工件进行机加工。

（5）物体（指成品、半成品、材料、工具、切屑和生产用品等）存放不当

（6）冒险进入危险场所

冒险进入涵洞，接近漏料处（无安全设施）；采伐、集材、运材、装车时，未离危险区；未经安全监察人员允许进入油罐或井中；未"敲帮问顶"开始作业；冒进信号；调车场超速上下车；易燃、易爆场合使用明火；私自搭乘矿车；在绞车道行走；未及时瞭望。

（7）攀、坐不安全位置（如平台护栏、汽车挡板、吊车吊钩）

（8）在起吊物下作业、停留

（9）机器运转时进行加油、修理、检查、调整、焊接、清扫等工作

（10）有分散注意力行为

（11）在必须使用个人防护用品用具的作业或场合中，忽视其使用

未戴护目镜或面罩；未戴防护手套；未穿安全鞋；未戴安全帽；未佩戴呼吸护具；未佩戴安全带；未戴工作帽；其他。

（12）不安全装束

在有旋转零部件的设备旁作业穿肥大服装；操纵带有旋转零部件的设备时戴手套；其他。

（13）对易燃、易爆等危险物品处理错误

3．物的不安全状态

（1）防护、保险、信号等装置缺乏或有缺陷

1）无防护：无防护罩，无安全保险装置，无报警装置，无安全标志，无护栏或护栏损坏，（电气）未接地，绝缘不良，无消声系统，噪声大，危房内作业，未安装防止"跑车"的挡车器或挡车栏。

2）防护不当：防护罩未在适当位置，防护装置调整不当，坑道掘进、隧道开凿支撑不当，防爆装置不当，采伐、集材作业安全距离不够，放炮作业隐蔽有缺陷，电气装置带电部分裸露。

（2）设备、设施、工具、附件有缺陷、设计不当、结构不符合安全要求，通道门遮挡视线，制动装置有缺陷，安全间距不够，拦车网有缺陷，工件有毛刺、毛边，设施上有锋利倒棱

（3）强度不够：机械强度不够，绝缘强度不够，起吊重物的绳索不符合安全要求

（4）设备在非正常状态下运行：带"病"运转、超负荷运转

（5）维修、调整不当：设备失修，地面不平，保养不当、设备失灵

（6）个人防护用品用具——防护服、手套、护目镜及面罩、呼吸器官护具、听力护具、安全带、安全帽、安全鞋等缺少或有缺陷

1）无个人防护用品、用具。

2）所用防护用品、用具不符合安全要求。

（7）生产（施工）场地环境不良

1）照明光线不良，照度不足，作业场地烟尘弥漫、视物不清，光线过强。

2）通风不良，无通风，通风系统效率低，风流短路，停电停风时放炮作业，瓦斯排放未达到安全浓度时放炮作业，瓦斯浓度超限。

3）作业场所狭窄，作业场地杂乱，工具、制品、材料堆放不安全。

4）采伐时，未开"安全道"，"迎门树""坐殿树""搭挂树"未作处理。

（8）交通线路的配置不安全，操作工序设计或配置不安全，地面滑，地面有油或其他液体，冰雪覆盖，地面有其他易滑物

三、安全生产责任制

1．安全生产责任制及其重要作用

（1）安全生产责任制的概念

安全生产责任制是根据我国的安全生产方针"安全第一、预防为主、综合治理"和安

全生产法规以及"管生产必须管安全"这一原则，建立的各级领导、职能部门、工程技术人员、岗位操作人员在劳动生产过程中对安全生产层层负责的制度，是将以上所列的各级负责人员、各职能部门及其工作人员和各岗位生产人员在安全生产方面应做的事情和应负的责任加以明确规定的一种制度。安全生产责任制是企业岗位责任制的一个组成部分，是企业中最基本的一项安全制度，也是企业安全生产、劳动保护管理制度的核心。实践证明，凡是建立、健全了安全生产责任制的企业，各级领导重视安全生产、劳动保护工作，切实贯彻执行党的安全生产、劳动保护方针、政策和国家的安全生产、劳动保护法规，在认真负责地组织生产的同时，积极采取措施，改善劳动条件，工伤事故和职业性疾病就会减少。反之，就会职责不清，相互推诿，而使安全生产、劳动保护工作无人负责，无法进行，工伤事故与职业病就会不断发生。

安全生产责任制是经长期的安全生产、劳动保护管理实践证明的成功制度与措施。这一制度与措施最早见于国务院 1963 年 3 月 30 日颁布的《关于加强企业生产中安全工作的几项规定》（即《五项规定》）。《五项规定》中要求，企业的各级领导、职能部门、有关工程技术人员和生产工人，各自在生产过程中应负的安全责任，必须加以明确的规定。《五项规定》还要求：企业单位的各级领导人员在管理生产的同时，必须负责管理安全工作，认真贯彻执行国家有关劳动保护的法令和制度，在计划、布置、检查、总结、评比生产的同时，计划、布置、检查、总结、评比安全工作（即"五同时"制度）；企业单位中的生产、技术、设计、供销、运输、财务等各有关专职机构，都应在各自的业务范围内，对实现安全生产的要求负责；企业单位都应根据实际情况加强劳动保护机构或专职人员的工作；企业单位各生产小组都应设置不脱产的安全生产管理员；企业职工应自觉遵守安全生产规章制度。

（2）企业建立安全生产责任制的意义

建立安全生产责任制的目的，一方面是增强生产经营单位各级负责人员、各职能部门及其工作人员和各岗位生产人员对安全生产的责任感；另一方面明确生产经营单位中各级负责人员、各职能部门及其工作人员和各岗位生产人员在安全生产中应履行的职责和应承担的责任，以充分调动各级人员和各部门安全生产方面的积极性和主观能动性，确保安全生产。

建立安全生产责任制的重要意义主要体现在两方面：

一是落实我国安全生产方针和有关安全生产法规和政策的具体要求。《安全生产法》规定：生产经营单位必须建立健全安全生产责任制。

二是通过明确责任使各级各类人员真正重视安全生产工作，对预防事故和减少损失、进行事故调查和处理、建立和谐社会等具有重要作用。

生产经营单位是安全生产的责任主体，生产经营单位必须建立安全生产责任制，把"安全生产，人人有责"从制度上固定下来；生产经营单位法人代表要切实履行本单位安全生产第一责任人的职责，把安全生产的责任落实到每个环节、每个岗位、每个人，从而增强各级管理人员的责任心，使安全管理工作既做到责任明确，又互相协调配合，共同努力把安全生产工作落到实处。

2．建立安全生产责任制的要求

建立一个完善的安全生产责任的总要求是：横向到边、纵向到底，并由生产经营单位的主要负责人组织建立。建立的安全生产责任制具体应满足如下要求：

（1）必须符合国家安全生产法律法规和政策、方针的要求。

（2）与生产经营单位管理体制协调一致。

（3）要根据本单位、部门、班组、岗位的实际情况制定，既明确、具体，又具有可操作性，防止形式主义。

（4）有专门的人员与机构制定和落实，并应适时修订。

（5）应有配套的监督、检查等制度，以保证安全生产责任制得到真正落实。

生产经营单位的主要负责人在管理生产的同时，必须负责管理事故预防工作。在计划、布置、检查、总结、评比生产的时候，同时计划、布置、检查、总结、评比事故预防工作（简称"五同时"）。事故预防工作必须由行政第一把手负责，分公司、车间的各级第一把手在安全管理上都负第一位责任。各级的副职根据各自分管业务工作范围负相应的责任。他们的主要任务是贯彻执行国家有关安全生产的法律法规、制度和保持管辖范围内职工的安全和健康。凡是严格认真地贯彻了"五同时"，就是尽了责任，反之就是失职。如果因此而造成事故，那就要视事故后果的严重程度和失职程度，由行政以及司法机关追究法律责任。

3．安全生产责任制的主要内容

安全生产责任制的内容主要包括以下两个方面：

一是纵向方面，即从上到下所有类型人员的安全生产职责。在建立责任制时，可首先将本单位从主要负责人一直到岗位工人分成相应的层级，然后结合本单位的实际工作，对不同层级的人员在安全生产中应承担的职责做出规定。

二是横向方面，即各职能部门（包括党、政、工、团）的安全生产职责。在建立责任制时，可按照本单位职能部门的设置（如安全、设备、计划、技术、生产、基建、人事、财务、设计、档案、培训、党办、宣传、工会、团委等部门），分别对其在安全生产中应承担的职责做出规定。

生产经营单位在建立安全生产责任制时，在纵向方面至少应包括下列几类人员：

（1）生产经营单位主要负责人

生产经营单位的主要负责人是本单位安全生产的第一责任者，对安全生产工作全面负责。《安全生产法》第十八条将生产经营单位的主要负责人的安全生产职责定为：

1）建立、健全本单位安全生产责任制。

2）组织制定本单位安全生产规章制度和操作规程。

3）组织制定并实施本单位安全生产教育和培训计划。

4）保证本单位安全生产投入的有效实施。

5）督促、检查本单位的安全生产工作，及时消除生产安全事故隐患。

6）组织制定并实施本单位的生产安全事故应急救援预案。

7）及时、如实报告生产安全事故。

具体可根据上述 7 个方面内容，并结合本单位的实际情况对主要负责人的职责做出具体规定。

（2）生产经营单位其他负责人

生产经营单位其他负责人的职责是协助主要负责人搞好安全生产工作。不同的负责人管的工作不同，应根据其具体分管工作，对其在安全生产方面应承担的具体职责做出规定。

（3）生产经营单位职能管理机构负责人及其工作人员

各职能部门都会涉及安全生产职责，需根据各部门职责分工做出具体规定。各职能部门负责人的职责是按照本部门的安全生产职责，组织有关人员做好本部门安全生产责任制的落实，并对本部门职责范围内的安全生产工作负责；各职能部门的工作人员则是在各人职责范围内做好有关安全生产工作，并对自己职责范围内的安全生产工作负责。

（4）班组长

班组安全生产是搞好安全生产工作的关键。班组长全面负责本班组的安全生产，是安全生产法律、法规和规章制度的直接执行者。班组长的主要职责是贯彻执行本单位对安全生产的规定和要求，督促本班组的工人遵守有关安全生产规章制度和安全操作规程，切实做到不违章指挥，不违章作业，遵守劳动纪律。

（5）岗位工人

岗位工人对本岗位的安全生产负直接责任。岗位工人要接受安全生产教育和培训，遵守有关安全生产规章和安全操作规程，不违章作业，遵守劳动纪律。特种作业人员必须接受专门的培训，经考试合格取得操作资格证书后，方可上岗作业。

四、安全生产教育培训

《安全生产法》第二十五条规定：生产经营单位应当对从业人员进行安全生产教育和培训，保证从业人员具备必要的安全生产知识，熟悉有关的安全生产规章制度和安全操作规程，掌握本岗位的安全操作技能，了解事故应急处理措施，知悉自身在安全生产方面的权利和义务。未经安全生产教育和培训合格的从业人员，不得上岗作业。

1. 安全生产教育培训对象

（1）根据《生产经营单位安全培训规定》，生产经营单位应当进行安全培训的从业人员包括主要负责人、安全生产管理人员、特种作业人员和其他从业人员。

（2）生产经营单位使用被派遣劳动者的，应当将被派遣劳动者纳入本单位从业人员统一管理，对被派遣劳动者进行岗位安全操作规程和安全操作技能的教育和培训。劳务派遣单位应当对被派遣劳动者进行必要的安全生产教育和培训。

（3）生产经营单位接收中等职业学校、高等学校学生实习的，应当对实习学生进行相应的安全生产教育和培训，提供必要的劳动防护用品。学校应当协助生产经营单位对实习学生进行安全生产教育和培训。

2．安全教育的目的

（1）统一思想，提高认识

通过教育，把职工的思想统一到"安全第一、预防为主、综合治理"的方针上来，使企业的经营管理者和各级领导真正把安全摆在"第一"的位置，在从事企业经营管理活动中坚持"五同时"的基本原则；使广大职工认识安全生产的重要性，从"要我安全"变为"我要安全""我会安全"，做到"三不伤害"，即"我不伤害自己，我不伤害他人，我不被他人伤害"，提高自觉抵制"三违"现象的能力。

（2）提高企业的安全生产管理水平

安全生产管理包括对全体职工的安全管理，对设备、设施的安全技术管理和对作业环境的劳动卫生管理。通过安全教育，提高各级领导干部的安全生产政策水平，掌握有关安全生产法规、制度，学习应用先进的安全生产管理方法、手段，提高全体职工在各自工作范围内，对设备、设施和作业环境的安全生产管理能力。

（3）提高全体职工的安全知识水平和安全技能

安全知识包括对生产活动中存在的各类危险因素和危险源的辨识、分析、预防、控制知识。安全技能包括安全操作的技巧、紧急状态的应变能力以及事故状态的急救、自救和处理能力。通过安全教育，使广大职工掌握安全生产知识，提高安全操作水平，发挥自防自控的自我保护及相互保护作用，有效地防止事故。

鉴于企业经济实力和科技水平，设备、设施的安全状态尚未达到本质安全的程度，坚持不断地进行安全教育，减少和控制人的不安全行为，就显得尤为重要。

3．安全教育的内容

安全教育的内容主要包括思想教育、法制教育、知识教育和技能训练。

思想教育主要是安全生产方针政策教育、形势任务教育和重要意义教育等。通过形式多样、丰富多彩的安全教育，使各级领导牢固地树立起"安全第一"的思想，正确处理各自业务范围内的安全与生产、安全与效益的关系，主动采取事故预防措施；通过教育提高全体职工的安全意识，激励其安全动机，自觉采取安全行为。

法制教育主要是法律法规教育、执法守法教育、权利义务教育等。通过教育，使企业的各级领导和全体职工知法、懂法、守法，以法规为准绳约束自己，履行自己的义务；以法律为武器维护自己的权利。

知识教育主要是安全管理、安全技术和劳动卫生知识教育。通过教育，使企业的经营管理者和各级领导了解和掌握安全生产规律，熟悉自己业务范围内必需的安全生产管理理论和方法及相关的安全技术、劳动卫生知识，提高安全管理水平；使全体职工掌握各自必要的安全科学技术，提高企业的整体安全素质。

技能训练主要是针对各个不同岗位或工种的工人所必需的安全生产方法和手段的训练，例如安全操作技能训练、危险预知训练、紧急状态事故处理训练、自救互救训练、消防演习、逃生救生训练等。通过训练，使工人掌握必备的安全生产技能与技巧。

（1）对生产经营单位主要负责人的教育培训

1）基本要求。

①煤矿、非煤矿山、危险化学品、烟花爆竹、金属冶炼等生产经营单位主要负责人和安全生产管理人员，自任职之日起6个月内，必须经安全生产监管监察部门对其安全生产知识和管理能力考核合格。

②其他单位主要负责人必须按照国家有关规定进行安全生产培训。

③所有单位主要负责人每年应进行安全生产再培训。

2）培训的主要内容。

①国家有关安全生产的方针、政策、法律和法规及有关行业的规章、规程、规范和标准。

②安全生产管理的基本知识、方法与安全生产技术，有关行业安全生产管理专业知识。

③重大危险源管理、重大事故防范、应急管理和救援组织以及事故调查处理的有关规定。

④职业危害及其预防措施。

⑤国内外先进的安全生产管理经验。

⑥典型事故和应急救援案例分析。

⑦其他需要培训的内容。

3）培训时间。煤矿、非煤矿山、危险化学品、烟花爆竹、金属冶炼等生产经营单位主要负责人初次安全培训时间不得少于48学时，每年再培训时间不得少于16学时。

其他单位主要负责人安全生产管理培训时间不得少于32学时，每年再培训时间不得少于12学时。

4）再培训的主要内容。再培训的主要内容是新知识、新技术、新工艺、新装备和新案例，包括：

①有关安全生产的法律、法规、规章、规程、标准和政策。

②安全生产的新技术、新知识。

③安全生产管理经验。

④典型事故案例。

（2）对安全生产管理人员的教育培训

1）基本要求。

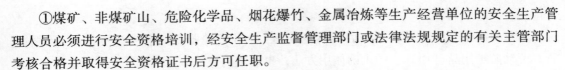

①煤矿、非煤矿山、危险化学品、烟花爆竹、金属冶炼等生产经营单位的安全生产管理人员必须进行安全资格培训，经安全生产监督管理部门或法律法规规定的有关主管部门考核合格并取得安全资格证书后方可任职。

②其他单位安全生产管理人员必须按照国家有关规定进行安全生产培训。

③所有单位安全生产管理人员每年应进行安全生产再培训。

2）培训的主要内容。

①国家有关安全生产的方针、政策，及有关安全生产的法律、法规、规章及标准。

②安全生产管理知识、安全生产技术、职业卫生等知识。

③伤亡事故统计、报告及职业危害的调查处理方法。

④应急管理、应急预案编制以及应急处置的内容和要求。

⑤国内外先进的安全生产管理经验。

⑥典型事故和应急救援案例分析。

⑦其他需要培训的内容。

3）培训时间。煤矿、非煤矿山、危险化学品、烟花爆竹、金属冶炼等生产经营单位的安全生产管理人员初次安全培训时间不得少于48学时，每年再培训时间不得少于16学时。

其他单位的安全生产管理人员安全培训时间不得少于32学时，每年再培训时间不得少于12学时。

4）再培训的主要内容。再培训的主要内容是新知识、新技术、新工艺、新装备和新案例，包括：

①有关安全生产的法律、法规、规章、规程、标准和政策。

②安全生产的新技术、新知识。

③安全生产管理经验。

④典型事故案例。

（3）对生产经营单位其他从业人员的教育培训

生产经营单位其他从业人员（简称"从业人员"）是指除主要负责人和安全生产管理人员以外，该单位从事生产经营活动的所有人员，包括其他负责人、管理人员、技术人员和各岗位的工人，以及临时聘用的人员。

1）新从业人员。对新从业人员应进行厂（矿）、车间（工段、区、队）、班组三级安全生产教育培训。

①厂（矿）级安全生产教育培训的内容主要是：安全生产基本知识；本单位安全生产规章制度；劳动纪律；作业场所和工作岗位存在的危险因素、防范措施及事故应急措施；有关事故案例等。

②车间（工段、区、队）级安全生产教育培训的内容主要是：本车间（工段、区、队）安全生产状况和规章制度；作业场所和工作岗位存在的危险因素、防范措施及事故应

急措施；事故案例等。

③班组级安全生产教育培训的内容主要是：岗位安全操作规程；生产设备、安全装置、劳动防护用品（用具）的正确使用方法；事故案例等。

生产经营单位新上岗的从业人员，岗前安全培训时间不得少于24学时，煤矿、非煤矿山、危险化学品、烟花爆竹、金属冶炼等生产经营单位新上岗的从业人员安全培训时间不得少于72学时，每年再培训的时间不得少于20学时。

2）调整工作岗位或离岗一年以上重新上岗的从业人员。从业人员调整工作岗位或离岗一年以上重新上岗时，应进行相应的车间（工段、区、队）级安全生产教育培训。

生产经营单位采用新工艺、新技术、新材料或者使用新设备时，应当对有关从业人员重新进行有针对性的安全培训。

单位要确立终身教育的观念和全员培训的目标，对在岗的从业人员应进行经常性的安全生产教育培训。其内容主要是：安全生产新知识、新技术；安全生产法律法规；作业场所和工作岗位存在的危险因素、防范措施及事故应急措施；事故案例等。

五、安全生产检查

安全生产检查是指对生产过程及安全管理中可能存在的隐患、有害与危险因素、缺陷等进行查证，以确定隐患或有害与危险因素、缺陷的存在状态，以及它们转化为事故的条件，以便制定整改措施，消除隐患和有害与危险因素，确保生产安全。

安全生产检查是安全管理工作的重要内容，是消除隐患、防止事故发生、改善劳动条件的重要手段。通过安全生产检查可以发现生产经营单位生产过程中的危险因素，以便有计划地制定纠正措施，保证生产安全。

1. 安全生产检查的类型

（1）定期安全生产检查

定期检查一般是通过有计划、有组织、有目的的形式来实现的。如次/年、次/季、次/月、次/周等。检查周期根据各单位实际情况确定。定期检查的面广，有深度，能及时发现并解决问题。

（2）经常性安全生产检查

经常性检查则是采取个别的、日常的巡视方式来实现的。在施工（生产）过程中进行经常性的预防检查，能及时发现隐患，及时消除，保证施工（生产）正常进行。

（3）季节性及节假日前安全生产检查

由各级生产单位根据季节变化，按事故发生的规律对易发的潜在危险，突出重点进行季节检查。如冬季防冻保温、防火、防煤气中毒；夏季防暑降温、防汛、防雷电等检查。

由于节假日（特别是重大节日，如元旦、春节、劳动节、国庆节）前后容易发生事故，因而应进行有针对性的安全生产检查。

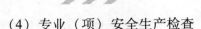

（4）专业（项）安全生产检查

专项安全生产检查是对某个专项问题或在施工（生产）中存在的普遍性安全问题进行的单项定性检查。

对危险较大的在用设备、设施，作业场所环境条件的管理性或监督性定量检测检验，则属专业性安全生产检查。专项检查具有较强的针对性和专业要求，用于检查难度较大的项目。通过检查，发现潜在问题，研究整改对策，及时消除隐患，进行技术改造。

（5）综合性安全生产检查

一般是由主管部门对下属各企业或生产单位进行的全面综合性检查，必要时可组织进行系统的安全性评价。

（6）不定期的职工代表巡视安全生产检查

由企业或车间工会负责人负责组织有关专业技术特长的职工代表进行巡视安全生产检查。重点查国家安全生产方针、法规的贯彻执行情况；查单位领导干部安全生产责任制的执行情况；工人安全生产权利的执行情况；查事故原因、隐患整改情况；并对责任者提出处理意见。此类检查可进一步强化各级领导安全生产责任制的落实，促进职工劳动保护合法权利的维护。

2．安全生产检查的内容

安全生产检查对象的确定应本着突出重点的原则，对于危险性大、易发事故、事故危害大的生产系统、部位、装置、设备等应加强检查。一般应重点检查：易造成重大损失的易燃易爆危险物品、剧毒品、锅炉、压力容器、起重、运输、冶炼设备、电气设备、冲压机械、高处作业和本企业易发生工伤、火灾、爆炸等事故的设备、工种、场所及其作业人员；造成职业中毒或职业病的尘毒点及其作业人员；直接管理重要危险点和有害点的部门及其负责人。

安全生产检查的内容包括软件系统和硬件系统，具体主要是查思想、查管理、查隐患、查整改、查事故处理。

目前，对非矿山企业，国家有关规定要求强制性检查的项目有：锅炉、压力容器、压力管道、高压医用氧舱、起重机、电梯、自动扶梯、施工升降机、简易升降机、防爆电器、厂内机动车辆、客运索道、游艺机及游乐设施等，作业场所的粉尘、噪声、振动、辐射、高温低温、有毒物质的浓度等。

3．安全生产检查的方法

（1）常规检查

常规检查是常见的一种检查方法。通常是由安全管理人员作为检查工作的主体，到作业场所的现场，通过感观或辅助一定的简单工具、仪表等，对作业人员的行为、作业场所的环境条件、生产设备设施等进行的定性检查。安全生产检查人员通过这一手段，及时发现现场存在的安全隐患并采取措施予以消除，纠正施工人员的不安全行为。

这种方法完全依靠安全生产检查人员的经验和能力，检查的结果直接受安全生产检查人员个人素质的影响。因此，对安全生产检查人员要求较高。

（2）安全生产检查表法

为使检查工作更加规范，使个人的行为对检查结果的影响减少到最小，常采用安全生产检查表法。

安全生产检查表（SCL）是为了系统地找出系统中的不安全因素，事先把系统加以剖析，列出各层次的不安全因素，确定检查项目。并把检查项目按系统的组成顺序编制成表，以便进行检查或评审，这种表就叫作安全生产检查表。安全生产检查表是进行安全生产检查，发现和查明各种危险和隐患、监督各项安全规章制度的实施，及时发现事故隐患并制止违章行为的一个有力工具。

安全生产检查表应列举需查明的所有会导致事故的不安全因素。每个检查表均需注明检查时间、检查者、直接负责人等，以便分清责任。安全生产检查表的设计应做到系统、全面，检查项目应明确。编制安全生产检查表的主要依据：有关标准、规程、规范及规定；国内外事故案例及本单位在安全管理及生产中的有关经验；通过系统分析，确定的危险部位及防范措施，都是安全生产检查表的内容；新知识、新成果、新方法、新技术、新法规和标准。

在我国许多行业都编制并实施了适合行业特点的安全生产检查标准。如建筑、火电、机械、煤炭等行业都制定了适用于本行业的安全生产检查表。企业在实施安全生产检查工作时，根据行业颁布的安全生产检查标准，可以结合本单位情况制定更具可操作性的检查表。

（3）仪器检查法

机器、设备内部的缺陷及作业环境条件的真实信息或定量数据，只能通过仪器检查法来进行定量化的检验与测量，才能发现安全隐患，从而为后续整改提供信息。因此必要时需要实施仪器检查。由于被检查对象不同，检查所用的仪器和手段也不同。

4. 安全生产检查的工作程序

安全生产检查工作一般包括以下几个步骤：

（1）安全生产检查准备

准备内容包括：

1）确定检查对象、目的、任务。

2）查阅、掌握有关法规、标准、规程的要求。

3）了解检查对象的工艺流程、生产情况、可能出危险危害的情况。

4）制定检查计划，安排检查内容、方法、步骤。

5）编写安全生产检查表或检查提纲。

6）准备必要的检测工具、仪器、书写表格或记录本。

7）挑选和训练检查人员，并进行必要的分工等。

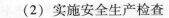

（2）实施安全生产检查

实施安全生产检查就是通过访谈、查阅文件和记录、现场检查、仪器测量的方式获取信息。

1）访谈。与有关人员谈话来了解相关部门、岗位执行规章制度的情况。

2）查阅文件和记录。检查设计文件、作业规程、安全措施、责任制度、操作规程等是否齐全，是否有效；查阅相应记录，判断上述文件是否被执行。

3）现场观察。到作业现场寻找不安全因素、事故隐患、事故征兆等。

4）仪器测量。利用一定的检测检验仪器设备，对在用的设施、设备、器材状况及作业环境条件等进行测量，以发现隐患。

（3）通过分析做出判断

掌握情况（获得信息）之后，就要进行分析、判断和检验。可凭经验、技能进行分析、判断，必要时可以通过仪器检验得出正确结论。

（4）及时做出决定进行处理

做出判断后应针对存在的问题做出采取措施的决定，即通过下达隐患整改意见和要求，包括要求进行信息的反馈。

（5）实现安全生产检查工作闭环

通过复查整改落实情况，获得整改效果的信息，以实现安全生产检查工作的闭环。

六、特种设备和特种作业管理

1. 特种设备

特种设备是指对人身和财产安全有较大危险性的锅炉、压力容器（含气瓶）、压力管道、电梯、起重机械、客运索道、大型游乐设施、场（厂）内专用机动车辆以及法律、行政法规规定适用《特种设备安全法》的其他特种设备。

根据《特种设备安全法》规定，国家对特种设备实行目录管理。特种设备目录由国务院负责特种设备安全监督管理的部门制定，报国务院批准后执行。特种设备生产、经营、使用单位应当遵守该法和其他有关法律、法规，建立、健全特种设备安全和节能责任制度，加强特种设备安全和节能管理，确保特种设备生产、经营、使用安全，符合节能要求。特种设备生产、经营、使用单位及其主要负责人对其生产、经营、使用的特种设备安全负责。特种设备生产、经营、使用单位应当按照国家有关规定配备特种设备安全管理人员、检测人员和作业人员，并对其进行必要的安全教育和技能培训。特种设备安全管理人员、检测人员和作业人员应当按照国家有关规定取得相应资格，方可从事相关工作。特种设备安全管理人员、检测人员和作业人员应当严格执行安全技术规范和管理制度，保证特种设备安全。

特种设备使用单位应当使用取得许可生产并经检验合格的特种设备，禁止使用国家明令淘汰和已经报废的特种设备。特种设备使用单位应当在特种设备投入使用前或者投入使用后 30 日内，向负责特种设备安全监督管理的部门办理使用登记，取得使用登记证书。登记标志应当置于该特种设备的显著位置。特种设备使用单位应当建立岗位责任、隐患治理、应急救援等安全管理制度，制定操作规程，保证特种设备安全运行。

特种设备使用单位应当建立特种设备安全技术档案。安全技术档案应当包括以下内容：

（1）特种设备的设计文件、产品质量合格证明、安装及使用维护保养说明、监督检验证明等相关技术资料和文件。

（2）特种设备的定期检验和定期自行检查记录。

（3）特种设备的日常使用状况记录。

（4）特种设备及其附属仪器仪表的维护保养记录。

（5）特种设备的运行故障和事故记录。

特种设备安全管理人员应当对特种设备使用状况进行经常性检查，发现问题应当立即处理；情况紧急时，可以决定停止使用特种设备并及时报告本单位有关负责人。特种设备作业人员在作业过程中发现事故隐患或者其他不安全因素，应当立即向特种设备安全管理人员和单位有关负责人报告；特种设备运行不正常时，特种设备作业人员应当按照操作规程采取有效措施保证安全。

电梯的维护保养应当由电梯制造单位或者依照《特种设备安全法》取得许可的安装、改造、修理单位进行。电梯的维护保养单位应当在维护保养中严格执行安全技术规范的要求，保证其维护保养的电梯的安全性能，并负责落实现场安全防护措施，保证施工安全。电梯的维护保养单位应当对其维护保养的电梯的安全性能负责；接到故障通知后，应当立即赶赴现场，并采取必要的应急救援措施。电梯投入使用后，电梯制造单位应当对其制造的电梯的安全运行情况进行跟踪调查和了解，对电梯的维护保养单位或者使用单位在维护保养和安全运行方面存在的问题，提出改进建议，并提供必要的技术帮助；发现电梯存在严重事故隐患时，应当及时告知电梯使用单位，并向负责特种设备安全监督管理的部门报告。电梯制造单位对调查和了解的情况，应当做出记录。

移动式压力容器、气瓶充装单位，应当具备下列条件，并经负责特种设备安全监督管理的部门许可，方可从事充装活动：

（1）有与充装和管理相适应的管理人员和技术人员。

（2）有与充装和管理相适应的充装设备、检测手段、场地厂房、器具、安全设施。

（3）有健全的充装管理制度、责任制度、处理措施。

充装单位应当建立充装前后的检查、记录制度，禁止对不符合安全技术规范要求的移动式压力容器和气瓶进行充装。气瓶充装单位应当向气体使用者提供符合安全技术规范要求的气瓶，对气体使用者进行气瓶安全使用指导，并按照安全技术规范的要求办理气瓶使用登记，及时申报定期检验。

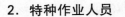

2. 特种作业人员

（1）特种作业和特种作业人员的概念

根据《特种作业人员安全技术培训考核管理规定》（国家安全生产监督管理总局令第30号），特种作业，是指容易发生事故，对操作者本人、他人的安全健康及设备、设施的安全可能造成重大危害的作业。特种作业的范围由特种作业目录规定，有9大类41个工种，详细请查阅《特种作业目录》。

特种作业人员，是指直接从事特种作业的从业人员。

特种作业人员应当符合下列条件：

1）年满18周岁，且不超过国家法定退休年龄。

2）经社区或者县级以上医疗机构体检健康合格，并无妨碍从事相应特种作业的器质性心脏病、癫痫病、美尼尔氏症、眩晕症、癔症、震颤麻痹症、精神病、痴呆症以及其他疾病和生理缺陷。

3）具有初中及以上文化程度。

4）具备必要的安全技术知识与技能。

5）相应特种作业规定的其他条件。

危险化学品特种作业人员除上述第一项、第二项、第四项和第五项规定的条件外，应当具备高中或者相当于高中及以上文化程度。

（2）培训

1）特种作业人员应当接受与其所从事的特种作业相应的安全技术理论培训和实际操作培训。

已经取得职业高中、技工学校及中专以上学历的毕业生从事与其所学专业相应的特种作业，持学历证明经考核发证机关同意，可以免予相关专业的培训。

跨省、自治区、直辖市从业的特种作业人员，可以在户籍所在地或者从业所在地参加培训。

2）从事特种作业人员安全技术培训的机构（以下统称培训机构），必须按照有关规定取得安全生产培训资质证书后，方可从事特种作业人员的安全技术培训。

培训机构开展特种作业人员的安全技术培训，应当制定相应的培训计划、教学安排，并报有关考核发证机关审查、备案。

生产经营单位委托其他机构进行特种作业人员安全技术培训的，保证安全技术培训的责任仍由本单位负责。

3）培训机构应当按照安全监管总局、煤矿安监局制定的特种作业人员培训大纲和煤矿特种作业人员培训大纲进行特种作业人员的安全技术培训。

（3）考核发证

1）特种作业人员的考核包括考试和审核2部分。考试由考核发证机关或其委托的单位负责；审核由考核发证机关负责。

安全监管总局、煤矿安监局分别制定特种作业人员、煤矿特种作业人员的考核标准，并建立相应的考试题库。

考核发证机关或其委托的单位应当按照安全监管总局、煤矿安监局统一制定的考核标准进行考核。

2）参加特种作业操作资格考试的人员，应当填写考试申请表，由申请人或者申请人的用人单位持学历证明或者培训机构出具的培训证明向申请人户籍所在地或者从业所在地的考核发证机关或其委托的单位提出申请。

考核发证机关或其委托的单位收到申请后，应当在60日内组织考试。

特种作业操作资格考试包括安全技术理论考试和实际操作考试2部分。考试不及格的，允许补考1次。经补考仍不及格的，重新参加相应的安全技术培训。

3）考核发证机关委托承担特种作业操作资格考试的单位应当具备相应的场所、设施、设备等条件，建立相应的管理制度，并公布收费标准等信息。

4）考核发证机关或其委托承担特种作业操作资格考试的单位，应当在考试结束后10个工作日内公布考试成绩。

5）符合规定并经考试合格的特种作业人员，应当向其户籍所在地或者从业所在地的考核发证机关申请办理特种作业操作证，并提交身份证复印件、学历证书复印件、体检证明、考试合格证明等材料。

6）收到申请的考核发证机关应当在5个工作日内完成对特种作业人员所提交申请材料的审查，做出受理或者不予受理的决定。能够当场做出受理决定的，应当当场做出受理决定；申请材料不齐全或者不符合要求的，应当当场或者在5个工作日内一次告知申请人需要补正的全部内容，逾期不告知的，视为自收到申请材料之日起即已被受理。

7）对已经受理的申请，考核发证机关应当在20个工作日内完成审核工作。符合条件的，颁发特种作业操作证；不符合条件的，应当说明理由。

8）特种作业操作证有效期为6年，在全国范围内有效。特种作业操作证由安全监管总局统一式样、标准及编号。

9）特种作业操作证遗失的，应当向原考核发证机关提出书面申请，经原考核发证机关审查同意后，予以补发。

特种作业操作证所记载的信息发生变化或者损毁的，应当向原考核发证机关提出书面申请，经原考核发证机关审查确认后，予以更换或者更新。

（4）复审

1）特种作业操作证每3年复审1次。

特种作业人员在特种作业操作证有效期内，连续从事本工种10年以上，严格遵守有关安全生产法律法规的，经原考核发证机关或者从业所在地考核发证机关同意，特种作业操作证的复审时间可以延长至每6年1次。

2）特种作业操作证需要复审的，应当在期满前 60 日内，由申请人或者申请人的用人单位向原考核发证机关或者从业所在地考核发证机关提出申请，并提交下列材料：

①社区或者县级以上医疗机构出具的健康证明。

②从事特种作业的情况。

③安全培训考试合格记录。

④特种作业操作证有效期届满需要延期换证的，应当按照前款的规定申请延期复审。

3）特种作业操作证申请复审或者延期复审前，特种作业人员应当参加必要的安全培训并考试合格。

安全培训时间不少于 8 个学时，主要培训法律、法规、标准、事故案例和有关新工艺、新技术、新装备等知识。

4）申请复审的，考核发证机关应当在收到申请之日起 20 个工作日内完成复审工作。复审合格的，由考核发证机关签章、登记，予以确认；不合格的，说明理由。

申请延期复审的，经复审合格后，由考核发证机关重新颁发特种作业操作证。

5）特种作业人员有下列情形之一的，复审或者延期复审不予通过：

①健康体检不合格的。

②违章操作造成严重后果或者有 2 次以上违章行为，并经查证确实的。

③有安全生产违法行为，并给予行政处罚的。

④拒绝、阻碍安全生产监管监察部门监督检查的。

⑤未按规定参加安全培训，或者考试不合格的。

符合上述第二项、第三项、第四项、第五项情形的，按照规定经重新安全培训考试合格后，再办理复审或者延期复审手续。

再复审、延期复审仍不合格，或者未按期复审的，特种作业操作证失效。

6）有下列情形之一的，考核发证机关应当撤销特种作业操作证：

①超过特种作业操作证有效期未延期复审的。

②特种作业人员的身体条件已不适合继续从事特种作业的。

③对发生生产安全事故负有责任的。

④特种作业操作证记载虚假信息的。

⑤以欺骗、贿赂等不正当手段取得特种作业操作证的。

特种作业人员违反上述第四项、第五项规定的，3 年内不得再次申请特种作业操作证。

7）有下列情形之一的，考核发证机关应当注销特种作业操作证：

①特种作业人员死亡的。

②特种作业人员提出注销申请的。

③特种作业操作证被依法撤销的。

8）离开特种作业岗位 6 个月以上的特种作业人员，应当重新进行实际操作考试，经确认合格后方可上岗作业。

3. 建筑施工特种作业人员

根据《建筑施工特种作业人员管理规定》（建质〔2008〕75号），建筑施工特种作业人员是指在房屋建筑和市政工程施工活动中，从事可能对本人、他人及周围设备设施的安全造成重大危害作业的人员。

建筑施工特种作业包括：

（1）建筑电工。

（2）建筑架子工。

（3）建筑起重信号司索工。

（4）建筑起重机械司机。

（5）建筑起重机械安装拆卸工。

（6）高处作业吊篮安装拆卸工。

（7）经省级以上人民政府建设主管部门认定的其他特种作业。

建筑施工特种作业人员必须经建设主管部门考核合格，取得建筑施工特种作业人员操作资格证书，方可上岗从事相应作业。

建筑施工特种作业人员的考核发证工作，由省、自治区、直辖市人民政府建设主管部门或其委托的考核发证机构负责组织实施。考核发证机关应当在办公场所公布建筑施工特种作业人员申请条件、申请程序、工作时限、收费依据和标准等事项。考核发证机关应当在考核前在机关网站或新闻媒体上公布考核科目、考核地点、考核时间和监督电话等事项。

建筑施工特种作业人员考核分理论和操作技能考核。安全技术理论考核，采用闭卷笔试方式。考核时间为2小时，实行百分制，60分为合格。其中，安全生产基本知识占25%、专业基础知识占25%、专业技术理论占50%。安全操作技能考核，采用实际操作（或模拟操作）、口试等方式。考核实行百分制，70分为合格。安全技术理论考核不合格的，不得参加安全操作技能考核。安全技术理论考试和实际操作技能考核均合格的，为考核合格。

申请从事建筑施工特种作业的人员，应当具备下列基本条件：

（1）年满18周岁且符合相关工种规定的年龄要求。

（2）经医院体检合格且无妨碍从事相应特种作业的疾病和生理缺陷。

（3）初中及以上学历。

（4）符合相应特种作业需要的其他条件。

符合规定的人员应当向本人户籍所在地或者从业所在地考核发证机关提出申请，并提交相关证明材料。建筑施工特种作业人员的考核内容应当包括安全技术理论和实际操作。考核大纲由国务院建设主管部门制定。资格证书应当采用国务院建设主管部门规定的统一样式，由考核发证机关编号后签发。资格证书在全国通用。

持有资格证书的人员，应当受聘于建筑施工企业或者建筑起重机械出租单位（即用人单位），方可从事相应的特种作业。用人单位对于首次取得资格证书的人员，应当在其正式上岗前安排不少于 3 个月的实习操作。

建筑施工特种作业人员应当严格按照安全技术标准、规范和规程进行作业，正确佩戴和使用安全防护用品，并按规定对作业工具和设备进行维护保养。建筑施工特种作业人员应当参加年度安全教育培训或者继续教育，每年不得少于 24 小时。在施工中发生危及人身安全的紧急情况时，建筑施工特种作业人员有权立即停止作业或者撤离危险区域，并向施工现场专职安全生产管理人员和项目负责人报告。

资格证书有效期为 2 年。有效期满需要延期的，建筑施工特种作业人员应当于期满前 3 个月内向原考核发证机关申请办理延期复核手续。延期复核合格的，资格证书有效期延期 2 年。

建筑施工特种作业人员申请延期复核，应当提交下列材料：

（1）身份证（原件和复印件）。

（2）体检合格证明。

（3）年度安全教育培训证明或者继续教育证明。

（4）用人单位出具的特种作业人员管理档案记录。

（5）考核发证机关规定提交的其他资料。

建筑施工特种作业人员在资格证书有效期内，有下列情形之一的，延期复核结果为不合格：

（1）超过相关工种规定年龄要求的。

（2）身体健康状况不再适应相应特种作业岗位的。

（3）对生产安全事故负有责任的。

（4）2 年内违章操作记录达 3 次（含 3 次）以上的。

（5）未按规定参加年度安全教育培训或者继续教育的。

（6）考核发证机关规定的其他情形。

七、劳动防护用品管理

1. 劳动防护用品的分类

劳动防护用品的种类很多，根据《劳动防护用品分类与代码》的规定，我国实行以人体保护部位划分的分类标准，可分为头部防护用品、呼吸器官防护用品、眼面部防护用品、听觉器官防护用品、手部防护用品、足部防护用品、躯干防护用品、护肤用品、防坠落用品九大类。

（1）头部防护用品包括一般防护服、安全帽、防尘帽、防静电帽等。

（2）呼吸器官防护用品包括防尘口罩和防毒面罩。

（3）眼部防护用品包括防护眼镜和防护面罩。

（4）听觉器官防护用品包括耳塞、耳罩和防噪声头盔等。

（5）手部防护用品包括一般防护手套、防水手套、防寒手套、防毒手套、防静电手套、防高温手套、防 X 射线手套、防酸（碱）手套、防振手套、防切割手套、绝缘手套等。

（6）足部防护用品包括防尘鞋、防水鞋、防寒鞋、防静电鞋、防酸（碱）鞋、防油鞋、防烫脚鞋、防滑鞋、防刺穿鞋、电绝缘鞋、防振鞋等。

（7）躯干防护用品包括一般防护服、防水服、防寒服、防砸背心、防毒服、阻燃服、防静电服、防高温服、防电磁辐射服、耐酸（碱）服、防油服、水上救生衣、防昆虫服、防风沙服等。

（8）防坠落用品包括安全带和安全网。

（9）护肤用品可分为防毒护肤用品、防腐护肤用品、防射线护肤用品、防油漆护肤用品等。

2．劳动防护用品的管理

企业是使用劳动防护用品的单位，要建立购买、验收、保管、发放、使用、更新和报废等管理制度，教育职工正确使用、正确穿戴，以保障职工的安全健康。

（1）劳动防护用品的生产

对于已颁布国家标准的劳动防护用品，企业必须严格按照国家标准组织生产，生产的产品必须向劳动防护用品检验站申请产品合格证。产品出厂前应自行检查，并抽取一定比例的产品送交劳动防护用品检验站进行检验，领取产品检验证。产品出厂时必须具有产品检验证，并有制造日期和产品说明书。商业经销单位收购、经销的劳动防护用品要符合国家标准，并且有产品检验证。

国家对特种劳动防护用品实行生产许可证制度。属于此范围的劳动防护用品共有 7 类：头部防护类、呼吸器官防护类、眼睛防护类、听觉器官防护类、防护服装类、手足防护类、防坠落用品类。

任何单位或个人不得生产和销售无证产品。

（2）劳动防护用品的选用和采购

劳动防护用品使用单位应到劳动防护用品定点经营单位或劳动防护用品定点生产厂家购买劳动防护用品。为保证劳动防护用品的质量，购买时除应注意以下 4 方面的要求外，所购买的劳动防护用品还必须经本单位的安全技术部门验收合格后才能使用。

1）使用单位应购置、选用符合国家标准，并具有产品检验证的劳动防护用品。

2）购置、选用的劳动防护用品必须具有产品合格证。

3）购置、选用的特种劳动防护用品必须具有安全标志。

4）根据工作环境有害因素的特性和危险隐患的类型及劳动强度等因素选择有效的防护用品。

此外，使用单位必须建立劳动防护用品定期检查和失效报废制度。

（3）劳动防护用品的发放

1）发放劳动防护用品是保证职工安全健康的一种预防性辅助措施，要与生活福利待遇相区别。

2）根据安全生产、防止职业伤害的需要，按照不同工种、不同劳动条件发放劳动防护用品；企业中的管理和检查人员也应按实际需求发给备用的劳动防护用品。

3）禁止将劳动防护用品折合为现金发给个人，发放的劳动防护用品不准转卖。

（4）劳动防护用品的管理

企业应建立、健全劳动防护用品管理制度，保证劳动防护用品充分发挥作用。所有劳动防护用品在其产品包装中都应附有安全使用说明书，用人单位应教育职工正确使用。

用人单位应按照产品使用说明书的要求，及时更换、报废过期和失效的劳动防护用品。在使用劳动防护用品前应注意以下几点：

1）劳动防护用品使用前，必须认真检查其防护性能及外观质量。

2）使用的劳动防护用品应与防御的有害因素相匹配。

3）正确佩戴、使用个人劳动防护用品。

4）严禁使用过期或失效的劳动防护用品。

3. 劳动防护用品的正确使用

（1）防护眼镜和面罩的作用和使用注意事项

1）防护眼镜和面罩的作用。

①防止异物进入眼睛。在生产作业过程中，如从事金属切削作业，使用手提电动工具、气动工具进行打磨作业、冲刷作业等，一些异物容易进入眼内对眼睛造成伤害。有的固体异物高速飞出（如金属碎片）时若击中眼球，可能会使眼球破裂或发生穿透性损伤。使用防护眼镜可防止伤害事故发生。

②防止化学性物品的伤害。生产作业过程中的酸（碱）液体、腐蚀性烟雾进入眼中，可引起角膜的烧伤。使用防护眼镜则可防止伤害。

③防止强光、紫外线和红外线的伤害。在电气焊接、切割等场所，热源产生强光、紫外线和红外线，可引起眼结膜炎，出现怕光、疼痛、流泪等症状。使用防护眼镜可避免这些伤害。

④防止微波、激光和电离辐射的伤害。

2）防护眼镜和面罩的使用注意事项。

①护目镜要选用经产品检验机构检验合格的产品。

②护目镜的宽窄和大小要适合使用者的脸型。

③镜片磨损、镜架损坏会影响操作人员的视力，应及时调换。

④护目镜要专人使用，防止传染眼病。

⑤焊接护目镜的滤光片和保护片要按作业需要选用和更换。

⑥防止重摔、重压，防止坚硬的物体摩擦镜片和面罩。

【案例】

事故经过：

江苏某市某机械制造公司下属机加工车间车床操作工倪某为刚毕业的大学生，进厂一年。2012年4月的一天，倪某工作时只穿了工作服，未戴护目镜，在低头观察进刀时，一只眼睛被高速飞溅的铁屑击伤，其工友发现后，立即将其送往当地医院救治。经诊断，被击伤的那只眼睛眼球晶状体流失，造成永久失明。

事故原因：

车床操作工倪某安全意识不强，未按规定佩戴护目镜操作高速旋转的车床，从而眼睛被高速飞溅的铁屑击伤，造成永久失明。

其车间的监督管理人员对倪某未按规定佩戴护目镜操作车床这一违规行为未加以及时制止，是造成这起事故的间接原因。

事故教训：

戴护目镜操作高速旋转的车床是经过无数血的教训而制定的安全操作规定，车床操作工不论在什么情况下都应该遵守，否则，很可能会使眼睛受到伤害。一些员工存在侥幸心理，认为不按规定穿戴防护用品的情况也很多，但从未发生过事故，所以，认为根本不会发生事故。实际上，事故的发生是具有偶然性和必然性的，不遵守安全操作规定不一定会发生事故，但会使发生事故的概率提高；相反，遵守了各项安全操作规定，也不一定不会发生事故，但发生事故的概率会降低。

（2）防尘防毒用品的作用和使用注意事项

1）防尘防毒用品的作用。

①防止生产性粉尘的危害。在铸造、打磨作业中，会产生大量粉尘，长期接触会产生尘肺病。使用防尘防毒用品可防止、减少尘肺病的发生。

②防止生产过程中有害化学物质的伤害。生产过程中的有毒物质，如一氧化碳、苯等侵入人体会引起职业性中毒。使用防尘防毒用品可防止、减少职业性中毒的发生。

2）自吸过滤式防尘口罩使用注意事项。

①选用产品的材质不应对人体有害，不应对皮肤产生刺激和过敏影响。

②佩戴方便，与使用者脸部吻合。

③防尘用具应专人专用。使用后及时装入塑料袋内，避免挤压、损坏。

3）自吸过滤式防毒呼吸用品使用注意事项。

①使用前必须弄清作业环境中有毒物质的性质、浓度和空气中的氧气含量，在未弄清楚作业环境以前，绝对禁止使用。当毒气浓度大于规定使用范围或空气中的氧含量低于18%时，不能使用自吸过滤式防毒面具（或防毒口罩）。

②使用前应检查部件和结合部的气密性，若发生漏气应查明原因。例如，面罩选择不合适或佩戴不正确，橡胶主体有破损，呼吸阀的橡胶老化变形，滤毒罐（盒）破裂，面罩

的部件连接松动等。面罩只有在保持良好的气密状态时才能使用。

③检查各部件是否完好，导气管有无堵塞或破损，金属部件有无生锈、变形，橡胶是否老化，螺纹接头有无生锈、变形，连接是否紧密。

④检查滤毒罐表面有无破裂、压伤，螺纹是否完好，罐盖、罐底活塞是否齐全，罐盖内有无垫片，用力摇动时有无响声。检查面具袋内紧固滤毒罐的带、扣是否齐全和完好。

⑤整套防毒面具连接后的气密性检查。在检查完各部件以后，应对整体防毒面具气密性进行检查，这很重要。简单的检查方法是：打开橡胶底塞吸气，此时如没有空气进入，则证明连接正确，如有漏气，则应检查各部位连接是否正确。

正确选用面罩的规格。在使用时，应使罩体边缘与脸部紧贴，眼窗中心位置应选在眼睛正前方下 1 厘米左右。

⑥根据劳动强度和作业环境空气中有害物质的浓度选用不同类型的防毒面具，如低浓度的作业环境可选用小型滤毒罐的防毒面具。

⑦严格遵守滤毒罐对有效使用时间的规定。在使用过程中必须记录滤毒罐已使用的时间、毒物性质、浓度等。若记录卡片上的累计使用时间达到了滤毒罐规定的时间，应立即停止使用。

⑧在使用过程中，严禁随意拧开滤毒罐（盒）的盖子，并防止水或其他液体进入罐（盒）中。

⑨防毒呼吸面具的眼窗镜片，应防摩擦划痕，保持视物清晰。

⑩防毒呼吸用品应专人使用和保管，使用后应清洗、消毒。在清洗和消毒时，应注意温度，不可使橡胶等部件因受温度影响而发生质变受损。

4）供气式防毒呼吸用品使用注意事项

①使用前应检查各部件是否齐全和完好，有无破损、生锈，连接部位是否漏气等。

②空气呼吸器使用的压缩空气钢瓶，绝对不允许用于充氧气。所用气瓶应按压力容器的规定定期进行耐压试验，凡已超过有效期的气瓶，在使用前必须经耐压试验合格才能充气。

③橡胶制品经过一段时间会自然老化而失去弹性，从而影响防毒面具的气密性。一般来说，面罩和导气管应每年更新，呼气阀每 6 个月应更换一次。若不经常使用而且保管妥善，面罩和吸气管可 3 年更换一次，呼气阀每年更换一次。

呼吸器不用时应装入箱内，避免阳光照射，存放环境温度应不高于 40℃。存放位置固定，方便紧急情况时取用。

④使用的呼吸器除日常现场检查外，应每 3 个月（使用频繁时，可少于 3 个月）检查一次。

（3）耳塞、耳罩的作用和使用注意事项

1）耳塞、耳罩的作用。

①防止机械噪声的危害，如由机械的撞击、摩擦、固体的振动和转动而产生的噪声。

②防止空气动力噪声的危害，如通风机等产生的噪声。

③防止电磁噪声的危害，如发电机、变压器发出的噪声。

2）耳塞使用注意事项。

①各种耳塞在佩戴时，要先将耳廓向上提拉，使耳甲腔呈平直状态，然后手持耳塞柄，将耳塞帽体部分轻轻推入外耳道内，并尽可能地使耳塞体与耳甲腔相贴合。但不要用力过猛、过急或塞得太深，以自我感觉适度为宜。

②戴后感到隔声效果不好时，可将耳塞稍微缓慢转动，调整到隔声效果最佳的位置为止。如果经反复调整仍然效果不佳，应考虑改用其他型号耳塞。

③反复试用各种不同规格的耳塞，以选择最佳者。

④佩戴泡沫塑料耳塞时，应将圆柱体搓成锥体后再塞入耳道，让塞体自行回弹，充满耳道。

⑤佩戴硅橡胶自行成型的耳塞时，应分清左、右塞，不能弄错；插入耳道时，要稍微转动放正位置，使之紧贴耳甲腔。

3）耳罩使用注意事项。

①使用耳罩时，应先检查罩壳有无裂纹和漏气现象，佩戴时应注意罩壳的方向，顺着耳廓的形状戴好。

②将连接弓架放在头顶适当的位置，尽量使耳罩软垫圈与周围皮肤相互贴合。如不合适，应稍微移动耳罩或弓架，将其调整到合适的位置。

无论佩戴耳罩还是耳塞，均应在进入有噪声的车间前戴好，工作中不得随意摘下，以免伤害鼓膜。如确需摘下，最好在休息时或离开车间以后，到安静处所再摘掉耳罩或耳塞。

耳塞或耳罩软垫用后需用肥皂、清水清洗干净，晾干后收藏备用。橡胶制品应防热变形，同时撒上滑石粉储存。

（4）防护手套的作用和使用注意事项

1）防护手套的作用。

①防止火与高温、低温的伤害。

②防止电磁与电离辐射的伤害。

③防止电、化学物质的伤害。

④防止撞击、切割、擦伤、微生物侵害以及感染。

2）防护手套使用注意事项。

①防护手套的品种很多，使用中应根据其防护功能选用。首先应明确防护对象，然后再仔细选用，如耐酸（碱）手套有耐强酸（碱）的、有耐低浓度酸（碱）的，而耐低浓度酸（碱）的手套不能用于接触高浓度酸（碱）。切记勿误用，以免发生意外。

②防水、耐酸（碱）手套使用前应仔细检查，观察表面是否破损，简易的检查办法是

向手套内吹口气，用手捏紧套口，观察是否漏气。漏气则不能使用。

绝缘手套应定期检验电绝缘性能，不符合规定的不能使用。

③橡胶、塑料等类防护手套用后应冲洗干净、晾干，保存时避免高温，并在手套上撒上滑石粉以防粘连。

④操作旋转机床时禁止戴手套作业。

（5）防护鞋的作用和使用注意事项

1）防护鞋的作用。

①防止物体砸伤或刺割伤害。如高处坠落物品及铁钉、锐利的物品散落在地面，就可能引起砸伤或刺伤。

②防止高、低温伤害。在冶金等行业，不仅作业环境温度高，而且有强辐射热灼烤足部，灼热的物料也可能会喷溅到足面或掉入鞋内导致烧伤。另一方面，冬季在室外施工作业，足部可能被冻伤。

③防止酸、碱性化学品伤害。在作业过程中接触到酸、碱性化学品，可能发生足部被酸、碱灼伤的事故。

④防止触电伤害。在作业过程中接触到带电体容易造成触电伤害。

⑤防止静电伤害。静电对人体的伤害主要是引起心理障碍，使人产生恐惧心理，或者发生从高处坠落等二次事故。

2）防砸鞋使用注意事项。

①凡对脚部易发生外砸伤的工种，如搬运、林业采伐等工种人员都应使用防砸鞋和护腿，不能用其他类型的鞋代替。

②重型作业不能穿轻型防砸鞋，热加工作业时穿用的防砸鞋应具有阻燃和耐热性。

③穿用过程中，应避免水浸泡，以延长其使用寿命。

3）绝缘鞋（靴）使用注意事项。

①应根据作业场所电压的高低，正确选用绝缘鞋（靴），低压绝缘鞋（靴）禁止在高压电气设备上作为安全辅助用具使用，高压绝缘鞋（靴）可以作为高压和低压电气设备上的辅助安全用具使用。不论是穿低压或高压绝缘鞋（靴）均不得直接用手接触电气设备。

②布面绝缘鞋只能在干燥环境中使用，避免布面潮湿。

③穿用绝缘靴时，应将裤管放入靴筒内。穿用绝缘鞋时，裤管不宜长及鞋底外沿条高度，更不能长及地面，并要保持布帮干燥。

④非耐酸、碱、油的橡胶底，不可与酸、碱、油类物质接触，并应防止被尖锐物刺伤。低压绝缘鞋若底面花纹磨光，露出内部颜色时则不能作为绝缘鞋使用。

⑤在购买绝缘鞋（靴）时，应查验鞋上是否有绝缘永久标记，如红色闪电符号、鞋底是否有耐电压值标记，鞋内是否有合格证、安全鉴定证、生产许可证编号等。

4）耐酸（碱）鞋（靴）使用注意事项。

①耐酸（碱）皮鞋一般只能使用于浓度较低的酸（碱）作业场所，不能浸泡在酸（碱）液中进行较长时间的作业，以防酸（碱）溶液渗入皮鞋内腐蚀足部造成伤害。

②耐酸（碱）塑料靴和胶靴，应避免接触高温，并避免锐器损伤靴面或靴底，否则将引起渗漏，影响防护功能。

③耐酸（碱）塑料靴和胶靴穿用后，应用清水冲洗靴上的酸（碱）液体，然后晾干，避免日光直接照射，以防塑料和橡胶老化脆变，影响使用寿命。

5）防静电鞋、导电鞋使用注意事项。

①在使用时，不应同时穿绝缘的毛料厚袜及绝缘的鞋垫。

②使用防静电鞋的场所应是防静电的地面，使用导电鞋的场所应是能导电的地面。

③禁止将防静电鞋当作绝缘鞋使用。

④防静电鞋应与防静电服配套使用。

⑤穿用过程中，要按规定进行电阻测试，符合规定才可使用。

（6）安全帽的作用和使用注意事项

1）安全帽的防护作用。

①防止物体打击伤害。在生产中容易发生由于物体、工具等从高处坠落或抛出击中人员头部造成伤害等事故，佩戴安全帽可以防止物体打击等伤害事故的发生。

②防止高处坠落伤害头部。在生产中，进行安装、维修、攀登等作业时可能会发生坠落事故，从而伤及头部导致死亡，使用安全帽保护头部可有效减轻伤害。

③防止机械性损伤。可以防止旋转的机床、叶轮、带运输设备将操作人员的头发卷入其中。

④防止污染毛发。在油漆、粉尘等作业环境中，存在化学腐蚀性物质，可能污染头发和皮肤，使用安全帽可有效防止这种伤害。

2）安全帽使用注意事项。

①作业人员所戴的安全帽，要有下颌带和后帽箍并拴系牢固，以防帽子滑落或碰掉。

②热塑性安全帽可用清水冲洗，不得用热水浸泡，不能放在暖气片、火炉上烘烤，以防帽体变形。

③安全帽使用年限超过规定限值，或者受到较严重的冲击以后，虽然肉眼看不到帽体的裂纹，也应予以更换。一般塑料安全帽的使用期限为 3 年。

④佩戴安全帽前，应检查各配件有无损坏，装配是否牢固，帽衬调节部分是否卡紧，绳带是否系紧等，确信各部件完好后方可使用。

（7）安全带的作用和使用注意事项

1）安全带的作用。安全带的作用是预防作业人员从高处坠落。

2）安全带使用注意事项。

①在使用安全带时，应检查安全带的部件是否完整、有无损伤，金属配件的各种环卡不得是焊接件，边缘应光滑，产品上应有安全鉴定证。

②使用围杆安全带时，围杆绳上要有保护套，不允许在地面上随意拖拽，以免损伤绳套，影响主绳。

③悬挂安全带不得低挂高用，因为低挂高用在坠落时受到的冲击力大，对人体伤害也大。

④架子工单腰带一般使用短绳较安全，如需用长绳，以选用双背带式安全带为宜。

⑤使用安全绳时，不允许打结，以免发生坠落受冲击时将绳从打结处切断。

使用3米以上长绳时，应考虑补充措施，如在绳上加缓冲器、自锁钩或速差式自控器等。

⑥缓冲器、自锁钩和速差式自控器可以单独使用，也可联合使用。

⑦安全带使用2年后，应做一次试验，若不断裂则可继续使用。安全带使用期限一般为3~5年，发现异常应提前报废。

（8）护肤用品的作用和使用注意事项

1）护肤用品的作用。护肤用品用于保护皮肤免受化学、物理等因素的危害。

2）护肤用品使用注意事项

①皮肤防护剂应在工作开始前施用，下班后将涂在皮肤上的皮肤防护剂洗去。

②在施用前，应清洁皮肤并保持干燥。工作结束后，应使用对皮肤有调理作用的制剂，可有效地减轻各种脱脂物质所引起的皮肤脱脂和干燥。

③皮肤防护剂的应用，仅仅是许多预防职业皮肤病的措施之一，不能作为唯一的办法而忽视其他预防措施，否则必将导致职业皮肤病防治工作的失败。

八、安全标志

1. 安全色

安全色是指特定的表达安全信息的颜色。它以形象而醒目的色彩向人们提供禁止、警告、指令、提示等安全信息。

我国安全色标准规定红色、黄色、蓝色、绿色4种颜色为安全色。

（1）安全色的含义及用途

1）红色表示禁止、停止的意思。禁止使用、停止使用和有危险的器件设备或环境涂以红色的标记。如禁止标志、交通禁令标志、消防设备。

2）黄色表示注意、警告的意思。需警告人们注意的器件、设备或环境涂以黄色标记。如警告标志、交通警告标志。

3）蓝色表示指令、必须遵守的意思。如指令必须佩戴个人防护用具标志、交通指示标志等。

4）绿色表示通行、安全和提供信息的意思。可以通行或安全情况涂以绿色标记。如表示通行、机器启动按钮、安全信号旗等。

（2）对比色

对比色是为了使安全色更加醒目所用的反衬色。

对比色有黑白2种颜色，黄色安全色的对比色为黑色。红、蓝、绿安全色的对比色均为白色。而黑、白2色互为对比色。

1）黑色用于安全标志的文字、图形符号，警告标志的几何图形和公共信息标志。

2）白色则作为安全标志中红、蓝、绿安全色的背景色，也可用于安全标志的文字和图形符号，以及安全通道、交通的标线、铁路站台上的安全线等。

3）红色与白色相间的条纹比单独使用红色更加醒目，表示禁止通行、禁止跨越等，用于公路交通等方面的防护栏杆及隔离墩。

4）黄色与黑色相间的条纹比单独使用黄色更为醒目，表示要特别注意。用于起重吊钩、剪板机压紧装置、冲床滑块等。

5）蓝色与白色相间的条纹比单独使用蓝色醒目，用于指示方向，多为交通指导性导向标。

2．安全线

安全线是指工矿企业中用以划分安全区域与危险区域的分界线。厂房内安全通道的标示线、铁路站台上的安全线都是常见的安全线。根据国家有关规定，安全线用白色标记，宽度不小于60毫米。在生产过程中，有了安全线的标示，人们就能区分安全区域和危险区域，有利于人们对危险区域的认识和判断。

3．安全标志

安全标志由安全色、几何图形和图形符号构成，用以表达特定的安全信息。使用安全标志的目的是提醒人们注意不安全因素，防止事故发生，起到保障安全的作用。当然，安全标志本身并不能消除任何危险，也不能取代预防事故的相应设施。

（1）安全标志的类型

安全标志分为禁止标志、警告标志、指令标志和提示标志四大类型。

（2）安全标志的含义

1）禁止标志是禁止人们不安全行为的图形标志。其基本形式为带斜杠的圆形框。圆环和斜杠为红色，图形符号为黑色，衬底为白色。

2）警告标志是提醒人们对周围环境引起注意，以避免可能发生危险的图形标志。其基本形式是正三角形边框。三角形边框及图形为黑色，衬底为黄色。

3）指令标志是强制人们必须做出某种动作或采用防范措施的图形标志。其基本形式是圆形边框。图形符号为白色，衬底为蓝色。

4）提示标志是向人们提供某种信息的图形标志。其基本形式是正方形边框。图形符号为白色，衬底为绿色。

（3）使用安全标志的相关规定

安全标志在安全管理中的作用非常重要，作业场所或者有关设备、设施存在的较大危险因素，员工可能不清楚，或者常常忽视，如果不采取一定的措施加以提醒，这看似不大

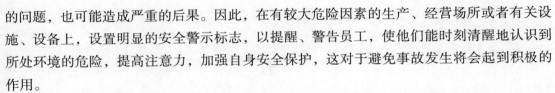

的问题，也可能造成严重的后果。因此，在有较大危险因素的生产、经营场所或者有关设施、设备上，设置明显的安全警示标志，以提醒、警告员工，使他们能时刻清醒地认识到所处环境的危险，提高注意力，加强自身安全保护，这对于避免事故发生将会起到积极的作用。

在设置安全标志方面，相关法律法规已有诸多规定。如《安全生产法》规定，生产经营单位应当在有较大危险因素的生产经营场所和有关设施、设备上，设置明显的安全警示标志。安全警示标志必须符合国家标准。设置的安全标志，未经有关部门批准，不准移动和拆除。

第三章
工伤事故与
职业病预防

本章导读

在我国，工伤事故虽然得到有效控制，但是形势依然严峻，工伤事故给国家和人民生命财产造成了不小的损失。做好工伤预防工作的前提就是做好安全生产工作，有效地预防各类安全生产和工伤事故以及职业病的发生。可以说，工伤事故预防、安全生产和职业病防治关系到每一位职工的生命财产安全，是企业生存的最起码条件。

本章通过对各类常见工伤事故以及职业病的概念及其分类的介绍，再具体讲述工伤事故和职业病预防的管理和技术措施，帮助读者了解工伤事故和职业病，熟悉工伤事故和职业病的分类和致因，进而掌握预防工伤事故和职业病发生的管理和技术手段。

第一节　电气事故预防

一、电气事故的种类

电气事故是由失去控制的电能作用于人体或电气系统内能量传递发生故障而导致的人身和设备的损坏。电气事故可分为触电事故、静电事故、雷电事故、雷电灾害、射频辐射危害和电路故障5类。

1. 触电事故

触电事故是由电流的能量造成的，是电流对人体的伤害。电流对人体的伤害可以分为电击和电伤。

（1）电击

按照发生电击时电气设备的状态，电击分为直接接触电击和间接接触电击。直接接触电击是触及正常状态下带电的带电体（如误触接线端子）发生的电击，也称为正常状态下的电击；间接接触电击是触及正常状态下不带电，而在故障状态下意外带电的带电体（如触及漏电设备的外壳）发生的电击，也称为故障状态下的电击。

按照人体触及带电体的方式和电流流过人体的途径，电击可分为单线电击、两线电击和跨步电压电击：单线电击是人体站在导电性地面或接地导体上，人体某一部位触及一相导体由接触电压造成的电击；两线电击是不接地状态的人体某两个部位同时触及两相导体由接触电压造成的电击；跨步电压电击是人体进入地面带电的区域时，两脚之间承受的跨步电压造成的电击。

（2）电伤

按照电流转换成作用于人体的能量的不同形式，电伤分为电弧烧伤、电流灼伤、皮肤金属化、电烙印、机械性损伤、电光眼等伤害。

电弧烧伤是由弧光放电造成的烧伤，是最危险的电伤，分为直接电弧烧伤和间接电弧烧伤。前者是带电体与人体之间发生电弧，有电流流过人体的烧伤；后者是电弧发生在人体附近对人体的烧伤，包含熔化了的炽热金属溅出造成的烫伤。电弧温度高达 8 000℃，可造成大面积、大深度的烧伤，甚至烧焦、烧毁四肢及其他部位。高压电弧和低压电弧都能造成严重烧伤，高压电弧的烧伤更为严重。

2. 静电事故

静电指生产工艺过程中或工作人员操作过程中，由于某些材料的相对运动、接触与分离等原因而积累起来的相对静止的正电荷和负电荷。这些电荷周围的场中储存的能量不大，不会直接使人致命。但是，静电电压可能高达数万乃至数十万伏，可能在现场发生放

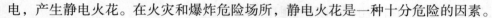

电，产生静电火花。在火灾和爆炸危险场所，静电火花是一种十分危险的因素。

3．雷电灾害

雷电是大气放电，是由大自然的力量分离和积累的电荷，也是在局部范围内暂时失去平衡的正电荷和负电荷。雷电放电具有电流大、电压高等特点。其能量释放出来可能产生极大的破坏力。雷击除可能毁坏设施和设备外，还可能直接伤及人、畜，还可能引起火灾和爆炸。

4．射频辐射危害

射频辐射危害即电磁场伤害。人体在高频电磁场作用下吸收辐射能量，使人的中枢神经系统、心血管系统等部件受到不同程度的伤害。射频辐射危害还表现为感应放电。

5．电路故障

电路故障是由电能传递、分配、转换失去控制造成的。断线、短路、接地、漏电、误合闸、误掉闸、电气设备或电气元件损坏等都属于电路故障。电气线路或电气故障可能影响到人身安全。

二、触电事故的发生规律

1．错误操作和违章作业造成的触电事故多

其主要原因是由于安全教育不够、安全制度不严和安全措施不完善，一些人缺乏足够的安全意识。

2．中青年工人、非专业电工触电事故多

其原因是这些人是主要操作者，经常接触电气设备。而且，这些人经验不足，比较缺乏用电安全知识，其中有的人责任心还不够强，以至触电事故多。

3．低压设备触电事故多

其主要原因是低压设备远远多于高压设备，与之接触的人比与高压设备接触的人多得多，而且多数是比较缺乏电气安全知识的非电气专业人员。

4．移动式设备和临时性设备触电事故多

其主要原因是这些设备是在人的紧握之下运行的，不但接触电阻小，而且一旦触电就难以摆脱电源。同时，这些设备需要经常移动，工作条件差，设备和电源线都容易发生故障或损坏。

5．电气连接部位触电事故多

很多触电事故发生在接线端子、缠接接头、压接接头、焊接接头、电缆头、灯座、插头、插座等电气连接部位，主要是由于这些连接部位机械牢固性较差、接触电阻较大、绝缘强度较低，容易出现故障。

6．6～9月触电事故多

主要原因是这段时间天气炎热、人体衣单而多汗，触电危险性较大。而且，这段时间多雨、潮湿，地面导电性增强、电气设备的绝缘电阻降低，容易构成电流回路。其次，这

段时间农村是农忙季节，农村用电量增加，触电事故增多。

7. 具有环境特点

腐蚀、潮湿、高温、粉尘、混乱、多移动式设备、多金属设备环境及露天分散作业环境中的触电事故多。例如，化工、冶金、矿业、建筑、机械等行业容易存在这些不安全因素，乃至触电事故较多。

三、触电事故预防

1. 防止接触带电部件

防止人体与带电部件的直接接触，从而防止电击，采用绝缘、屏护和安全间距是最为常见的安全措施。

（1）绝缘

即用不导电的绝缘材料把带电体封闭起来，这是防止直接触电的基本保护措施。但要注意绝缘材料的绝缘性能与设备的电压、载流量、周围环境、运行条件相符合。

（2）屏护

即采用遮栏、栅栏、护罩、护盖、箱闸等把带电体同外界隔离开来。此种屏护用于电气设备不便于绝缘或绝缘不足以保证安全的场合，是防止人体接触带电体的重要措施。

（3）安全间距

为防止人体触及或接近带电体，防止车辆等物体碰撞或过分接近带电体，在带电体与带电体、带电体与地面、带电体与其他设备和设施之间，皆应保持一定的安全距离。安全间距的大小与电压高低、设备类型、安装方式等因素有关。

2. 防止电气设备漏电伤人

保护接地和保护接零是防止间接触电的基本技术措施。

（1）保护接地

即将正常运行的电气设备不带电的金属部分和大地紧密连接起来。其原理是通过接地把漏电设备的对地电压限制在安全范围内，防止触电事故。保护接地适用于中性点不接地的电网中，电压高于1千伏的高压电网中的电气装置外壳，也应采取保护接地。

（2）保护接零

在380/220伏三相四线制供电系统中，把用电设备在正常情况下不带电的金属外壳与电网中的零线紧密连接起来。其原理是在设备漏电时，电流经过设备的外壳和零线形成单相短路，短路电流烧断熔丝或使低压断路器跳闸，从而切断电源，消除触电危险，适用于电网中性点接地的低压系统中。

3. 采用安全电压

根据生产和作业场所的特点，采用相应等级的安全电压，是防止发生触电伤亡事故的根本性措施。国家标准 GB 3805—1983《安全电压》规定我国安全电压额定值的等级为42伏、36伏、24伏、12伏和6伏，应根据作业场所、操作员条件、使用方式、供电方式、线路状况等因素选用。安全电压有一定的局限性，适用于小型电气设备，如手持电动工具等。

4. 漏电保护装置

漏电保护装置，又称触电保护器，在低压电网中发生电气设备及线路漏电或触电时，它可以立即发出报警信号并迅速自动切断电源，从而保护人身安全。漏电保护装置按动作原理可分为电压型、零序电流型、泄漏电流型和中性点型4类，其中电压型和零序电流型两类应用较为广泛。

5. 合理使用防护用具

在电气作业中，合理匹配和使用绝缘防护用具，对防止触电事故、保障操作人员在生产过程中的安全健康具有重要意义。绝缘防护用具可分为2类，一类是基本安全防护用具，如绝缘棒、绝缘钳、高压验电笔等；另一类是辅助安全防护用具，如绝缘手套、绝缘（靴）鞋、橡皮垫、绝缘台等。

6. 安全用电组织措施

防止触电事故，技术措施十分重要，组织管理措施也必不可少。其中包括制订安全用电措施计划和规章制度，进行安全用电检查、教育和培训，组织事故分析，建立安全资料档案等。

四、手持电动工具安全使用常识

1. 辨认铭牌，检查工具或设备的性能是否与使用条件相适应。

2. 检查其防护罩、防护盖、手柄防护装置等有无损伤、变形或松动，不得任意拆除机械防护装置。

3. 检查电源开关是否失灵、是否破损、是否牢固、接线有无松动。

4. 检查设备的转动部分是否灵活。

5. 电源线应采用橡皮绝缘软电缆：单相用三芯电缆、三相用四芯电缆；电缆不得有破损或龟裂，中间不得有接头；电源线与设备之间的防止拉脱的紧固装置应保持完好。设备的软电缆及其插头不得任意接长、拆除或调换。

6. Ⅰ类设备应有良好的接零（或接地）措施。使用Ⅰ类手持电动工具应配用绝缘用具或采取电气隔离及其他安全措施。

7. 绝缘电阻合格，带电部分与可触及导体之间的绝缘电阻Ⅰ类设备不低于2兆欧、Ⅱ类设备不低于7兆欧。长期未使用的设备，在使用前必须测量绝缘电阻。

8. 根据需要装设漏电保护装置或采取电气隔离措施。

9. 非专职人员不得擅自拆卸和修理手持电动工具。Ⅱ类和Ⅲ类手持电动工具修理后不得降低原设计确定的安全技术指标。

10. 用毕及时切断电源，并妥善保管。

11. 作业人员使用手持电动工具时，应穿绝缘鞋，戴绝缘手套，操作时握其手柄，不得利用电缆提拉。

12. 手持电动工具应配备装有专用的电源开关和漏电保护器的开关箱，严禁一台开关接 2 台以上的设备，其电源开关应采用双刀控制。

五、安全用电常识

总结安全用电经验和以往事故教训，从业人员必须掌握一些安全用电常识。

1. 电气操作属特种作业，操作人员必须经培训合格，持证上岗。

2. 不得随便乱动车间内的电气设备。如电气设备出了故障，应请电工修理，不得擅自修理，更不得带故障运行。

3. 经常接触和使用的配电箱、配电板、刀开关、按钮、插座、插销以及导线等，必须保持完好、安全，不得有破损或使带电部分裸露。

4. 在操作刀开关、电磁启动器时，必须将盖盖好。

5. 电气设备的外壳应按有关安全规程进行防护性接地或接零。

6. 使用手电钻、电砂轮等手用电动工具时，必须安设漏电保护器，同时工具的金属外壳应防护接地或接零；操作时应戴好绝缘手套和站在绝缘板上；不得将重物压在导线上，以防止轧破导线发生触电。

7. 使用的行灯要有良好的绝缘手柄和金属护罩。

8. 在进行电气作业时，要严格遵守安全操作规程，遇到不清楚或不懂的事情，切不可不懂装懂，盲目乱动。

9. 一般来说，应禁止使用临时线。必须使用时，应经过安技部门批准，并采取安全防范措施，要按规定时间拆除。

10. 进行容易产生静电火灾、爆炸事故的操作时（如使用汽油洗涤零件、擦拭金属板材等）必须有良好的接地装置，及时消除聚集的静电。

11. 移动某些非固定安装的电气设备，如电风扇、照明灯、电焊机等，必须先切断电源。

12. 在雷雨天，不可走进高压电杆、铁塔、避雷针的接地导线 20 米以内，以免发生跨步电压触电。

13. 发生电气火灾时，应立即切断电源，用黄沙、二氧化碳等灭火器材灭火。切不可用水或泡沫灭火器灭火，因为它们有导电的危险。

 【案例】

事故经过：

2004 年 11 月 7 日，湖北省某制造厂生产调度室安排动力外线班拆除停用的一条动力线，动力外线班班长王某带着徒工张某一同执行任务。来到要拆除动力线的地点后，班长王某骑跨在天窗端墙沿上，解横担上第二根动力线时，随着身体移动，其头部进入上方 10

千伏高压线区间，突然发生电击，将王某击倒。王某因未系安全带，从12米高的窗沿上坠落地面。事故发生后，工厂领导急忙将王某送往医院抢救，但是因其颅内出血，经抢救无效死亡。

事故教训：

事故发生后，在对事故现场的勘查中发现，要拆除的动力线距10千伏高压线只有0.7米，小于有关规程规定的1.2米的安全距离。造成这起事故的直接原因：一是王某在作业时麻痹大意，没有断开上方10千伏高压电；二是在高处作业应按规定系安全带，但是王某没有系，并由此造成坠落死亡。造成事故的间接原因：一是动力线在架设时不合理，距离高压线过近；二是工厂安全教育存在问题，职工的安全意识和遵章守纪意识差，严重违章冒险作业；三是王某在作业时，下方监护人员是一名上班才2个月的徒工，不具备工作监护资格。正是由于麻痹大意以及一系列的违章造成了这起事故。

第二节　机械事故预防

一、机械事故的种类

1. 机械设备的零、部件做旋转运动时造成的伤害

机械设备是由许多零、部件构成的。其中有的零、部件是固定不动的，有的零、部件则需要运动，而最多、最广泛的运动形式是旋转运动。例如机械设备中的齿轮、带轮、滑轮、卡盘、轴、光杠、丝杠、联轴器等零、部件都是做旋转运动的。旋转运动造成人员伤害的主要形式是绞伤和物体打击伤。

2. 机械设备的零、部件做直线运动时造成的伤害

例如锻锤、冲床、剪板机的施压部件、牛头刨床的床头、龙门刨床的床面及桥式起重机大车机构、小车机构和升降机构等，都是做直线运动。做直线运动的零、部件造成的伤害主要有压伤、砸伤、挤伤。

3. 刀具造成的伤害

例如车床上的车刀、铣床上的铣刀、钻床上的钻头、磨床上的磨轮、锯床上的锯条等都是加工零件用的刀具。刀具在加工零件时造成的伤害主要有烫伤、刺伤、割伤。

4. 被加工的零件造成的伤害

机械设备在对零件进行加工的过程中，有可能对人身造成伤害。这类伤害事故主要有：

（1）被加工零件固定不牢而被甩出打伤人，例如车床卡盘夹不牢，在旋转时就会将工件甩出伤人。

（2）被加工的零件在吊运和装卸过程中，可能造成砸伤。特别是笨重的大零件，更需要加倍注意。因为当它们吊不牢、放不稳时，就会坠下或者倾倒，将人的手、脚、胳膊、腿甚至整个人砸倒、压倒而造成重伤、死亡。

5．电气系统造成的伤害

工厂里使用的机械设备，其动力绝大多数是电能，因此每台机械设备都有自己的电气系统，主要包括电动机、配电箱、开关、按钮、局部照明灯以及接零（地）和馈电导线等。电气系统对人的伤害主要是电击。

6．手用工具造成的伤害

在机械设备上操作时，有时候需要使用某些手用工具，例如锤子、扁铲、锉刀等。使用这些手用工具造成伤害有以下几种情况：

（1）锤子的锤头有卷边或毛刺。当锤子敲打时，卷边或毛刺可能被击掉飞出打伤人，特别是飞入眼睛内，可能造成失明。还有锤子的手柄，一定要安装牢固，否则，也可能飞出伤人。

（2）扁铲的头部有卷边或毛刺，使用时卷边、毛刺会飞出伤人。还有扁铲的刃部必须保持锋利，使用时前方不准站人，以免铲出的铁渣、铁屑飞出伤人。

（3）使用没有木柄的锉刀会刺伤手心或手腕。锉工件时禁止使用嘴吹，以防锉屑迷眼。

（4）手锯的锯条过紧或过松，使用时用力过大，往返用力不均匀，造成锯条折断伤人。锯割结束时，应用手扶持住被锯下的部分，以免被锯下的部分掉下来砸伤人。

7．其他伤害

机械设备除了能造成上述伤害外，还可能造成其他伤害。例如，有的机械设备在使用时伴随着强光、高温，还有的放出化学能、辐射能以及尘毒危害物质等，这些对人体都可能造成伤害。

二、机械事故的原因

机械都是人设计、制造、安装的，在使用中是由人操作、维护和管理的，因此造成机械事故最根本的原因最终可以追溯到人。造成机械事故的原因可分为直接原因和间接原因。

1．直接原因

（1）机械的不安全状态

1）防护、保险、信号等装置缺乏或有缺陷。

①无防护。无防护罩、无安全保险装置、无报警装置、无安全标志、无护栏或护栏损坏、设备电气未接地、绝缘不良、噪声大、无限位装置等。

②防护不当。防护罩未在适当位置、防护装置调整不当、安全距离不够、电气装置带电部分裸露等。

2）设备、设施、工具、附件有缺陷。

①设计不当，结构不符合安全要求，如制动装置有缺陷，安全间距不够，工件上有锋利的毛刺、毛边，设备上有锋利的倒棱等。

②强度不够，如机械强度不够、绝缘强度不够、起吊重物的绳索不符合安全要求等。

③设备在非正常状态下运行，如设备带"病"运转、超负荷运转等。

④维修、调整不良，如设备失修、保养不当、设备失灵、未加润滑油等。

3）个人防护用品、用具（如防护服、手套、护目镜及面罩、呼吸器官护具、安全带、安全帽、安全鞋等）缺少或有缺陷。

①无个人防护用品、用具。

②所用防护用品、用具不符合安全要求。

4）生产场地环境不良。

①照明光线不良，包括照度不足、作业场所烟雾烟尘弥漫、视物不清、光线过强、有眩光等。

②通风不良，如无通风、通风系统效率低等。

③作业场所狭窄。

④作业场地杂乱，如工具、制品、材料堆放不安全。

5）操作工序设计或配置不安全，交叉作业过多。

6）交通线路的配置不安全。

7）地面滑，如地面有油或其他液体、有冰雪、有易滑物（如圆柱形管子、料头、滚珠等）。

8）储存方法不安全，堆放过高、不稳。

（2）操作者的不安全行为

这些不安全行为可能是有意或无意的。

1）操作错误、忽视安全、忽视警告，包括未经许可开动、关停、移动机器；开动、关停机器时未给信号；开关未锁紧，造成意外转动；忘记关闭设备；忽视警告标志、警告信号，操作错误（如按错按钮、阀门、扳手、把柄的操作方向相反）；供料或送料速度过快，机械超速运转；冲压机作业时手伸进冲模；违章驾驶机动车；工件、刀具紧固不牢；用压缩空气吹铁屑等。

2）安全装置失效，包括拆除了安全装置、安全装置失去作用、调整不当造成安全装置失效。

3）使用不安全设备，包括临时使用不牢固的设施，如工作梯；使用无安全装置的设备；拉临时线不符合安全要求等。

4）用手代替工具操作，包括用手代替手动工具；用手清理切屑；不用夹具固定，用手拿工件进行机械加工等。

5）物体（成品、半成品，材料、工具、切屑和生产用品等）存放不当。

6）攀、坐不安全位置（如平台护栏、起重机吊钩等）。

7）机械运转时加油、修理、检查、调整、焊接或清扫。

8）在必须使用个人防护用品、用具的作业或场合中，忽视其使用，如未佩戴各种个人防护用品等。

9）穿戴不安全装束，包括在有旋转零部件的设备旁作业时穿着过于肥大、宽松的服装；操纵带有旋转零部件的设备时戴手套；穿高跟鞋、凉鞋或拖鞋进入车间等。

10）无意或为排除故障而接近危险部位，如在无防护罩的两个相对运动零部件之间清理卡住物时，可能发生挤伤、夹断、切断、压碎或人的肢体被卷进而造成严重的伤害。除了机械结构设计不合理外，也是违章作业。

2．间接原因

几乎所有事故的间接原因都与人的错误有关。间接原因包括：

（1）技术和设计上的缺陷，即工业构件、建筑物（如室内照明、通风）、机械设备、仪器仪表、工艺过程、操作方法、维修检验等的设计和材料使用等方面存在的问题。

（2）教育培训不够、未经培训上岗、业务素质低、缺乏安全知识和自我保护能力、不懂安全操作技术、操作技能不熟练、作业时注意力不集中、工作态度不负责、受外界影响而情绪波动、不遵守操作规程等，都是事故的间接原因。

（3）管理缺陷：

1）劳动制度不合理。

2）规章制度执行不严，有章不循。

3）对现场工作缺乏检查或指导错误。

4）无安全操作规程或安全规程不完善。

5）缺乏监督。

（4）对安全工作不重视。组织机构不健全，没有建立或落实安全生产责任制，没有或不认真实施事故防范措施，对事故隐患调查、整改不力。关键是企业领导不重视。

 【案例】

事故经过：

2011年5月18日，四川省某市某木器厂木工李某用平板刨床加工木板，木板尺寸为300毫米×25毫米×3 800毫米。李某进行推送作业，另有一人接拉木板。在快刨到木板端头时，遇到节疤，木板开始抖动，李某的右手因而脱离木板直接按到了刨刀上，因这台刨床的刨刀没有安全防护装置，瞬间李某的4个手指就被刨掉了。其实在一年前，该厂为了解决这台刨床无安全防护装置这一隐患，专门购置了一套防护装置，但装上用了一段时间后，操作人员嫌麻烦，就给拆除了，因此发生了这样的事故。

事故原因：

这起事故是由人的不安全行为——违章作业、机械的不安全状态——失去了应有的安

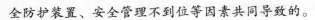

全防护装置、安全管理不到位等因素共同导致的。

事故教训：

安全意识差是造成伤害事故的思想根源。应该让操作人员牢记：所有的安全装置都是为了保护操作者的生命安全和健康而设置的。机械装置的危险区就像一只吃人的"老虎"，而安全装置则是关老虎的"铁笼"，如果拆除了设备的安全装置，那么这只"老虎"就会随时伤害人们的身体。

三、机械设备的安全要求

1. 机械设备的基本安全要求

（1）机械设备的布局要合理，应便于操作人员装卸工件、加工观察和清除杂物，同时也应便于维修人员的检查和维修。

（2）机械设备的零部件的强度、刚度应符合安全要求，安装应牢固，不得经常发生故障。

（3）机械设备根据有关安全要求，必须装设合理、可靠、不影响操作的安全装置。例如：

1）对于做旋转运动的零部件，应装设防护罩或防护挡板、防护栏杆等安全防护装置，以防发生绞伤。

2）对于超压、超载、超温度、超时间、超行程等能发生危险事故的零部件，应装设保险装置，如超负荷限制器、行程限制器、安全阀、温度继电器、时间继电器等，以便当危险情况发生时，由于保险装置的作用而排除险情，防止事故的发生。

3）对于某些动作需要对人们进行警告或提醒注意时，应安装信号装置或警告牌等，如电铃、扬声器、蜂鸣器等声音信号，各种灯光信号，各种警告标志牌等，都属于这类安全装置。

4）对于某些动作顺序不能颠倒的零部件，应装设联锁装置，即某一动作必须在前一个动作完成之后才能进行，否则就不可能动作。这样就保证了不致因动作顺序错误而发生事故。

（4）每台机械设备应根据其性能、操作顺序等制定出安全操作规程和检查、润滑、维护等制度，以便操作者遵守。

2. 机械设备的电气装置的电气安全要求

（1）供电的导线必须正确安装，不得有任何破损或裸露的地方。

（2）电动机绝缘应良好，其接线板应有盖板防护，以防直接接触。

（3）开关、按钮等应完好无损，其带电部分不得裸露在外。

（4）应有良好的接地或接零装置，连接的导线要牢固，不得有断开的地方。

（5）局部照明灯应使用36伏的电压，禁止使用110伏或220伏电压。

3．机械设备的操纵手柄以及脚踏开关等安全要求

（1）重要的手柄应有可靠的定位及锁紧装置。同轴手柄应有明显的长短差别。

（2）手轮在机动时能与转轴脱开，以防随轴转动打伤人员。

（3）脚踏开关应有防护罩或藏入床身的凹入部分内，以免掉下的零部件落到开关上，启动机械设备而伤人。

4．机械设备作业现场的要求

机械设备的作业现场要有良好的环境，即照度要适宜，湿度与温度要适中，噪声和振动要小，零件、工夹具等要摆放整齐。因为这样能促使操作者心情舒畅，专心无误地工作。

四、机械事故的预防

要保证机械设备不发生工伤事故，不仅机械设备本身要符合安全要求，而且更重要的是要求操作者严格遵守安全操作规程。机械设备的安全操作规程因其种类不同而内容各异，但其基本安全守则包括以下几点：

1．必须正确穿戴个人防护用品。该穿戴的必须穿戴，不该穿戴的就一定不要穿戴。例如，机械加工时要求女工戴护帽，如果不戴就可能将头发绞进去；同时要求不得戴手套，如果戴了，机械的旋转部分就可能将手套绞进去，将手绞伤。

2．操作前，要对机械设备进行安全检查，而且要空车运转一下，确认正常后，方可投入运行。

3．机械设备在运行中也要按规定进行安全检查。特别是检查紧固的物件是否由于振动而松动，以便重新紧固。

4．机械设备严禁带故障运行，千万不能凑合使用，以防出事故。

5．机械设备的安全装置必须按要求正确调整和使用，不准将其拆掉不用。

6．机械设备使用的刀具、工夹具以及加工的零件等一定要装卡牢固，不得松动。

7．机械设备在运转时，严禁用手调整；也不得用手测量零件或进行润滑、清扫杂物等工作。如必须进行时，应首先关停机械设备。

8．机械设备运转时，操作者不得离开工作岗位，以防发生问题时无人处置。

9．工作结束后，应关闭开关。把刀具和工件从工作位置退出，并清理好工作场地，将零件、工夹具等摆放整齐，打扫好机械设备的卫生。

【案例】

事故经过：

2007 年 1 月 10 日，河北省某机械厂机加工车间在生产过程中，14 时上班后不久，钳工黄某在操作摇臂钻床加工汽车发动机缸体平衡轴孔时，由于急于完成任务，贪快赶工时，竟然违章操作，不停车装夹工件。至 15 时 25 分左右，黄某在装夹工件时，由于思想

情绪波动，注意力不够集中，插定销的左手的衣袖被转速为200转/分钻头绞住，而且越绞越上，直绞到颈部，黄某大声呼喊。工段长陆某听见叫喊声，马上跑过来切断钻床电源，接着该车间职工何某、魏某等3人急跑过来，用手反转主轴把钻头卸下，同时将黄某解脱下来，并立即将其送往附近医院，经初步诊断后立即用车送往市中心医院抢救。由于伤势严重，黄某最终抢救无效死亡。

事故原因：

1. 造成这起事故的直接原因

黄某在操作摇臂钻床时，违反《机械安全操作规程》中关于机床工的一般安全规程规定——调整机床速度、行程、装夹工件和刀具以及擦拭机床时都要停车进行，结果被麻花钻绞着衣袖以致扭伤左上肢及颈部，造成颈椎骨折，经医院抢救无效死亡。

2. 造成事故的间接原因

工厂、车间对职工的关心不够，安全教育不力，监督检查不到位；车间领导对职工的思想问题没有做到"落叶知秋"的洞察，因而工人违章、带着思想情绪上岗问题没有得到及时制止和解决，最终酿成事故。

事故教训：

黄某40多岁，属于国有企业职工，在钳工岗位做了4年，平时工作还算可以，但性格内向，不善与人沟通。发生事故的前一天，黄某因家庭经济问题与爱人吵架，爱人一赌气，就携女儿回乡下去了（距工厂仅9千米）。由于家庭不和睦，加之黄某性格内向，背着沉重的思想包袱上班，整天闷闷不乐，只埋头干活。刚好当天是星期六，工厂又发了工资，黄某工资领到手，一心想快点做完好回家看望老婆孩子，所以在工作中赶进度，贪快，操作摇臂钻床违章装夹工件不停车，以致发生事故。

事故启示：

工作中一定要情绪稳定，不能因个人的烦心事、琐碎事影响注意力，否则极易发生事故。安全工作如绣花，一针一线不能差。这个血的教训告诉我们，在生产劳动过程中除注意力要高度集中（即精心操作）外，还要严格遵守安全操作规程，否则不是初一、就是十五，事故迟早会找上门的。

防范措施：

事故之后，事故单位采取如下防范措施：

一是把安全教育引入情感教育，使广大职工认识到"要我安全"是爱护，"我要安全"是觉悟。自觉遵守安全生产法规和操作规程。通过"安全百日无事故"劳动竞赛活动，建立全员、全过程、全方位的安全生产责任制，并形成一个人人讲安全，事事注意安全的氛围。

二是进行班组安全员的培训，提高班组安全员的素质，调动班组安全员的主观能动积极性，发挥他们的安全把关作用。定期按工种进行安全技术培训，提高操作者的安全技术素质。

三是进一步强化班组现场安全管理，开展班组"三查"（即班前查、班中查、班后查）制度和执行"个人保班组、班组保车间、车间保全厂"的"三保"制度，及时发现和消除安全隐患。

第三节　焊接切割事故预防

一、焊接切割事故种类

1. 火灾、爆炸

（1）气焊、气割所使用的乙炔是易燃易爆气体，一些使用设备、器具（如乙炔发生器等）本身受高压时就有较大危险，另有一些高温焊渣飞溅，容器内残留汽油，在焊接工地存放的可燃、易燃物品，种种原因都造成了易发生火灾的重大危险性。

（2）电石遇水、遇撞击或抵触性物质都易发生化学反应或爆炸，如果电石桶包装不严、电石中混有害杂质、积存的电石粉没有及时清扫和处理、仓库通风不良等，也可能引起火灾或爆炸。

（3）在焊、割过程中经常会遇到回火，回火也能造成乙炔发生器发生强烈爆炸，存在着很大的火灾危险性。

（4）用电焊时会产生电弧，电弧的热传导、热扩散也具有火灾危险性。

（5）在焊接中，如不了解内部结构，盲目焊接，易发生意外事故。对于大型油罐、煤气柜等进行焊、割时处理不当，也会因不小心而引起燃烧和爆炸。对于临时进行焊接、切割的现场没有进行认真清理，也可能引起火灾。另外在稻草、软木等易燃物旁，一些焊接电路乱接或者是焊接后的火种没熄灭，都潜伏着极大的火灾危险。

2. 触电

在焊接过程中，电焊机的软线长期在地上拖拉，致使绝缘可能损坏破裂，容易发生触电事故，甚至导致高处坠落等二次事故。

3. 烫伤

焊接过程中，火花四溅，如果防护用品穿戴不当，则会发生烫伤事故。

4. 弧光导致的眼病

在焊接过程中，如果未戴焊接眼镜、面罩或佩戴不当，焊接弧光的紫外线、红外线、可见光过度照射会导致眼睛患急性角膜炎，称为电光性眼炎，严重时能导致失明。

5. 粉尘

在焊接过程中会产生粉尘和有毒有害气体，直接影响着焊工的身体健康，引起尘肺病、血液疾病、慢性中毒、皮肤病等职业病。

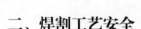

二、焊割工艺安全

1. 焊炬和割炬的安全操作事项

（1）按照工件厚薄，选用一定大小的焊、割炬。然后按焊、割炬的喷嘴大小，确定氧气和乙炔的压力和气流量。

（2）喷嘴与金属板不能相碰。

（3）喷嘴堵塞时，应将喷嘴拆下，用捅针从内向外捅开。

（4）注意垫圈和各环节的阀门等是否漏气。

（5）使用前应将皮管内的空气排除，然后分别开启氧气和乙炔阀门，畅通后才能点火试焊。

（6）焊、割炬的各部分不得沾污油脂。

（7）如焊、割炬喷嘴的温度超过了400℃，应用水冷却。

（8）点火时应先开启乙炔阀门，点着后再开启氧气阀门。这样做的目的是放出乙炔—空气的混合气体，便于点火和检查乙炔是否畅通。

（9）乙炔阀门和氧气阀门如有漏气现象，应及时修理。

（10）使用前，在乙炔管道上应装置岗位回火防止器。

（11）离开工作岗位时，禁止把燃着的焊炬放在操作台上。

（12）交接班或停止焊接时，应关闭氧气和回火防止器阀门。

（13）皮管要专用，乙炔管和氧气管不能对调使用。皮管要有标记以便区别，乙炔皮管是绿色的，氧气皮管耐压强度高，一般都是红色的。

（14）发现皮管冻结时，应用温水或蒸汽解冻，禁止用火烤，更不允许用氧气吹乙炔管道。

（15）氧气、乙炔用的皮管不要随便乱放，管口不要贴住地面，以免进入泥土和杂质发生堵塞。

2. 焊割作业中回火现象的防止

所谓回火，是指可燃混合气体在焊炬、割炬内燃烧，并以很快的燃烧速度向可燃气体导管里蔓延扩散的一种现象，其结果可以引起气焊和气割设备燃烧、爆炸。

为防止回火，在操作过程中应做到：焊（割）炬不要过分接近熔融金属，焊（割）嘴不能过热，焊（割）嘴不能被金属熔渣等杂物堵塞，焊（割）炬阀门必须严密，以防氧气倒回乙炔管道，乙炔发生器阀门不能开得太小；如果发生回火，要立即关闭乙炔发生器和氧气阀门，并将胶管从乙炔发生器或乙炔气瓶上拔下；如乙炔气瓶内部已燃烧（白漆皮变黄、起泡），要用自来水冲浇，以降温灭火。

三、特殊焊接作业安全事项

1．焊补旧容器的安全事项

焊补储存过汽油、煤油、松香、烧碱、硫黄、甲苯、香蕉水、酒精等物质的容器，以及冻结或封闭的管段或停用很久的乙炔发生器桶体等，必须根据具体情况，严格注意下列9点安全事项：

（1）被焊物必须经过反复多次清洗。

（2）将被焊物所有的孔盖打开。

（3）乙炔管道、回火防止器如果是安装在坑道里面、加盖的明沟下或者地坑的井沟内，由于这些部位都有滞留乙炔—空气混合气的可能性，所以在动火作业前，一定要切断气源，探明有无易燃、易爆混合气存在。

（4）作业中还必须考虑到操作工人的行动有无障碍，必须有人监护。

（5）当班动火未能完工，下一回或次日再动火时，必须从头重新探明，并采取安全措施。

（6）探查有无易爆混合气体存在时，探查人员应有所警惕和隐蔽，确定无危险时，再开始焊补。

（7）操作人员严禁站在动火容器的两端。

（8）焊补完后，在很热的情况下，也不能马虎大意。如果急着把易燃物装进去，就有着火爆炸的危险。

（9）为了保证安全，可以把被焊容器灌满水或充满氮气后点火焊补。

2．高处或室内焊接、切割作业安全事项

（1）高处焊、割的安全要求

高处焊、割时除必须严格遵守高处作业安全操作规程和注意人身安全外，还必须防止火花落下或飞溅，风力很大时应停止高处作业。如果高处焊、割作业下方有易燃、可燃物时，应移开或者用水喷淋。如有可燃气体管道，应用湿麻袋、石棉板等隔热材料覆盖。禁止用盛装过易燃、易爆物质的容器作为登高垫脚物。焊接设备应远离动火点，并由专人看管。如在楼上作业，应防止火星沿一些孔洞和裂缝落到下面，落下的熔热金属要妥善处理。

电焊机与高处焊补作业点的距离要大于10米，电焊机应有专人看管，以备紧急时立即拉闸断电。

（2）室内焊、割的安全要求

在密室内作业时，必须将作业场所的内外情况调查清楚，乙炔发生器、氧气瓶、电焊机均不准放在动火焊、割的室内。进行焊、割作业时，作业场所必须干燥，要严格检查绝缘防护装备是否符合安全要求，并禁止把氧气通入室内用于调节作业场所的空气。凡在易燃、易爆车间动火焊补，或者采用带压不置换动火法，或在容器管道裂缝大、气体泄漏量

大的室内焊补时，必须分析动火点周围不同部位滞留的可燃物含量，确保安全可靠时才能施焊。

在焊接时，应打开门窗自然通风，必要时采用机械通风，以降低可燃气体的浓度，防止形成可燃性混合气体。

四、气焊与电焊安全事项

1. 气焊过程中发生事故的应急措施

气焊过程中发生事故时应采取如下紧急措施：

（1）当焊、割炬的混合室内发出"嗡嗡"声时，立即关闭焊、割炬上的乙炔—氧气阀门，稍停后，开启氧气阀门，将混合室（枪内）的烟灰吹掉，恢复正常后再使用。

（2）乙炔皮管爆炸燃烧时，应立即关闭乙炔气瓶或乙炔发生器的总阀门或回火防止器上的输出阀门，切断乙炔的供给。

（3）乙炔气瓶的减压器爆炸燃烧时，应立即关闭乙炔气瓶的总阀门。

（4）氧气皮管燃烧爆炸时，应立即关紧氧气瓶总阀门，同时，把氧气皮管从氧气减压器上取下。

（5）换电石时，发气室若发生着火爆炸事故，应采取如下处理方法：

中压乙炔发生器的发气室着火，应立即用二氧化碳灭火器灭火，或者将加料口盖紧以隔绝空气，这样火焰就会熄灭。

横向加料式乙炔发生器的发气室着火爆炸且把加料口对面或上方的卸压膜冲破时，最好用二氧化碳灭火器灭火。如不具备这种条件，则要尽量使电石与水脱离接触，以停止产气或把电石篮取出，使电石尽快脱离发气室，这样火焰很快就能熄灭。

（6）加料时在发气室中发生的着火爆炸事故，常常是由于电石含磷过多遇水着火或者因电石篮碰撞等产生的火花引起的。

事故发生后，应立即使电石与水脱离接触以停止产气。如果发气室已与大气连通，最好用二氧化碳灭火器灭火，然后再打开加料口压盖，取出电石篮。无此类灭火器材又无法隔绝空气时，要等火熄灭或者火苗很小时，操作人员站在加料口的侧面慢慢地松动加料口压盖螺钉，随后再设法把电石篮取出。

（7）当发现发气室的温度过高时，应立即使电石与水脱离接触以停止产气，并采取必要的措施使温度降下来，等温度降下来后才能打开加料口压盖，否则，空气从加料口进入遇高温就会发生燃烧爆炸事故。

（8）如枪嘴堵塞又忘记关闭乙炔—氧气阀门，或因其他缘故使氧气倒入乙炔皮管和发生器内时，都应立即关闭氧气阀门，并设法把乙炔皮管和乙炔发生器内的乙炔—氧气混合气体放净，然后才能点火，否则，会发生爆炸事故。

（9）浮桶式乙炔发生器，如因浮桶漏气等原因在漏气处着火时，严禁拔浮桶，也不要堵漏气处，一般的处理办法是将浮桶蹾倒。

2. 乙炔发生器的使用安全事项

（1）操作人员必须经过培训，熟练地掌握乙炔发生器设备的操作规程、安全技术规程和防火知识，并经考试合格，取得安全操作合格证后，方可独立操作。

（2）禁止在超负荷或超过最高工作压力和供水不足的条件下使用乙炔发生器。

（3）乙炔发生器的安放位置与明火、散发火花点以及高压电源线的距离应保持在5米以上。

（4）乙炔发生器和回火防止器在冬季使用时如发生冻结，只允许用热水或蒸汽加热解冻，禁止用明火或者烧红的烙铁加热，更不准用容易产生火花的金属物体敲击。

（5）乙炔着火，宜采用干黄沙、二氧化碳灭火器或干粉灭火器灭火，禁止用水、泡沫灭火器或四氯化碳灭火剂灭火。

（6）接于乙炔管路的焊（割）枪或一台乙炔发生器要配制2把以上焊（割）枪使用时，每把焊（割）枪都必须配置一个岗位回火防止器，禁止共同使用一个岗位回火防止器。使用时要检查，保证安全可靠。

（7）使用乙炔气时，当管路中压力下降过低时，应及时关闭焊（割）炬，严禁用氧气抽吸乙炔气，以免造成负压导致乙炔发生器发生爆炸事故。

（8）乙炔发生器所使用的电石尺寸应符合标准，严禁将尺寸小于2毫米及大于80毫米的电石装入料斗。排水式（移动式）乙炔发生器使用电石尺寸应在25～80毫米范围之内；滴水式乙炔发生器和大型投入式乙炔发生器使用的电石尺寸应在8～80毫米范围之内。

（9）乙炔发生器每次装电石后，使用前应将发生器内留存的混合气体（乙炔与空气）排出，使用时，装足规定的水量，及时排出发气室积存的灰渣。

3. 乙炔气瓶在使用、运输和储存过程中的安全事项

乙炔气瓶在使用、运输和储存过程中应注意以下安全事项：

（1）乙炔气瓶在使用时应防止瓶内的活性炭下沉，禁止敲击、碰撞和剧烈振动。另外，要防止受高温影响，防止漏气，防止丙酮渗漏，防止接触有害杂质等。

（2）乙炔气瓶在运输时应严禁拖动、滚动，用小车运送时，要做到轻装轻卸。乙炔气瓶必须直放装车，严禁横向装运，并严禁暴晒、遇明火，禁止和互相抵触的物质混放。还要严禁与氧气瓶、氯气瓶以及可燃、易燃物品同车运输。

（3）乙炔气瓶不准储存在地下室或半地下室等比较密闭的场所，不准与氧气瓶、氯气瓶等同库储存。储存量不得超过5瓶；超过5瓶时，应采用不燃材料或难燃材料将其隔成单独的储存间；超过20瓶时，应建造乙炔气瓶仓库，在仓库的醒目地方应设置警示标志。

4. 氧气瓶使用的安全事项

（1）不得与其他气瓶混放，不准将氧气瓶内的气体全部用光。在高温天气要防止暴晒，防止用明火烘烤。氧气瓶与焊枪、割枪、炉子等之间的距离不应小于5米，与暖气管、暖气片应保持不小于1米的安全距离。氧气瓶不准沾染油脂，在使用时可垂直或卧放，但均要扣牢。氧气瓶使用后要关紧阀门，拆下氧气减压表，严防氧气用完后因既没有关闭阀门又未拆下减压表而造成乙炔倒灌进入氧气瓶内。

（2）氧气瓶的阀门严禁加润滑油，严禁用户私自调换防爆片，运输、储存中必须戴安全帽并定期检查。

（3）安装氧气减压器之前，要略微打开氧气瓶阀门吹除污物，氧气瓶阀喷嘴不能朝向人体方向。在开启氧气瓶阀门前，先要检查调节螺钉是否松开，对于满瓶的氧气瓶阀门不能开得太大，以防止氧气进入高压室时产生压缩热，引燃阀内的胶垫圈。减压器与氧气瓶阀处的接头螺钉要旋合6牙以上，并用扳手紧固。氧气减压器外表涂蓝色，乙炔减压器外表涂白色，2种减压器严禁相互换用。减压器内外均不准沾有油脂，调节螺钉不准加润滑油。

5. 电弧焊作业安全事项

为防止电弧焊作业过程中发生伤害事故，应注意以下几点：

（1）为了防止发生触电事故，电弧焊所用的工具必须安全绝缘，所用设备必须有良好的接地装置，工人应穿绝缘胶鞋，戴绝缘手套。如要照明，应该使用36伏的安全照明灯。

（2）为了防止焊接过程中发生火灾，电弧焊现场附近不能有易燃、易爆物品，如电弧焊和气焊在同一地点使用，则电弧焊设备和气焊设备、电缆和气焊胶管都应分开放置，相互间最好有5米以上的安全距离。

（3）为了防止电弧焊作业中的辐射伤人，操作工人都必须戴防护面罩、穿防护衣服。

（4）电焊机空载电压应为60~90伏。

（5）电弧焊设备应使用带电保险的电源刀闸，并应装在密闭箱中。

（6）焊机使用前必须仔细检查其一、二次导线绝缘是否完整，接线是否良好。

（7）焊接设备与电源网路接通后，人体不应接触带电部分。

（8）在室内或露天现场施焊时，必须在周围设挡光屏，以防弧光伤害工作人员的眼睛。

（9）焊工必须配备有合适滤光板的面罩、干燥的帆布工作服、手套、橡胶绝缘和白光焊接防护眼镜等安全用具。

（10）焊接绝缘软线的长度不得小于5米，施焊时软线不得搭在身上，地线不得踩在脚下。

（11）严禁在起吊部件的过程中，边吊边焊。

（12）施焊完毕应及时拉开电源刀闸。

五、对焊工的安全要求

1. 焊工应遵守的"十不焊、割"的规定

"十不焊、割"的规定是：

（1）焊工未经安全技术培训考试合格，领取操作资格证，不能焊、割。

（2）在重点要害部门和重要场所未采取措施，未经单位有关领导、车间、安全、保卫部门批准和办理动火证手续，不能焊、割。

（3）在容器内工作，没有12伏低压照明、通风不良及无人在场监护，不能焊、割。

（4）未经领导同意，在车间、部门擅自拿来的物件，在不了解其使用情况和构造的情况下，不能焊、割。

（5）盛装过易燃、易爆气体（固体）的容器管道，未经用碱水等彻底清洗和处理消除火灾爆炸危险的，不能焊、割。

（6）用可燃材料充作保温层或隔热、隔音设备，未采取切实可靠的安全措施，不能焊、割。

（7）有压力的管道或密闭容器，如空气压缩机、高压气瓶、高压管道、带气锅炉等，不能焊、割。

（8）焊接场所附近有易燃物品，未清除或未采取安全措施，不能焊、割。

（9）在禁火区内（防爆车间、危险品仓库附近）未采取严格隔离等安全措施，不能焊、割。

（10）在一定距离内，有与焊、割明火操作相抵触的工种（如汽油擦洗、喷漆、灌装汽油等工种，这些工种作业时会排出大量易燃气体），不能焊、割。

2. 焊接作业的个人防护措施

焊接作业的个人防护措施主要是对头、面、眼睛、耳、呼吸道、手、身躯等方面的人身防护，主要有防尘、防毒、防噪声、防高温辐射、防放射性辐射、防机械外伤和脏污等。从事焊接作业时，操作人员除应穿戴一般防护用品（如工作服、手套、眼镜、口罩等）外，针对特殊作业场合，还应佩戴空气呼吸器（用于密闭容器和不易解决通风的特殊作业场所的焊接作业），防止烟尘危害。

对于剧毒场所紧急情况下的抢修焊接作业，应佩戴隔绝式氧气呼吸器，防止急性中毒事故的发生。

为保护焊工眼睛不受弧光伤害，焊接时必须使用镶有特别防护镜片的面罩，并按照焊接电流强度的不同选用不同型号的滤光镜片。同时，也要考虑焊工视力情况和焊接作业环境的亮度。

为防止焊工的皮肤受电弧的伤害，焊工宜穿浅色或白色帆布工作服。同时，工作服袖口应扎紧，扣好领口，皮肤不要外露。

对于焊接辅助工和焊接地点附近的其他工作人员，工作时要注意相互配合，辅助工要戴颜色深浅适中的滤光镜。在多人作业或交叉作业场所从事电焊作业，要采取保护措施，设防护遮板，以防止电弧光刺伤焊工及其他作业人员的眼睛。

此外，接触钍钨棒后应以流动水和肥皂洗手，并注意经常清洗工作服及手套等，戴隔声耳罩或防声耳塞，防护噪声危害，这些都是有效的个人防护措施。

3. 焊、割工作完成后应进行的安全工作

焊、割作业中的火灾爆炸事故，有些往往发生在工程的结尾阶段，或在焊、割作业结束后。因此，应做好焊、割后的安全工作。

（1）坚持工程后期阶段的防火防爆措施。在焊、割作业已经结束、安全设施已经撤离后，若发现某一部位还需要进行一些微小工作量的焊、割作业时，绝不能麻痹大意，要坚持焊、割工作安全措施不落实绝不动火焊、割。

（2）对各种设备、容器进行焊接后，要及时检查焊接质量是否达到要求，对漏焊、假焊等缺陷应立即修补好。

（3）焊、割作业结束后，必须及时彻底清理现场，清除遗留下来的火种，关闭电源、气源，把焊、割炬安放在安全的地方。

（4）焊、割作业场所往往会留下不容易被发现的火种，因此，除了作业后要进行认真检查外，下班时要主动向保卫人员或下一班人员交代，以便加强巡逻检查。

（5）焊工所穿的衣服下班后也要彻底检查，看是否有阴燃的情况，有一些火灾往往是由焊工穿过的衣服挂在更衣室内，经几小时阴燃后引起的。

【案例】

事故经过：

某日，某船舶修理厂的船坞内，一艘由股份合作企业建造的钢质渔船正在修理。整个船体被条石和枕木高高垫起，距离地面约0.8米。船的甲板上放2台非常破旧的交流弧焊机，由同一把电源闸刀供电。2台焊机的电源接线桩均已损坏，电源线直接接入焊机内部线圈绕组的出线端；2台焊机的输出电缆线均多处破损，2条接地回线接在船舷的同一点。焊机及船体无其他接地或接零措施。在船尾部立着一根镀锌钢管和一根发锈的40毫米×4毫米的角钢，一端靠在船体上，另一端插入地面，用于支撑准备对船体进行去锈油漆作业时使用的踏板。焊接现场距离变压器20米。

7时30分，无证焊工许某像往常一样利用其中一台焊机在甲板上对船体进行焊接作业，股东之一的李某在船尾准备去锈作业，当他的手握住靠在船尾的角钢时，当即触电，后退几步后，倒在甲板上，经现场抢救无效而死亡。在此前，也有人在触及角钢时有电麻感，但都被认为是感应电而忽视。

事故原因：

经现场勘察和测试分析，认为这完全是一起电焊机空载电压引起的触电事故。我国标准规定，交流电焊机的空载电压不得超过85伏，直流电焊机不得超过90伏，不属于高电压。但是，焊机输出电源存在特殊性，它与普通照明、动力用电源有本质区别，焊机输出电源的电压与输出电流之间存在一个陡降的外特性关系，即在焊接引弧时，输出的电压即空载电压较高，而电流较小；当电弧燃烧稳定时，输出电压会迅速降低，而电流急剧增大。因此，只要空载电压存在，且能形成回路，就会出现强大电流。也就是说，在焊接过

程中一旦触击空载电压，就很容易致人死亡。

事故教训：

在电焊时要注意以下事项：

1. 严格按照焊机的安全操作规程，正确使用电焊机。焊前应检查焊机和工具是否完好，如焊钳和电缆绝缘、焊机外壳接地情况、各接线是否牢固可靠等。接线应请专业电工进行。焊工应持证上岗。

2. 在焊机上尽量安装使用空载自动断电保护装置，这样既可避免空载电压触电危险，又可节省空载电耗。

3. 按规定采取保护接地或接零措施。在与大地隔离或接地不良的焊件上焊接时，应注意防止在焊件与大地之间形成"脚—脚"或"手—脚"的"跨步"电压触电。

4. 当利用系统管道、厂房的金属构架、轨道或其他金属物搭接作为焊接接地回线时，要首先检查焊机二次线圈或上述接地回线系统等是否接地良好，否则，行人触及接地回线系统就有可能造成触电事故。

5. 在通电的情况下，不得将焊钳夹在腋下而去搬弄焊件或将焊接电缆线绕挂在脖颈上；在移动焊接电缆线或接地回线时，手不要捏在导线的裸露部位；更换焊条或用手捏住焊件进行点焊固定时，一定要戴好电焊专用手套。否则，空载电压极易通过人体而形成回路。

6. 尽量避免在潮湿的地方和雨雪天气进行焊接作业，否则，应特别加强个体防护。在这种环境下作业，焊工严禁穿带有铁钉的皮鞋或布鞋，其他环境也不宜，否则易受潮导电。必要时垫木板、橡胶垫等进行隔离。

第四节 火灾爆炸及危险化学品事故预防

一、物质的燃烧

燃烧，就是平常所说的"着火"。一旦失去对燃烧的控制，就会发生火灾，造成危害。要研究防火，需先了解燃烧。所以，为了认识火灾，预防火灾，还必须先了解物质燃烧的有关知识。

1. 燃烧的定义

燃烧是可燃物与氧化剂作用发生的放热反应，通常伴有火焰、发光和（或）发烟的现象。放热、发光、生成新物质是燃烧现象的 3 个主要特征。

2. 燃烧必须具备的条件

任何物质的燃烧，必须具备以下 3 个条件：

（1）可燃物

一般来说，凡是能在空气、氧气或其他氧化剂中发生燃烧反应的物质都称为可燃物，否则称不燃物。可燃物既可以是单质，如碳、硫、磷、氢、钠、铁等，也可以是化合物或混合物，如乙醇、甲烷、木材、煤炭、棉花、纸、汽油等。没有可燃物，燃烧是不可能进行的。

（2）点火源

点火源是指具有一定能量、能够引起可燃物质燃烧的能源，有时也称着火源。点火源的种类很多，具体如下：

1）生产性明火，如用于气焊的乙炔火焰、电焊火花，加热炉、锅炉中油、煤的燃烧火焰等。

2）非生产性明火，如烟头火、油灯火、炉灶火等。

3）电火花，如短路火花、静电放电火花等电气设备运行中产生的火花。

4）冲击与摩擦火花，如砂轮、铁器摩擦产生的火花等。

5）聚集的日光。

由于可燃性物质的不同，着火时所需的温度和热量也各不相同。例如木材，一般加热到350℃时着火，而煤炭一般在400℃时才开始燃烧。

（3）氧化剂

凡是能和可燃物发生反应并引起燃烧的物质，称为氧化剂（传统说法叫"助燃剂"）。如空气（氧）、氯酸钾、过氧化物等，都是助燃物。可燃物质的燃烧，必须源源不断地供给助燃物，否则就不可能维持燃烧。

以上3个条件，是物质进行燃烧必须具备的，缺一不可的。不仅如此，它们之间还要有一定的数量比例关系，例如可燃性气体在空气中的数量不多时，燃烧就不一定发生。此外，它们之间还要相互结合、相互作用，否则也不可能发生燃烧。

3．燃烧产物

燃烧产物的成分是由可燃物的组成及燃烧条件所决定的。

无机可燃物多数为单质，其燃烧产物的组成较为简单，主要是它的氧化物，如 Na_2O、CaO、CO_2、SO_2 等。

有机可燃物的主要组成为碳（C）、氢（H）、氧（O）、硫（S）、磷（P）和氮（N）。其中碳、氢、磷、硫在完全燃烧时生成二氧化碳（CO_2）、水（H_2O）、二氧化硫（SO_2）和五氧化二磷（P_2O_5）；氧（作为氧化剂）在燃烧过程中消耗掉了；氮在一般情况下不参与反应而呈游离状态（N_2）析出。在特定条件下，氮也能被氧化生成一氧化氮（NO）和二氧化氮（NO_2），或与一些燃烧中间产物生成氰化氢（HCN）等。如果因氧气不足或温度较低而发生不完全燃烧，就不仅会产生上述完全燃烧产物，同时还会生成一氧化碳（CO）、酮类、醛类、醇类、酚类、醚类等。例如木材完全燃烧时产生二氧化碳、水蒸气和灰分；而在不完全燃烧时，除上述产物以外，还有一氧化碳、甲醇、丙酮、乙醛、醋酸以及其他干馏产物。

下面介绍几种主要的燃烧产物：

（1）二氧化碳（CO_2）

二氧化碳是碳完全燃烧的产物。它是无色、无臭气体，相对密度为 1.52。当其在空气中的浓度为 3%～4%时，对人体健康有害；在空气中浓度为 7%～10%时，可使人昏迷不醒，以致窒息死亡。

（2）一氧化碳（CO）

一氧化碳是碳不完全燃烧的产物。它是无色、无臭、剧毒可燃气体，相对密度为 0.97。空气中含一氧化碳 12%～74%时，能形成爆炸性混合气体，遇火会发生爆炸。空气中一氧化碳浓度为 0.5 毫升/升时，能使人中毒；一氧化碳的毒性较大，浓度达 2～3 毫升/升时，可使人致死。一氧化碳能从血液的氧血红素里取代氧而与血红素结合形成一氧化碳血红素，从而使人感到严重缺氧。

（3）二氧化硫（SO_2）

二氧化硫是可燃物（主要是煤和石油）中的硫燃烧生成的产物。它无色但有刺激性臭味，密度是空气的 2.26 倍，易溶于水，易液化。二氧化硫有毒，是大气污染中危害较大的一种气体。所谓"酸雨"，主要是由二氧化硫溶于空气里的水中形成的。二氧化硫严重伤害植物，刺激人的眼睛和呼吸道，腐蚀金属和建筑物，损害织物。在工矿企业的空气中，二氧化硫允许含量不得超过 0.02 毫升/升。

（4）氮的氧化物

在特定条件下，氮与氧反应生成一氧化氮（NO）和二氧化氮（NO_2）。一氧化氮为无色气体，二氧化氮为棕红色气体，具有难闻气味且有毒。

（5）烟灰

不完全燃烧产物，由悬浮在空气中未燃尽的细炭粒及分解产物构成。烟灰颜色随不同的可燃物而异。如木材燃烧的烟灰呈灰黑色，石油类物质燃烧的烟灰呈黑色等。这一点可用来判断燃烧物的类别。

（6）烟雾

由悬浮在空气中的微小液滴形成，包括水滴及不完全燃烧产物，如醛类、酮类等的液滴。

以上所述为一般燃料的燃烧产物。危险化学品的燃烧产物随物质种类和燃烧条件不同有很大差异。有些危险化学品燃烧时会分解出剧毒气体，扑救这类物品造成的火灾时，要遵守特殊的安全规定。

二、物质的爆炸

在企业中，爆炸事故也是一种严重的灾害，它不仅可以破坏工厂的设施和设备，而且会带来严重的人员伤亡。特别是由于爆炸的发生，不像火灾那样，根本没有初期灭火或疏

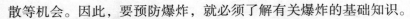

散等机会。因此，要预防爆炸，就必须了解有关爆炸的基础知识。

1．爆炸的定义

所谓爆炸，是大量能量（物理能量或化学能量）在瞬间迅速释放或急剧转化成机械、光、热等能量形态的现象。但爆炸的本质，则是"压力的急剧上升"。这种压力的上升，有的是由于物理因素引起的，有的则是由于化学反应或物理、化学综合反应引起的。

爆炸能产生很大的破坏作用。如果是在容器中或在管道内发生，则可以将容器或管道炸开，发出爆炸声，喷出爆炸生成的气体。如果是在建筑物内发生，则可使屋顶飞出，建筑物倒塌。另外，爆炸时，由于热膨胀产生气浪的冲击动力和很高的温度，一方面造成破坏，另一方面还有可能点燃可燃物而引起火灾。

2．爆炸的种类

根据上述爆炸的本质和现象，爆炸可区分为物理性爆炸和化学性爆炸 2 大类。在工厂里，物理性爆炸，一般有高压气体的爆炸和锅炉的爆炸等；而化学性爆炸，包括可燃性气体与空气混合物的爆炸、粉尘的爆炸、气体分解的爆炸、混合危险物品引起的爆炸、爆炸性化合物的爆炸等。现将其情况分别论述如下：

（1）可燃性气体、蒸气与空气混合物的爆炸

企业发生的爆炸事故，较为普遍的是可燃气体、蒸气与空气相混合后遇到火源而产生的爆炸。可燃气体，主要有氢、乙炔、天然气、煤气、液化石油气等；可燃蒸气，主要有汽油、苯、酒精、乙醚等可燃性液体产生的蒸气。这些气体和蒸气与空气混合达到一定浓度时，在点火源的作用下会发生爆炸。这种可燃物质在空气中形成爆炸混合物的最低浓度叫作爆炸下限，最高浓度叫作爆炸上限。浓度在爆炸上限和爆炸下限之间，都能发生爆炸，这个浓度范围叫该物质的爆炸极限。如一氧化碳的爆炸极限是 12.5% ~ 74.5%。当一氧化碳在空气中的浓度小于 12.5% 时，用火去点，这种混合物不燃烧也不爆炸；当一氧化碳在空气浓度达到 12.5% 时，混合物遇点火源能轻度爆燃；当空气中的一氧化碳浓度稍高于 29.5% 时，接触火源会发生威力很大的爆炸；当一氧化碳浓度达到 74.5% 时，爆炸现象与浓度为 12.5% 时差不多；浓度超过 74.5% 时，遇火源则不燃烧、不爆炸。

（2）粉尘爆炸

在企业的生产过程中，有些工艺会产生可燃性固体粉尘或者可燃液体的雾状飞沫。当它们分散在空气中或助燃性气体中，如果达到一定浓度，遇到火源，就会发生粉尘爆炸。例如镁、钛、铝、锌、塑料、木材、麻、煤等粉尘，又如油压设备在高压下喷出机械油之后，由于空气中含有大量油雾，也能引起爆炸。

粉尘混合物也和易燃易爆气体、蒸气与空气混合物一样，也有爆炸极限。当粉尘混合物达到爆炸下限时，所含粉尘已经相当多。至于爆炸上限，在大多数场合都不会达到，所以没有实际意义。粉尘的爆炸极限一般指下限，通常以克/米^{3}表示。

（3）爆炸性化合物的爆炸

这类爆炸性化合物主要是指各种炸药。一般企业比较少用，但有的也用，如雷管、

TNT、硝化甘油、苦味酸等。这类爆炸性化合物一定要按照专门的规定运输、使用、保管，否则极易发生爆炸。

（4）锅炉的爆炸

锅炉是企业用来产生高温高压水蒸气的动力设备，它的功能是把锅炉内的水加热到100℃以上，使其成为高温高压水蒸气。锅炉是高压容器，存在着破裂的危险。例如容器本身腐蚀、疲劳裂纹、烧损或者过热等原因，内部压力升高，从而引起锅炉发生爆炸。锅炉爆炸时，高温高压下的水突然降到正常的大气压，从而迅速蒸发为水蒸气，这时其体积急剧膨胀，具有很大的爆炸威力。这种爆炸类似于炸药或者混合性气体发生的爆炸，具有很大的破坏力，可以破坏设备、厂房或造成人员伤亡。

三、防火、防爆的基本措施

1．防火、防爆的技术措施

（1）防止形成燃爆的介质

这可以用通风的办法来降低燃爆物质的浓度，使它达不到爆炸极限；也可以用不燃或难燃物质来代替易燃物质。例如，用水质清洗剂来代替汽油清洗零件，这样既可以防止火灾、爆炸，还可以防止汽油中毒。另外，也可采用限制可燃物的使用量和存放量的措施使其达不到燃烧、爆炸的危险限度。

（2）防止产生着火源，使火灾、爆炸不具备发生的条件

应严格控制以下8种着火源，即冲击摩擦、明火、高温表面、自燃发热、绝热压缩、电火花、静电火花、光热射线等。

（3）安装防火、防爆安全装置

例如阻火器、防爆片、防爆窗、阻火闸门以及安全阀等。

2．防火、防爆的组织管理措施

（1）加强对防火、防爆工作的管理。

（2）开展经常性防火、防爆安全教育和安全大检查，提高人们的警惕性，及时发现和整改不安全的隐患。

（3）建立健全防火、防爆制度。

（4）厂区内、厂房内的一切出入和通往消防设施的通道，不得占用和堵塞。

（5）各单位应建立志愿消防组织，并配备有针对性强和足够数量的消防器材。

（6）加强值班值宿，严格进行巡回检查。

3．生产工人应遵守的防火、防爆守则

（1）应具有一定的防火、防爆知识，并严格贯彻执行防火、防爆规章制度，禁止违章作业。

（2）应在指定的安全地点吸烟，严禁在工作现场和厂区内吸烟和乱扔烟头。

（3）使用、运输、储存易燃易爆气体、液体和粉尘时，一定要严格遵守安全操作

规程。

（4）在工作现场禁止随便动用明火。确需使用时，必须报请主管部门批准，并做好安全防范工作。

（5）对于使用的电气设施，如发现绝缘破损、严重老化、大量超负荷以及不符合防火、防爆要求时，应停止使用，并报告领导给予解决。不得带故障运行，防止发生火灾、爆炸事故。

（6）应学会使用一般的灭火工具和器材。对于车间内配备的防火防爆工具、器材等，应加以爱护，不得随便挪用。

四、火灾扑救

1. 常见的火险隐患

常见的火险隐患包括以下几个方面：

（1）生产工艺流程不合理，超温、超压以及配比浓度接近爆炸浓度极限而无可靠的安全保证措施，随时有可能达到爆炸危险界限，易造成着火或爆炸的。

（2）易燃易爆物品的生产设备与生产工艺条件不相适应，安全装置或附件没有安装，或虽安装但失灵的。

（3）易燃易爆设备和容器检修前，未经严格的清洗和测试，检修方法和工具选用不当等，不符合设备动火检修的有关程序和要求，易造成着火或爆炸的。

（4）设备有跑、冒、滴、漏现象，不能及时检修而带"病"作业，有造成火灾危险的，或散发可燃气体场所通风不良的。

（5）易燃易爆危险品的生产和使用的厂址，储存和销售的库址位置不合理，一旦发生火灾，严重影响并殃及近邻企业和附近居民安全的。

（6）易燃易爆物品的运输、储存和包装方法不符合防火安全要求，性质抵触和灭火方法不同的危险品混装、混储，以及销售和使用不符合防火要求的。

（7）对引火源管理不严，在禁火区域无"严禁烟火"醒目标志，或虽有标志但执行不严格，仍有乱动火的迹象或抽烟现象的，或在用火作业场所有易燃物尚未清除，明火源或其他热源靠近可燃结构或其他可燃物等有引起火灾危险的。

（8）电气设备、线路、开关的安装不符合防火安全要求，严重超负荷、线路老化、保险装置失去保险作用的。

（9）建筑物的耐火等级、建筑结构与生产的火灾危险性质不相适应，建筑物的防火间距、防火分区、安全疏散及通风采暖等不符合防火规范要求。

（10）场所应安装自动灭火、自动报警装置，或应备置其他灭火器材，但未安装或未备置，或虽有但量不足或失去功能的。

（11）其他有关容易引起火灾的问题。

2．灭火的基本原理和方法

一切灭火方法都是为了破坏已经产生的燃烧条件，只要失去其中任何一个条件，燃烧就会停止。但由于在灭火时，燃烧已经开始，控制火源已经没有意义，主要是消除前 2 个条件，即可燃物和氧化剂。

根据物质燃烧原理及灭火的实践经验，灭火的基本方法有：减小空气中氧含量的窒息灭火法；降低燃烧物质温度的冷却灭火法；隔离与火源相近可燃物质的隔离灭火法；消除燃烧过程中自由基的化学抑制灭火法。

上述 4 种基本灭火方法所采取的具体灭火措施是多种多样的。在灭火中，应根据可燃物的性质、燃烧特点、火灾大小、火场的具体条件以及消防技术装备的性能等实际情况，选择一种或几种灭火方法。一般来说，几种灭火法综合运用效果较好。

3．常用灭火器的类型和使用方法

灭火器是扑灭初起火灾的重要工具，是最常用的灭火器材，它具有灭火速度快、轻便灵活、实用性强等特点，因而应用范围非常广。通常用于扑灭初起火灾的灭火器类型较多，使用时必须针对火灾燃烧物质的性质，否则会适得其反，有时不但灭不了火，还会发生爆炸，所以必须熟练地掌握使用灭火器的一些基本知识。

（1）火灾的分类

根据 GB 50140—2005《建筑灭火器配置设计规范》，灭火器扑救可燃物质火灾划分为以下几种类型：

1）A 类火灾：固体物质火灾，如木材、棉、毛、麻、纸张等燃烧的火灾。

2）B 类火灾：液体火灾或可熔化固体物质火灾，如汽油、煤油、柴油、甲醇、乙醚、丙酮等燃烧的火灾。

3）C 类火灾：气体火灾，如煤气、天然气、甲烷、丙烷、乙炔、氢气等燃烧的火灾。

4）D 类火灾：金属火灾，如钾、钠、镁、钛、锆、锂、铝镁合金等燃烧的火灾。

5）E 类火灾：带电火灾，物体带电燃烧的火灾。

（2）常用灭火器

正确使用灭火器是保证及时迅速扑灭初起火灾的关键。灭火器的种类很多，主要有清水灭火器、酸碱灭火器、泡沫灭火器、二氧化碳灭火器和干粉灭火器等。下面介绍几种最常用的灭火器使用方法及适用范围。

1）二氧化碳灭火器。二氧化碳灭火器充装液态二氧化碳，利用汽化了的二氧化碳灭火。

①适用范围。主要用于扑救贵重设备、仪器仪表、档案资料、600 伏电压以下的电气设备及油类等初起火灾。用于扑救棉麻、化纤织物时，要注意防止复燃。

②使用方法。手提灭火器提把或把灭火器放在距离起火点 5 米处，拔下保险销，一只手握住喇叭形喷筒根部手柄，不要用手直接握喷筒式金属管，以防冻伤，把喷筒对准火焰，另一只手压下压把，二氧化碳喷射出来。当扑救流动液体火灾时，应使用二氧化碳射

流由近而远向火焰喷射。如果燃烧面积较大，操作者可左右摆动喷筒，直至把火扑灭。灭火过程中灭火器应保持直立状态。注意：使用二氧化碳灭火器时，要避免逆风使用，以免影响灭火效果。

2）干粉灭火器。干粉灭火器是用二氧化碳气体作动力喷射干粉的灭火器材。目前，我国主要生产碳酸氢钠干粉灭火器及磷酸铵盐干粉灭火器。由于碳酸氢钠干粉只适用于扑救 B、C 类火灾，所以碳酸氢钠干粉灭火器又称为 BC 干粉灭火器；磷酸铵盐干粉适用于扑救 A、B、C 类火灾，所以磷酸铵盐干粉灭火器又称为 ABC 干粉灭火器。

①适用范围。主要用来扑救石油及其产品、有机溶剂等易燃液体、可燃气体和电气设备的初起火灾。

②使用方法。手提灭火器把，在距离起火点 3～5 米之间，将灭火器放下，在室外使用时注意占据上风方向，使用前先将灭火器上下颠倒几次，使筒内干粉松动，拔下保险销，一只手握住喷嘴，使其对准火焰根部，另一只手用力按下压把，干粉便会从喷嘴喷射出来。左右喷射，不能上下喷射，灭火过程中应保持灭火器直立状态，不能横卧或颠倒使用。

3）泡沫灭火器

①适用范围。泡沫灭火器适宜扑灭油类及一般物质的初起火灾。

②使用方法。使用时，用手握住灭火器的提环，平稳、快捷地提往火场，不要横扛、横拿。灭火时，一手握住提环，另一手握住筒身的底边，将灭火器颠倒过来，喷嘴对准火源，用力摇晃几下，即可灭火。

使用灭火器时应注意：第一，不要将灭火器的盖与底对着人体，防止盖、底弹出伤人；第二，不要与水同时喷射在一起，以免影响灭火效果；第三，扑灭电气火灾时，尽量先切断电源，防止人员触电。

五、危险化学品安全事项

1. 危险化学品火灾的紧急处理措施

危险化学品火灾情况紧急处理措施有：

（1）先控制，后消灭。针对危险化学品火灾的火势发展蔓延快和燃烧面积大的特点，积极采取"统一指挥、以快制快，堵截火势、防止蔓延，重点突破，排除险情，分块包围、速战速决"的灭火战术。

（2）扑救人员应占领上风或侧风位置，以免遭受有毒有害气体的侵害。

（3）进行火情侦察、火灾扑救、火场疏散的人员应有针对性地采取自我防护措施，如佩戴防护面具，穿戴专用防护服等。

（4）应迅速查明燃烧范围、燃烧物品及其周围物品的品名和主要危险特性、火势蔓延的主要途径。

（5）正确选择最合适的灭火剂和灭火方法。火势较大时，应先堵截火势，防止蔓延，控制燃烧范围，然后逐步扑灭。

（6）对有可能发生爆炸、爆裂、喷溅等特别危险需紧急撤退的情况，应按照统一的撤退信号和撤退方法及时撤退（撤退信号应格外醒目，能使现场所有人员都看到或听到，并应经常演练）。

（7）火灾扑灭后，起火单位应当保护现场，接受事故调查，协助公安消防监督部门和上级安全管理部门调查火灾原因，核定火灾损失，查明火灾责任。未经公安监督部门和上级安全监督管理部门的同意，不得擅自清理火灾现场。

2．有毒有害气体泄漏的处置措施

（1）设置警戒区

泄漏现场的警戒区边界浓度应设在可燃气体爆炸下限的30%，其范围之内为警戒区。如果是液化气体泄漏，要按气体扩散范围划定警戒区域，警戒范围按液化石油气爆炸浓度下限的1/2，即0.75%确定。因气态石油气密度比空气大，测试仪应布置在贴近地表处。因气体扩散受泄漏量、风力等条件的影响时刻在变化，警戒范围要根据测得的数值随时调整。

（2）消除引火源

在警戒区内，严禁任何火源存在和带入，必须果断地熄灭可燃物料泄漏扩散危险区的一切火种，中断加热热源；对于该区域内的电气设备，保持其原来状态，不要开或关，及时切断该区域的总电源；进入警戒区的人员，严禁穿钉鞋和化纤衣服；操作各种消防器材、工具、手电、手抬泵、车辆等，严防打出火花；堵漏时应采用不发火器材工具；消防车不准驶入警戒区域内，在警戒区域内停留的车辆不准再发动行驶。根据现场情况，动员现场周围特别是下风方向的居民和单位职工迅速消除火源。

（3）关阀断料

管道发生泄漏，泄漏点处在阀门以后且阀门尚未损坏，可采取关闭输送物料管道阀门，断绝物料源的措施，制止泄漏。关闭管道阀门时，必须设喷雾水枪掩护。

（4）堵漏封口

管道、阀门或容器壁发生泄漏，且泄漏点处在阀门前或阀门损坏，不能关阀止漏时，可使用各种针对性的堵漏器具和方法封堵泄漏口。

如遇到有毒气体泄漏，首先应该做到查明毒害，并做好防护。处置有毒气体（蒸气）泄漏事故时，首先要查明现场毒性气体（蒸气）的性质、泄漏点、泄漏量、扩散范围等。根据毒气的危害性质、扩散范围，设置危险警戒区。必须做好个人安全防护，如佩戴空气呼吸器，着防毒衣或防化服等。从现场的上风和侧风方向进入现场危险区救人和处置险情。同时，应尽快通知周围可能受影响的人员疏散并报警。

【案例】

2005年7月5日，山西省某热电厂供水车间在生产中，安排4名民工清理排水井内的沉积物，由于民工缺乏安全知识，冒险蛮干，导致1人中毒死亡，1人受伤。

事故经过：

2005年7月5日15时，山西省某热电厂供水车间在生产中，安排民工马某、任某等4人清理排水井内的沉积物。清理工作开始后，马某在井内清理，任某在井口用桶吊运，任某吊上第一桶沉积物并将其倒在马路边，在返回井口时，发现马某倒在井内，任某立即召集另外2人，由任某下井救人，其余2人用绳子往上拉。任某在救人过程中，也晕了过去，井上2人将任某拉上来后立即报告车间领导。车间领导赶到现场，安排将任某送往医院抢救，同时想方设法用弯钩将马某拉上来送往医院，但是由于马某中毒严重，经抢救无效，于17时20分死亡。

事故原因：

1. 造成事故的直接原因

排水井内沉积的有机物质由于腐烂变质，产生甲烷、硫化氢、一氧化碳、二氧化碳等有毒有害气体，井内长期通风不良，氧气含量不足，聚集的有毒有害气体浓度过高。从事清理作业的4位民工，缺乏基本安全知识，违章冒险蛮干，对井内可能存在有毒有害气体认识不足。

2. 造成事故的间接原因

一是在安全管理方面，对职工的安全教育不够，作业前未对清理人员进行安全技术措施交底；二是作业之前未对井内气体成分进行检测，也没有为作业民工发放个人防护用具（氧气呼吸器具或防毒器具）。

防范措施：

事故之后，热电厂供水车间痛定思痛，采取如下措施预防事故：

一是加强安全教育，提高职工安全意识和安全技术水平，增强自我防护能力。

二是完善井下及其他危险作业安全管理制度，特别是在井下作业之前，必须对井内有毒有害气体进行检测。

三是进行井下等各种危险作业时，要佩戴好个人防护用品，并加强监护。

第五节　起重事故预防

一、起重机械的种类

起重机械大体上分为4类：

1. 轻、小型起重设备

包括千斤顶、绞车、滑车、环链手拉葫芦等。相对轻便、操作简单、结构紧凑是此类起重设备的特点。

2．桥式起重机

包括通用桥式起重机、堆垛桥式起重机、冶金桥式起重机、龙门起重机、装卸桥。此类起重机械的特点是通过各种取物装置将重物在一定的高度内由起升机构实现垂直升降；由大、小车在一定的空间范围内实现水平移动。

3．臂架式起重机

包括运行臂架式旋转起重机（塔式起重机、汽车起重机、门座起重机、履带起重机、铁路起重机、浮式起重机等）、固定臂架式起重机（悬臂起重机、桅杆起重机）、壁行起重机。此类起重机械的特点和桥式起重机近似，只不过它的水平移动多数是通过臂架旋转实现的。

4．升降机

包括电梯、升降机、升船机。此类起重机械的特点是通过导轨实现人员或重物的升降。

二、起重事故的主要类型

起重事故的主要类型有以下几种：

1．坠落事故

在作业中，人、吊具、吊载的重物从空中坠落所造成的人身伤亡或设备损坏事故。

2．触电事故

从事起重作业或其他作业的人员，因违章操作或其他原因遭受的电气伤害事故。

3．挤伤事故

作业人员被挤压在两个物体之间造成的挤伤、压伤、击伤等人身伤亡事故。

4．机毁事故

起重机机体因为失去整体稳定性而发生倾覆翻倒，造成起重机机体严重损坏以及人员伤亡事故。

5．其他事故

包括因误操作、起重机之间的相互碰撞、安全装置失效、野蛮操作、突发事件、偶然事件等引起的事故。

三、起重事故的主要原因

1．挤压碰撞人

挤压碰撞人是指作业人员被运行中的起重机械挤压碰撞。它是起重机械作业中常见的伤亡事故，其危险性大，后果严重，往往会导致人员死亡。

起重机械作业中挤压碰撞人主要有 4 种情况：

（1）吊物（具）在起重机械运行过程中摇摆挤压碰撞人。发生此种情况的原因：一是由于司机操作不当，运行中机构速度变化过快，使吊物（具）产生较大惯性；二是由于指挥有误，吊运路线不合理，致使吊物（具）在剧烈摆动中挤压碰撞人。

（2）吊物（具）摆放不稳发生倾倒碰砸人。发生此种情况的原因：一是由于吊物（具）放置方式不当，对重大吊物（具）放置不稳或没有采取必要的安全防护措施；二是由于吊运作业现场管理不善，致使吊物（具）突然倾倒碰砸人。

（3）在指挥或检修流动式起重机作业中被挤压碰撞，即作业人员在起重机械运行机构与回转机构之间，受到运行（回转）中的起重机械的挤压碰撞。发生此种情况的原因：一是由于指挥作业人员站位不当（如站在回转臂架与机体之间）；二是由于检修作业中没有采取必要的安全防护措施，致使司机在贸然启动起重机回转机构时挤压碰撞人。

（4）在巡检或维修桥式起重机作业中被挤压碰撞，即作业人员在起重机械与建（构）筑物之间（如站在桥式起重机大车运行轨道上或站在巡检人行通道上），受到运行中的起重机械的挤压碰撞。此种情况大部分发生在桥式起重机检修作业中，发生的原因：一是由于巡检人员或维修作业人员与司机缺乏相互联系；二是由于检修作业中没有采取必要的安全防护措施（如将起重机固定在大车运行区间的锚定装置），致使在司机贸然启动起重机时挤压碰撞人。

2. 触电（电击）

触电（电击）是指起重机械作业中作业人员触及带电体而发生触电（电击）。起重机械作业大部分处在有电的作业环境，触电（电击）也是起重机械作业中常见的伤亡事故。

起重机械作业中作业人员触电（电击）主要有4种情况：

（1）司机碰触滑触线

当起重机械司机室设置在滑触线同侧，司机在上下起重机时碰触滑触线而触电。发生此种情况的原因：一是由于司机室位置设置不合理，一般不应与滑触线同侧；二是由于起重机在靠近滑触线端侧没有设置防护板（网），致使司机触电（电击）。

（2）起重机械在露天作业时触及高压输电线

即露天作业的流动式起重机在高压输电线下或塔式起重机在高压输电线旁侧，在伸臂、变幅或回转过程中触及高压输电线，使起重机械带电，致使作业人员触电（电击）。发生此种情况的原因：一是由于起重机械在高压电线下（旁侧）作业没有采取必要的安全防护措施（如加装屏护隔离）；二是由于指挥不当，操作有误，致使起重机械触电带电，导致作业人员触电（电击）。

（3）电气设施漏电

发生此种情况的原因：一是由于起重机械电气设施维修不及时，发生漏电；二是由于司机室没有设置安全防护绝缘垫板，致使司机因设施漏电而触电（电击）。

（4）起升钢丝绳碰触滑触线

即由于歪拉斜吊或吊运过程中吊物（具）剧烈摆动使起升钢丝绳碰触滑触线，致使作业人员触电。发生此种情况的原因：一是由于吊运方法不当，歪拉斜吊，违反安全规程；

二是由于起重机械靠近触线端侧没有设置滑触线防护板，致使起升钢丝绳碰触滑触线而带电，导致作业人员触电（电击）。

3．高处坠落

高处坠落是指起重机械作业人员从起重机械上坠落。高处坠落主要发生在起重机械安装、维修作业时。

起重机械作业中作业人员发生高处坠落主要有 3 种情况：

（1）检修吊笼坠落

发生此情况的原因：一是由于检修吊笼设计结构不合理（如防护杆高度不够，材质选用不符合规定要求，设计强度不够等）；二是由于检修作业人员操作不当；三是由于检修作业人员没有采取必要的安全防护措施（如系安全带），致使检修吊笼作业人员一起坠落。

（2）跨越起重机时坠落

发生此种情况的原因：一是由于检修作业人员没有采取必要的安全防护措施（如系安全带、挂安全绳、架安全网等）；二是由于作业人员麻痹大意，违章作业，致使发生高处坠落。

（3）安装或拆卸可升降塔式起重机的塔身（节）作业中，塔身（节）连同作业人员坠落

发生此种情况的原因：一是由于塔身（节）设计结构不合理（拆装固定结构存有隐患）；二是由于拆装方法不当，作业人员与指挥配合有误，致使塔身（节）连同作业人员一起坠落。

4．吊物（具）坠落砸人

吊物（具）坠落砸人是指吊物或吊具从高处坠落，砸向作业人员与其他人员。它是起重机械作业中最常见的伤亡事故，也是各类起重机械作业中普遍性的伤亡事故，其危险性极大，后果非常严重，往往导致人员死亡。

吊物（具）坠落砸人主要有 4 种情况：

（1）捆绑吊挂方法不当

发生此种情况的原因：一是由于打绑钢丝绳间夹角过大，无平衡梁，捆绑钢丝绳被拉断，致使吊物坠落砸人；二是由于吊运带棱角的吊物未加防护板，捆绑钢丝绳被磕断，致使吊物坠落砸人。

（2）吊具有缺陷

发生此种情况的原因：一是由于起升机构钢丝绳折断，致使吊物（具）坠落砸人；二是由于吊钩有缺陷（如吊钩变形、吊钩材质不符合要求折断、吊钩组件松脱等），致使吊物（具）坠落砸人。

（3）超负荷

发生此种情况的原因：一是由于作业人员对吊物的质量不清楚（如吊物部分被埋在地下，冻结地面上，地脚螺栓未松开等），盲目起吊，超负荷拉断吊索具，致使吊具坠落

（甩动）砸人；二是由于歪拉斜吊导致超负荷而拉断吊具，致使吊物（具）坠落砸人。

（4）过（超）卷扬

发生此种情况的原因：一是由于没有安装上升极限位置限制器或限制器失灵，致使吊钩继续上升直至卷（拉）断起升钢丝绳，导致吊物（具）坠落砸人；二是由于起升机构的主接触器失灵（如主触头熔接、因机构故障或电磁铁的铁心剩磁过大使主触头释放动作迟缓），不能及时切断起升机构，直至卷（拉）断起升钢丝绳，导致吊物（具）坠落砸人。

5. 机体倾翻

机体倾翻是指在起重机械作业中整台起重机倾翻，它通常发生在从事露天作业的流动式起重机和塔式起重机中。

发生机体倾翻主要有 3 种情况：

（1）风荷作用

发生此种情况的原因：一是由于露天作业的起重机夹轨器失效；二是由于露天作业的起重机没有防风锚定装置或防风锚定装置不可靠，当大（台）风刮来时，起重机被刮倒。

（2）地面不平

发生此种情况的原因：一是由于吊运作业现场不符合要求（如地面基础松软，有斜坡、坑、沟等）；二是由于操作方法不当，指挥作业失误，致使机体倾翻。

（3）操作不当

发生此种情况的原因：一是由于吊运作业现场不合要求（如地面基础松软，有斜坡、坑、沟等）；二是由于支腿架设不合要求（如支腿垫板尺寸过小，高度过大，材质腐朽等）；三是由于操作不当，超负荷，致使机体倾翻。

四、起重伤害事故的预防

为预防起重伤害事故，必须做到以下几点：

1. 起重作业人员须经有资格的培训单位培训并考试合格，才能持证上岗。

2. 起重机械必须设有安全装置，如超载限制器、力矩限制器、极限位置限制器、过卷扬限制器、电气防护性接零装置、端部止挡、缓冲器、联锁装置、夹轨器和锚定装置、信号装置等。

3. 严格检验和修理起重机机件，如钢丝绳、链条、吊钩、吊环和滚筒等，报废的应立即更换。

4. 建立健全维护保养、定期检验、交接班制度和安全操作规程。

5. 起重机运行时，禁止任何人上、下，也不能在运行中检修。上、下起重机要走专用梯子。

6. 起重机的悬臂能够伸到的区域内不得站人；带电磁吸盘的起重机的工作范围内不得有人。

7. 吊运物品时，不得从有人的区域上空经过；吊物上不准站人；不能对吊挂着的物品进行加工。

8. 起吊的物品不能在空中长时间停留，特殊情况下应采取安全保护措施。

9. 起重机司机接班时，应对制动器、吊钩、钢丝绳和安全装置进行检查，发现异常时，应在操作前将故障排除。

10. 开车前必须先打铃或报警。操作中接近人时，也应给予持续铃声或报警。

11. 按指挥信号操作。对紧急停车信号，不论任何人发出，都应立即执行。

12. 确认起重机上无人时，才能闭合主电源进行操作。

13. 工作中突然断电，应将所有控制器手柄扳回零位；重新工作前，应检查起重机是否工作正常。

14. 轨道上露天作业的起重机，在工作结束时，应将起重机锚定；当风力大于6级时，一般应停止工作，并将起重机锚定；对于门座起重机等在沿海工作的起重机，当风力大于7级时，应停止工作，并将起重机锚定好。

15. 当司机维护保养时，应切断主电源，并挂上标志牌或加锁。如有未消除的故障，应通知接班的司机。

五、起重机司机的"十不吊"

"十不吊"，是指起重机司机在工作中遇到以下10种情况时不能进行起吊作业：

1. 超载或被吊物重量不清。
2. 指挥信号不明确。
3. 捆绑、吊挂不牢或不平衡可能引起吊物滑动。
4. 被吊物上有人或浮置物。
5. 结构或零部件有影响安全工作的缺陷或损伤。
6. 遇有拉力不清的埋置物件。
7. 工作场地光线暗淡，无法看清场地、被吊物情况和指挥信号。
9. 歪拉斜吊重物。
10. 易燃易爆物品。

【案例】

事故经过：

2010年4月25日8时30分，某冷轧厂准备车间轴承班班长张某召开班前会，对当天工作进行安排。当天的主要工作任务是安装机架，分2组进行，一组为李明、王新、刘伟3人，负责安装2台机架；另一组为4人，负责安装3台机架。行车工张齐配合2组进行吊装作业。

10时30分，李明这一组第一台机架安装完毕，准备将机架吊离安装平台。李明打手势让张齐将行车开到安装平台上方来，刘伟和王新对机架进行兜吊捆绑，刘伟在机架靠近大门一侧挂钢丝绳，王新在刘伟对面挂钢丝绳，李明站在刘伟同侧进行指挥。王新挂好钢丝绳后询问刘伟进度，刘伟表示已完成。王新即开始指挥张齐起吊，指挥信号为打"口哨"。行车驾驶位置位于机架安装平台斜上方，行车工因看不见所吊机架，只能听信号起吊。张齐听到指挥信号后，即打铃警示并提升卷扬。刚一提升，张齐就看到王新快速后退并摔倒在地，便赶快停止提升。此时，王新这一侧的钢丝绳已脱落，而机架已被提升并被拉倒砸在王新身上。现场作业人员闻讯后，急忙用脱落的钢丝绳重新捆好机架，将机架迅速吊起，对王新进行急救，但是王新因伤势严重，经抢救无效死亡。

事故原因：

1. 造成事故的直接原因

一是侥幸作业。在起重操作中，王新挂好钢丝绳后，未执行规范指挥信号和手势，而是打口哨指挥起吊，发现钢丝绳脱落后，没有及时给信号示意停吊和落绳，而是抱以侥幸心理，认为还未完全起吊，在未经确认的情况下就上前准备重新挂绳，这是严重的违章操作。

二是操作不当。行车工张齐起吊机架时，未严格执行安全操作规程，不等钢丝绳绷紧后再起吊，也是造成事故的重要原因。

2. 造成事故的间接原因

一是机架无起吊提升装置，不便于捆扎，以致在起吊过程中机架稍有摆动就发生脱绳，是导致机架倾翻的原因。

二是无证上岗。王新的本岗位工龄不到1年，且无司索、指挥人员操作证。行车工张齐有操作证，但行车作业时间不足1年，经验不足，识险、避险及自我防护能力差。

三是由于行车驾驶位置位于机架安装平台斜上方，行车工看不见所吊机架，只能听信号起吊。当发生机架脱绳后，行车工不能及时发现和处理，也是导致机架倾翻的原因。

四是机架安装平台上安装工具杂乱，王新在后退的过程中脚绊到扳手上而摔倒，从而导致机架拉倒后砸在身上。

事故教训与防范措施：

这起事故的发生，与侥幸作业心理和违章操作有直接的关系。在起重操作中，王新挂好钢丝绳后，未执行规范指挥信号和手势，而是打口哨指挥起吊，发现钢丝绳脱落后，没及时给信号示意停吊和落绳，而是抱以侥幸心理，认为机架还没有完全起吊，在未经确认的情况下就上前准备重新挂绳，属于严重的违章操作行为。如果王新发现钢丝绳脱落后及时指挥停吊，然后重新挂绳，这起事故就有可能避免。

事故之后需要采取的措施：

一是企业应建立和健全起重机械安全管理岗位责任制，起重机械司机、指挥作业人员、起重司索人员安全操作规程等。

二是起重作业人员，包括起重机司机、指挥作业人员、起重司索人员等，必须进行安全技术培训，并经考核做到持证上岗作业。

三是狠抓现场管理。在起重作业前，要明确分工、落实责任和"互联保"制度。设专人指挥，强调行车工和信号工必须严格执行起重作业"十不吊"的安全规定。地面指挥及司索人员必须远离吊载，站在安全位置，吊物下面及其附近不准站人。采用正确的捆绑方法，如该机架应采用背扣法捆绑，这样可锁住机架，在其游摆时不会发生滑脱事故。

四是加强培训教育，定期组织作业人员进行安全操作规程的学习，每位员工必须牢记本岗位的安全操作规程，在工作中严格执行相关规定。坚持开展反违章纠查和事故反思教育，增强员工的安全意识，提高员工预防事故的安全技术素质和判断处理事故的能力。

第六节 厂内运输事故预防

一、厂内运输常见事故类型

1. 车辆伤害

包括撞车、翻车、挤压和轧碾等。

2. 物体打击

包括搬运、装卸和堆垛时物体的打击。

3. 高处坠落

包括人员或人员连同物品从车上掉下来。

4. 火灾、爆炸

由于人为的原因发生火灾并引起油箱等可燃物急剧燃烧爆炸，或装载易燃易爆物品，因运输不当发生火灾爆炸。

二、厂内运输事故的原因

车辆伤害事故的原因是多方面的，但主要是涉及人（驾驶员、行人、装卸工）、车（机动车与非机动车）、道路环境这3个综合因素。在这三者中，人是最为重要的。据有关资料分析，一般情况下，驾驶员违章操作、疏忽大意、操作技术等方面的错误行为是造成事故的主要原因，负直接责任的占70%以上。为了吸取教训，杜绝事故，现将厂内机动车事故的主要原因介绍如下：

1. 违章驾车

指事故的当事人，由于思想方面的原因而导致的错误操作行为，不按有关规定行驶，扰乱正常的企业内搬运秩序，致使事故发生。如酒后驾车、疲劳驾车、非驾驶员驾车、超速行驶、争道抢行、违章超车、违章装载等原因造成的车辆伤害事故。

2．疏忽大意

指当事人由于心理或生理方面的原因，没有及时、正确地观察和判断道路情况，而造成失误。如情绪急躁、精神分散、心理烦乱、身体不适等，都可能造成注意力下降、反应迟钝，表现出瞭望观察不周、遇到情况采取措施不及时或不当；也有的只凭主观想象判断情况，或过高地估计自己的经验技术，过分自信，引起操作失误导致事故。

3．车况不良

车辆有缺陷和故障，从而在运行过程中导致了伤亡事故的发生。例如车辆的刹车装置失灵，关键时候刹不住车；再如车辆的转向装置有故障，转向时冲到路外或转不了弯；还有的车辆的灯光信号不能正确地指示，向右转却指示不出来或指示为向左转等。

4．道路环境

（1）道路条件差，如厂区道路和厂房内、库房内通道狭窄、曲折，车辆通行困难。

（2）视线不良，如由于厂区内建筑物较多，特别是车间、仓库之间的通道狭窄且交叉和弯道较频繁，致使驾驶员在驾车行驶中的视距、视野大大受限。

（3）因风、雪、雨、雾等自然环境的变化，使驾驶员视线、视距、视野以及听觉力受到影响，往往造成判断情况不及时；再加上雨水、积雪、冰冻等自然条件下，路面太滑，这些也是造成事故的因素。

5．管理因素

（1）管理规章制度或操作规程不健全。

（2）车辆安全行驶制度不落实。

（3）无证驾车。

（4）交通信号、标志、设施缺陷等。

三、厂内机动车在运输过程中应遵守的规定

1．驾驶员必须有经公安部门考核合格后发给的驾驶证。

2．厂区内行车速度不得超过 15 千米/小时，天气恶劣时不得超过 10 千米/小时，倒车及出入厂区、厂房时不得超过 5 千米/小时，不得在平行铁路装卸线钢轨外侧 2 米以内行驶。

3．装载货物时不得超载，而且货物的高度、宽度和长度应符合公安部、原交通部的规定。对于较大和易滚动的货物，应用绳索拴牢。对于超出车厢的货物，应备有托架。

4．装载超过规定的不可拆解货物时，必须经过企业交通安全管理部门的批准，派专人押运，按指定的线路、时间和要求行驶。

5．装运炽热货物及易燃、易爆、剧毒等危险货物时，应遵守国家标准 GB 4387—2008《工业企业厂内铁路、道路运输安全规程》的规定。

6．装卸时，汽车与堆放货物之间的距离一般不得小于 1 米，与滚动物品的距离不得小于 2 米。装卸货物的同时，驾驶室内不得有人，不准将货物经过驾驶室的上方装卸。

7. 多辆车同时进行装卸时，前后车的间距应不小于 2 米，横向两车栏板的间距不得小于 1.5 米，车身后栏板与建筑物的间距不得小于 0.5 米。

8. 倒车时，驾驶员应先查明情况，确认安全后，方可倒车。必要时，应有人在车后进行指挥。

9. 随车人员应坐在安全可靠的指定部位。严禁坐在车厢侧板上或驾驶室顶上，也不得站在踏板上，手脚不得伸出车厢外。严禁扒车和跳车。

四、蓄电池车运输安全要求

1. 电瓶车司机经过体检合格后，由正式驾驶员带领辅导实习 3 ~ 6 个月，经过考试合格后，由安全主管部门发给合格证，即可独立驾驶。非驾驶员和无证者一律不准驾驶。

2. 出车前必须详细检查刹车、方向盘、扬声器、轮胎等部件是否良好。

3. 司机严禁酒后开车，行车时严禁吸烟，思想要集中，不准与他人谈笑打闹。

4. 坐式电瓶车驾驶室内只允许坐 2 人，车厢内只能乘坐随车人员 1 人，拖挂车上禁止乘人。

5. 电瓶车只准在厂区及规定区域内行驶，凡需驶出规定区时，必须经公安部门同意。

6. 厂区行驶速度最高不得超过 10 千米/小时。在转弯、狭窄路、交叉口、出入车间的大门、行人拥挤等地方，行驶速度最高不超过 5 千米/小时。

7. 装载物件时，宽度方向不得超过车底盘两侧各 0.2 米，长度方向不得超过车长 0.5 米，高度不得超过离地面 2 米。不得超载。

8. 装载的物件必须放置平稳，必要时用绳索捆牢。危险物品要包装严密、牢固，不得与其他物件混装，并且要低速行驶，不准使用拖挂车拉运危险品。

9. 电瓶车严禁进入易燃、易爆场所。

10. 行车前应先查看前方及周围有无行人和障碍物，鸣笛后再开车。在转弯时应减速、鸣笛、开方向灯或打手势。

11. 发生事故应立即停车，抢救伤员，保护现场，报告有关主管部门，以便调查处理。

12. 工作完毕，应做好检查、保养工作，并将电瓶车驾驶到规定地点，挂上低速挡，拉好刹车，上锁，拔出钥匙。

五、汽车、铲车运输安全要求

在工厂或施工现场，大量的运输工作都是由汽车来完成的。因此，厂区道路上行驶最多的车辆是汽车，发生运输事故最多的也是汽车。为此，对于汽车及汽车式铲车的运输，必须严格遵守以下安全事项：

1. 汽车驾驶员必须符合国家颁发的有关文件规定和技术要求，持有相应的驾驶证件，熟悉车辆性能，方可独立驾驶。

2. 驾驶车辆时必须携带驾驶证、行车证等证件，不得驾驶与证件规定不相符的车辆，不准将车辆交给不熟悉该车性能和无驾驶证的人员驾驶。

3. 驾驶新类型车辆，必须先经过专门训练，熟悉车辆各部分的结构、性能、用途，做到会驾驶、会保养、会排除简单故障。对技术难度较大的车辆，在考试合格后，方可单独驾驶。

4. 学员必须在取得交通部门的学习证后，在教练员的指导下，在指定的路线上学习驾驶。

5. 驾驶人员必须执行调度的命令，根据任务单出车，并对车辆的正确运行、安全生产、完成定额指标负有直接责任。

6. 驾驶人员必须严格遵守国家颁发的交通安全法令和规章制度，服从交通管理人员的指挥、监察，积极维护交通秩序，保障人员生命财产的安全。

7. 驾驶车辆时必须集中精神，不准闲谈、吃食、吸烟，不准做与驾驶无关的事情。

8. 车辆不准超载运行，如遇特殊情况需超载时，应经车辆主管部门批准。

9. 车辆不准带"病"运行，在行驶中发现有异响、发热等异常情况，应停车查明原因，待故障排除后方可继续行驶。返回后，应及时报告有关部门并做好相应的记录。

10. 油料着火时不得浇水，应用灭火剂、沙土、湿麻袋等物扑救。

11. 电线着火时应立即关闭电闸，拆除一根蓄电池电线，以切断电源。

12. 汽车在厂内的行驶速度，必须严格遵守下列规定：

（1）在厂区道路上行驶，不得超过 20 千米/小时。

（2）出入厂区大门及倒车速度，不得超过 5 千米/小时。

（3）在车间内及出入车间大门的速度，不得超过 3 千米/小时。

（4）在转弯处或视线不良处，应减速行驶。

13. 汽车在厂内装卸货物时，必须严格遵守下列安全要求：

（1）根据本车负荷吨位装载，不允许超载。

（2）装载货物的高度不允许超过 3.5 米（从地面算起）。

（3）装载零散货物的高度，不要超过两侧厢板，必要时可将两侧厢板加高，以防货物掉下砸伤人员。

（4）装载较大或易滚动的货物，应用绳索绑紧拴牢。

（5）装载的大件、重件应放在车体中央，小件、轻件应放在两侧，以免行车转弯或急刹车时造成事故。

（6）装载长大物件超过车体时，应备有托架或加挂拖车。

（7）汽车在装卸货物时，特别是使用起重机械装卸货物时，不允许同时检查和修理汽车，无关人员也不得进入装卸作业区。

（8）汽车装卸货物时，汽车与堆放货物之间的距离一般不得小于 2 米；与滚动货物的距离则不得小于 3 米，以保证货物坠落、滚动时人员有足够的距离退出。

14. 汽车装载货物,如果随车人员同行,则应坐在指定的安全地点,严禁坐在车厢侧板上或驾驶室顶上,也不得站在车门踏板上,同时严禁在行车时跳上跳下。

15. 铲车在行驶中,无论是空载还是重载,其车铲距地面不得少于0.3米,但也不得高于0.5米。

16. 铲车在铲货物时,应先将货物垫起,然后起铲。货物放置要平稳,不得偏重和偏高。起铲后,还应将货物向后倾斜10°~15°,增加稳定性。

17. 铲车应根据其倾斜角度确定其载重量,不得超负荷使用。

18. 铲车在铲货物时,无关人员不得靠近。特别是当货物升起时,其下方严禁有人站立和通过,以防货物坠落砸人。

19. 严禁任何人站在车铲上或车铲的货物上随车行驶,也不得站在铲车车门上随车行驶。

六、人力车和自行车运输安全要求

工厂内除了采用各种机动车辆运输外,有时还采用手推车、三轮车等人力车进行运输。此外,许多职工还骑自行车在厂区道路上行驶。因此,必须注意如下安全事项:

1. 手推车的结构要坚固可靠,车体下部应装有停放叉架,以使装卸时保持车体平衡,防止车辕翘起打伤人员;无支架的手推车,在装卸货物时,要有人扶住车把,保持车体平衡。

2. 三轮车的结构应牢固可靠,必须装设刹车机构和车铃;传动的链条需装设防护罩。三轮车装载货物时不得超载、超重或偏重,应放置平稳;行驶速度不得过快,更不允许与机动车辆抢道。

3. 自行车一定要有车铃、刹车、链条防护罩等安全装置。

4. 在厂区道路上骑自行车,严禁带人、双撒把或骑车速度过快,更不得尾随机动车辆或与机动车辆抢道。

5. 在厂房内严禁骑自行车。

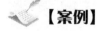 【案例】

事故经过:

某厂机加工车间刚入厂的车工陈某,在午间休息时间,到与其同时入厂的电瓶车司机周某的电瓶车驾驶室内,一边与周某闲聊,一边随便用手、脚乱动开关。由于电瓶车总电源没有断开,无意中将电瓶车开动,并向前行驶,不幸将前方2名工人撞挤到墙上,各挤断一条腿骨,造成重伤。

事故原因:

1. 并非司机的车工陈某擅自操作他人的车,且在对车的情况不熟悉的情况下乱动开关,是造成这起事故的直接原因。

2. 电瓶车司机周某在午间车辆停驶时，未将总电源开关断开，且未阻止陈某在自己的车上乱动开关的行为，是造成这起事故的间接原因。

事故教训：

首先，工作中不应违反规定擅自操作他人使用的设备。

其次，设备使用人对他人随便操作自己使用的设备的行为应予以阻止。

第七节　建筑施工事故预防

一、高处作业事故预防

1. 高处作业和特殊高处作业

凡在坠落高度基准面 2 米以上（含 2 米），有可能坠落的高处进行的作业均称为高处作业。

特殊高处作业包括：

（1）在阵风风力六级（风速为 10.8 米/秒）以上的情况下进行的高处作业，称为强风高处作业。

（2）在高温或低温环境下进行的高处作业，称异温高处作业。

（3）降雪时进行的高处作业，称为雪天高处作业。

（4）降雨时进行的高处作业，称为雨天高处作业。

（5）室外完全采用人工照明时进行的高处作业，称为夜间高处作业。

（6）在接近或接触带电体时进行的高处作业，称带电高处作业。

（7）在无立足点或无牢靠立足点的条件下进行的高处作业，称为悬空高处作业。

（8）对突然发生的各种灾害事故进行抢救的高处作业，称为抢救高处作业。

2. 高处作业事故的防范对策

（1）体弱、年老人员以及有恐高症者，不能从事高处作业。

（2）遇到六级以上强风、大雾、雷雨等恶劣气候，露天场所不能登高；夜间登高要有足够的照明。

（3）作业前应检查登高用具是否安全可靠。不得借用设备构筑物、支架、管道、绳索等非登高设施作为登高工具。

（4）高处作业必须与高压电线保持安全距离或采取相应的安全防护措施。

（5）在高处作业时，应戴好安全帽并系好帽带；要系好安全带，扣好安全绳；安全绳要高挂低用，切忌低挂高用。

（6）在高处不得扔物，大件工具需拴牢，防止掉落；地面监护人或指挥人应和登高者统一联络信号，下方应设围栏，禁止无关人员进入。如必须交叉作业，上下须设可靠隔离措施或警戒线。

（7）在石棉瓦上作业时，应用固定跳板或铺瓦梯；在屋面斜坡、坝顶、吊桥、框架边沿及设备顶上等立足不稳处作业时，应搭设脚手架、栏杆或安全网。

（8）高处预留孔、起吊孔的盖板或栏杆不得任意移动或拆除，禁止在孔洞附近堆物。如因检修必须移去时，应有防护措施，施工完毕后应及时复原。

（9）脚手架等登高设施必须牢固可靠，应有专人维护。使用前应认真检查。

（10）长梯、人字梯使用前要检查梯身有无缺陷，梯子下脚要有防滑措施；梯子的摆放角度要适当（不大于60°且不小于45°）；登梯时，下面要有人扶住，作业时人体的重心不能外倾；梯子不能放在不稳固的物体上；作业前，人字梯的中间要用绳子拴牢。

3．洞口作业及防护措施

洞与孔边口旁的高处作业，包括施工现场及通道旁深度在2米及2米以上的桩孔、人孔、沟槽与管道、孔洞等边缘上的作业称为洞口作业。

施工现场因工程和工序需要而产生洞口，常见的有楼梯口、电梯井口、预留洞口、井架通道口，这就是常称的"四口"。

（1）楼板、层面和平台等处的洞口，根据具体情况采取设防护栏杆、加盖件、张设安全网或装栅门等措施。

1）边长为25～50厘米的洞口，用坚实的木板盖，盖板应能防止挪动移位，并有标识。

2）边长为50～150厘米的洞口，四周设防护栏杆，用密目式安全网围挡，必要时也可在底部横杆下沿设置严密固定的、高度不低于20厘米的踢脚板。

3）边长大于150厘米的洞口，除应根据上一条设置防护外，洞口处还应张设安全网。

（2）电梯井防护时应设置固定栅门，栅门的高度为175厘米，安装时离楼层面5厘米，上下必须固定，门栅网格的间距不应大于15厘米。同时电梯井内应每隔两层设一道安全网。

（3）高度不超过10米的墙面等处的洞口，要设置固定的栅门，其安装方法与电梯井一样。

二、施工作业安全要求

1．瓦工作业安全要求

（1）作业前应首先搭设好作业面，在作业面上操作的瓦工不能过于集中。为防止荷载过重及倒塌，堆放材料要分散且不能超高。

（2）砌砖使用的工具应放在稳妥的地方，斩砖应面向墙面，工作完毕应将脚手板和墙上的碎砖、灰浆清扫干净，防止掉落伤人。

（3）山墙砌完后应立即安装桁条或加临时支撑，防止倒塌。

（4）在屋面坡度大于 25°时，挂瓦必须使用移动板梯，板梯必须有牢固的挂钩，没有外架子时檐口应搭防护栏杆和防护立网。

（5）屋面上瓦应两坡同时进行，保持屋面受力均衡。屋面无望板时，应铺设通道，不准在桁条、瓦条上行走。

2. 抹灰工作业安全要求

（1）操作前检查架子和高凳是否牢固，且跨度应小于 2 米。在架上操作时，同一跨度内作业人员不应超过 2 人。

（2）室内抹灰使用的木凳、金属支架应平稳牢固，架子上堆放材料不得过于集中。

（3）不准在门窗、暖气件、洗脸池等器物上搭设脚手架。在阳台部位粉刷时，外侧必须挂设安全网，严禁踩踏脚手架的护栏和阳台拦板。

（4）进行机械喷灰喷涂时，应戴防护用品，压力表、安全阀门应灵敏可靠，管路摆放顺直，避免折弯。

（5）贴面使用预制件、大理石、瓷砖等，应边用边运。待灌浆凝固后方可拆除临时支撑。

（6）使用磨石机时，应戴绝缘手套、穿胶靴，电源线不得破皮漏电。

3. 木工作业安全要求

（1）木工支模拆模安全要求

1）模板支撑不得使用腐朽、扭裂、劈裂的材料。顶撑要垂直，底端平整坚实，并加垫木。木楔要钉牢，并用横顺拉杆和剪刀撑拉牢。

2）采用桁架支模应严格检查，发现严重变形、螺栓松动等应及时修复。

3）禁止利用拉杆、支撑攀登上下。

4）支设 4 米以上的立柱模板时，四周必须有支撑。不足 4 米的，可使用马凳操作。

5）拆除模板应按顺序分段进行，严禁猛撬、硬砸或大面积撬落和拉倒。拆下的模板应及时运送到指定地点集中堆放，防止钉子扎脚。

6）拆除薄梁、吊车梁、桁架预制构件模板，应随拆随加顶撑支牢，防止构件倾倒。

（2）木工进行木构件安装时的安全操作规定

1）按《建筑施工高处作业安全技术规范》的规定，在坡度大于 1∶2.2 的屋面上操作，防护栏杆应高 1.5 米，并加接安全网。

2）木屋架应在地面拼装。必须在上面拼装的应连续进行，中断时应设临时支撑。屋架就位后，应及时安装脊檩、拉杆或临时支撑。

3）在没有望板的屋面上安装石棉瓦，应在屋架下弦设安全网或有防滑条的脚手板操作。严禁在石棉瓦上行走。

4）安装 2 层楼以上外墙窗扇，外面如没安设脚手架或安全网的，应挂好安全带。

5）不准直接在板条天棚或隔音板上行走及堆放材料。

6）钉户檐板，严禁在屋面上探身操作。

4．钢筋工作业安全要求

（1）拉直钢筋时，卡头要卡牢，地锚要结实牢固，拉筋沿线2米区域内禁止行人，人工绞磨拉直，缓慢松懈，不得一次松开。

（2）展开盘圆钢筋时，要卡牢一头，防止回弹。

（3）人工断料和打锤要站成斜角，注意甩锤区域内的人和物体。切断小于30厘米的短钢筋，应用钳子夹牢，禁止用手把扶。

（4）在高处、深坑绑扎钢筋或安装骨架，或绑扎高层建筑的圈梁、挑檐、外墙、边柱钢筋，除应设置安全设施外，绑扎时还要挂好安全带。

（5）绑扎立柱、墙体钢筋时，不得站在钢筋骨架上或攀登骨架上下。

5．架子工作业安全要求

（1）建筑登高架设作业包括的操作项目有：建筑脚手架、提升设备、高空吊篮等的拆装，以及起重设备拆装。

（2）建筑登高架设作业人员应熟知本作业的安全技术操作规程，严禁酒后作业和作业中玩笑戏闹，禁赤脚，禁穿硬底鞋、拖鞋和带钉鞋等，穿着要灵便。

（3）必须正确使用个人防护用品及熟知"三宝"（安全帽、安全网、安全带）的正确使用方法。

（4）架子工在高处作业时必须有工具袋，防止工具坠落伤人。

（5）架子工在高处作业时使用的材料、工具必须由绳索传递，严禁抛掷。

（6）架子工安全操作应遵守的"十二道关"包含以下内容：

1）人员关。有高血压、心脏病、癫痫病、晕高、视力不好等不适合做高处作业的人员，未取得特种作业上岗操作证的人员，均不得从事架子高空作业。

2）材质关。脚手架所需要用的材料、扣件等必须符合国家规定的要求，经过验收合格才能使用，不合格的决不能使用。

3）尺寸关。必须按规定的立杆、横杆、剪刀撑、护身栏等间距尺寸搭设，上下接头要错开。

4）地基关。土壤必须夯实，立杆再插在底座上，下铺5厘米厚的跳板，并加绑扫地杆，要能排出雨水。高层脚手架基础要经过计算，采取加固措施。

5）防护关。作业层内侧脚手板与墙距离不得大于15厘米；外侧必须搭设2道护身栏和挡脚板，挡脚板绑扎牢固严密，或立挡安全网下口封牢。10米以上的脚手架，应在操作层下一步架搭设一层脚手板，以保证安全。如因材料不足不能设安全层时，可在操作层下一步架铺设一层安全网，以防坠落。

6）铺板关。脚手板必须满铺、牢固，不得有空隙、探头板和飞跳板。要经常清除板上杂物，保持清洁平整。操作层有坡度的，脚手板必须和小横拉杆用铅丝绑牢。

7）稳定关。必须按规定设剪刀撑。必须使脚手架与楼层墙体拉接牢固，拉结点设置距离为垂直3.6米（4米以内），水平5.4米（6米以内）。

8）承重关。荷载不得超过规定，在脚手架上堆砖，只允许单行侧摆3层。

9）上下关。工人安全上下、安全行走必须走斜道和阶梯，严禁施工人员翻爬脚手架。

10）雷电关。脚手架高于周围避雷设施的必须安装避雷针，接地电阻不得大于10欧姆。在带电设备附近搭拆脚手架时应停电进行。或者遵守下列规定：严禁跨越35千伏及以上带电设备；1千伏及以下，水平和垂直距离不应小于4米；1～10千伏的，为6米。

11）挑别关。对特殊架子的挑梁、别杆是否符合规定，必须认真检查和把关。

12）检验关。架子搭好后必须经过有关人员检查验收合格才能上架操作。要加强使用过程中的检查，分层搭设、分层验收和分层使用，发现问题及时加固。大风、大雨、大雪后也要认真检查。

6. 施工现场机动车驾驶员安全要求

（1）"十慢"

即起步慢、转弯慢、下坡慢、倒车慢、过桥慢、交会车慢、交叉路口慢、视线不良慢、雨雪路滑慢、挂有拖车慢。

（2）"十不准"

即不准超载、不准抢挡、不准高速行驶、不准酒后驾驶、开车时不准吃东西、开车不准与他人谈话、人货不准混装、视线不清不准倒车、不准非驾驶人员开车、行驶中不准跳上跳下。

（3）"十不开"

即车辆有"病"不开车、车门不关好不开车、人没坐稳不开车、货物没有装好不开车、跳脚板上站人不开车、翻斗不装好不开车、装运货物超高超长没有安全措施不开车、装运危险品违反安全标准不开车、"三照"不全不开车、学员没有教练带领不开车。

（4）"七好"

即刹车好、灯光好、喇叭好、信号标志好、车辆保养好、规程规则遵守好、安全措施执行好。

【案例】

事故经过：

2006年3月7日，北京市某工程项目进行脚手架搭设作业。作业中，作业人员宋某在脚手架上进行脚手板铺设作业。10时46分，塔吊将一摞脚手板吊运到脚手架上。宋某在摘除吊点的卡环过程中，身体失稳，由于当时宋某身上所佩戴的安全带没有进行拴挂，不慎从落差12米的脚手架上坠落到地面。现场人员急忙将宋某送往医院，但是因伤势严重，经抢救无效死亡。

事故原因：

1. 造成事故的直接原因

宋某违反了《北京市建筑工程施工安全操作规程》中高处作业必须佩戴安全带并与已

搭好的立、横杆挂牢的规定，作为专业脚手架施工人员，在实际作业中，虽然佩戴了安全带，却没有将安全带拴挂，以至于当身体失稳发生坠落时安全带不能起到保护作用。

2. 造成事故的间接原因

一是施工单位没有严格履行对分包单位安全施工的监督管理、安全检查的职责，使得分包单位现场安全管理不到位的情况和作业人员违章行为没有及时被发现和制止。

二是劳务分包单位没有履行安全职责，未将该单位作业人员安全教育落实到位，使得作业人员安全意识淡薄，不能自觉遵守安全操作规程，导致违章作业。

事故教训：

这起事故的发生，主要是宋某的疏忽大意和违章行为造成的，身处高处作业，所佩戴的安全带却没有进行拴挂，结果不慎从落差12米的脚手架上坠落到地面。

对于施工作业人员的违章行为，必须严格规章制度，提高违章成本。治理建筑施工现场的违章行为需用严格的制度来约束。企业负责人要充分认识到其危害的严重性，要有决心通过一定的奖惩措施，通过大幅度地提高违章成本，通过抓典型树标兵等形式提高作业人员的安全生产意识。要使企业所有人都意识到，违章是得不偿失的，违章是必受到惩罚的，从制度上杜绝一部分人的侥幸心理。提高违章成本可以从经济层面上断绝部分项目经理、分包负责人的违章冒险意识，一些具有承包性质的项目经理、分包负责人"经济意识"太强，总爱算经济账，觉得安全投入耗费资金，喜欢冒险蛮干，只有加大违章的成本，大到使他们承担不起才行，以杜绝他们的冒险念头。同时辅以一定的管理、技术手段，例如没有登高架设上岗证的人员严禁从事登高架设作业，未经现场安全人员同意不准擅自拆除安全防护设施，施工作业区设置规范畅通的安全通道，每天上班前对所有高处作业人员的劳动防护用品穿戴情况进行专项检查等，对于高处作业所佩戴的安全带不进行拴挂的行为严格处罚。通过这些措施，促进建筑施工的安全。

第八节　矿山事故预防

一、矿工安全须知

1. 矿工下井安全要求

（1）煤矿是高危行业，矿工入井前要吃好、睡好、休息好，千万不能喝酒，以保持精力充沛。

（2）明火和静电可导致瓦斯爆炸及火灾，不能穿化纤衣服和携带香烟及点火物品下井。

（3）入井前要随身佩戴矿灯、安全帽，携带自救器，配备不齐或设备不完好不能入井

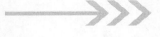

工作。

（4）携带锋利工具时，要套好护套，防止伤人。

（5）通过班前会可了解工作地点的安全生产情况，明确安全注意事项，掌握防范措施，保证作业安全，因此要按时参加班前会。

（6）自觉遵守《入井检身制度》，听从指挥，排队入井，接受检身。

2．矿井下乘车与行走安全要求

（1）上下井乘罐、乘车、乘皮带要听从指挥，不能嬉戏打闹、抢上抢下。

（2）要按照定员乘罐、乘车，并关好罐笼门、车门，挂好防护链。不能在机车上或两车厢之间搭乘。

（3）人货混装十分危险，不要乘坐已装物料的罐笼、矿车和皮带。

（4）开车信号已发出和罐笼、人车没有停稳时，严禁上下。

（5）运送火工品时，要听从管理人员安排，千万不能与上下班人员同时乘罐、乘车。

（6）乘罐、乘车、乘皮带行驶途中，不能在罐内、车内躺卧和打瞌睡，不能将头、手脚和携带的工具伸到罐笼和车辆外面；不能在皮带上仰卧、打瞌睡和站立、行走，不能用手扶皮带侧帮。

（7）乘坐"猴车"（无级绳绞车）时，不许触摸绳轮，做到稳上、稳下。

（8）在巷道中行走时，要走人行道，不在轨道中间行走，不随意横穿电机车轨道、绞车道。携带长件工具时，要注意避免碰伤他人和触及架空线。当车辆接近时，要立即进入躲避硐室暂避。

（9）在横穿大巷，通过弯道、交叉口时，要做到"一停、二看、三通过"；任何人都不能从立井和斜井的井底穿过；在兼作行人的斜巷内行走时，按照"行人不行车，行车不行人"的规定，不要与车辆同行。

（10）钉有栅栏和挂有危险警告牌的地点十分危险，不能擅自进入；爆破作业经常伤人，不可强行通过爆破警戒线，进入爆破警戒区。

（11）严禁扒车、跳车和乘坐矿车，严禁在刮板输送机上行走；在带式输送机巷道中，不能钻过或跨越输送带。

二、矿井下发生事故的应急措施

1．井下火灾的应急对策

（1）井下火灾后果十分严重，会造成重大人员伤亡和财产损失，还会引发瓦斯、煤尘爆炸，导致灾害进一步扩大。应十分注意矿井火灾的防范：一是不能在井下用灯泡取暖和使用电炉、明火；二是在没有得到批准的情况下，不得从事电、气焊作业；三是不能将剩油、废油随意泼洒，也不能将用过的棉纱、布头和纸张等易燃物品随意丢弃。

（2）火灾发生初期是灭火的最好时机，因而应主动学会使用灭火器具，掌握灭火知识。在发生火灾时，若火势不大，可直接组织身边人员灭火；若火灾范围大或火势太猛，现场人员无力抢救、自身安全受到威胁时，应迅速戴好自救器撤离灾区或根据领导指示行事。

2．矿井水灾的预防

（1）矿井水灾事故是煤矿五大自然灾害之一，也会造成人员的重大伤亡。当观察到以下一种或几种征兆时，必须停止作业，判明情况，立即向领导或调度室报告，并从受水害威胁的区域撤出。水灾的征兆是：工作面变得潮湿，顶板滴水、淋水，岩石膨胀，底鼓，矿压增大，片帮冒顶，支架变形，有水叫声，煤层挂汗、挂红，工作面有害气体增加、有时带有臭鸡蛋味等。

（2）探水作业经常会发生意外，进行探水作业时，要预先开好躲避硐，加强支护，规定好联络信号和避灾路线，并经常检查瓦斯浓度。当钻进中遇到异常情况时，不要轻易移动或拔出钻杆、擅自放水，要及时向领导或调度室汇报，情况危急时，要立即撤出。

3．矿井下发生事故的紧急避灾措施

（1）有效的自救和互救可减少事故伤亡，挽救自己和他人的生命，因而要主动学习和掌握矿井灾害预防知识和自救、互救知识，熟悉井下避灾路线。

（2）发生事故后，及时报警可增加获救的机会、赢得抢救的时间。在事故发生后，要充分利用附近的电话或派出人员迅速将事故情况向领导或调度室汇报。

（3）避灾过程中，要保持镇静、沉着应对，不要惊慌、不要乱喊乱跑；要遵守纪律，听从指挥，决不可单独行动。

（4）紧急避灾撤离事故现场时，要迎着风流向进风井口撤离，并在沿途留下标记。

（5）无法安全撤离灾区时，要迅速进入预先构筑的躲避硐室或其他安全地点暂避，在硐室外留下明显标记，并不时敲打轨道或铁管发出求救信号。撤离路线被封堵时，不要冒险闯过火区或游过被水封堵的通道。

（6）抢救窒息或心跳呼吸骤停的伤员时，要先复苏，后搬运；抢救出血的伤员时，要先止血，后搬运；抢救骨折的伤员时，要先固定，后搬运。

（7）正确避灾，可避免或减少人员伤亡：遇到瓦斯、煤尘爆炸事故时，要迅速背向空气震动的方向、脸向下卧倒，并用湿毛巾捂住口鼻，以防止吸入大量有毒气体；与此同时，要迅速戴好自救器，选择顶板坚固、有水或离水较近的地方躲避。

遇到火灾事故时，要首先判明灾情和自己的实际处境，能灭（火）则灭，不能灭（火）则迅速撤离或躲避、开展自救或等待救援。

遇到水灾事故时，要尽量避开突水水头；难以避开时，要紧抓身边的牢固物体并深吸一口气，待水头过去后开展自救和互救。

遇到煤与瓦斯突出事故时，要迅速戴好隔离式自救器、进入压风自救装置或进入避难硐室。

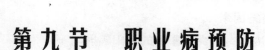

第九节 职业病预防

一、职业危害因素的种类

通常把在生产环境和劳动过程中存在的可能危害人体健康的因素，称为职业危害因素。职业病是指员工在生产劳动及其他职业活动中，接触职业危害因素而引起的疾病。

职业危害因素一般可以归纳为以下几个类型：

1．工作过程中产生的有害因素

（1）化学因素

1）生产性毒物。生产性毒物主要包括铅、锰、铬、汞、有机氯农药、有机磷农药、一氧化碳、二氧化碳、硫化氢、甲烷、氨、氮氧化物等。接触或在这些毒物的环境中作业，可能引起多种职业中毒，如汞中毒、苯中毒等。

2）生产性粉尘。生产性粉尘主要包括滑石粉尘、铅粉尘、木质粉尘、骨质粉尘、合成纤维粉尘。长期在这类生产性粉尘的环境中作业，可能引起各种尘肺，如石棉肺、煤肺、金属肺等。

（2）物理因素

1）异常气候条件。异常气候条件主要是指生产场所的气温、湿度、气流及热辐射。在高温和强烈热辐射条件下作业，可能引发热射病、热痉挛、日射病等。

2）异常气压。主要包括高气压和低气压。潜水作业在高压下进行，可能引发减压病；高山和航空作业，可能引发高山病或航空病。

3）噪声和振动。强烈的噪声作用于听觉器官，可引起职业性耳聋等疾病；长期在强烈振动环境中作业，会引起振动病。

4）辐射线。辐射线是指在工作环境中存在的红外线、紫外线、X射线、无线电波，可能引发放射性疾病。

（3）生物因素

附着于皮毛上的炭疽杆菌、蔗渣上的霉菌等。

2．工作组织中的有害因素

（1）工作组织和制度不合理，如不合理的作息制度等。

（2）精神（心理）性职业紧张。

（3）工作强度过大或生产定额不当，如安排的作业或任务与劳动者生理状况或体力不相适应。

（4）个别器官或系统过度紧张，如视力紧张等。

（5）长时间处于不良体位或使用不合理的工具等。

3. 生产环境中的有害因素

（1）自然环境中的因素，如炎热季节的太阳辐射。

（2）厂房建筑或布局不合理，如有毒与无毒的工段安排在同一车间。

（3）工作过程不合理或管理不当所致环境污染。

二、生产性毒物的危害及预防

1. 生产性毒物的产生

在生产过程中使用或产生的各种对人体有害的化学毒物称为生产性毒物。生产性毒物可能存在于生产过程的各个环节，生产中的原料、辅料、半成品、成品、副产品、废弃物等，都可能是生产性毒物的来源。

2. 生产性毒物对人体的危害

（1）毒物对人体危害的范围

生产性毒物可经皮肤、呼吸道或消化道进入人体，损害几乎所有的人体组织和器官，导致多种疾病甚至造成急性中毒死亡，而且有些可产生遗传后果。

1）神经系统：慢性中毒早期常见神经衰弱综合征和精神症状，一般为功能性改变，脱离接触后可逐渐恢复；铅、锰中毒可损伤运动神经、感觉神经，引起周围神经炎；震颤常见于锰中毒后遗症或急性一氧化碳中毒后遗症；重症中毒时可引发脑水肿。

2）呼吸系统：一次吸入某些气体可引起窒息，长期吸入刺激性气体能引起慢性呼吸道炎症，可出现鼻炎、咽炎、气管炎等上呼吸道炎症。吸入大量刺激性气体可引起严重的呼吸道病变，如化学性肺水肿和肺炎。

3）血液系统：许多毒物对血液系统能够造成损害。根据不同的毒物作用，常表现为贫血、出血、溶血、高铁血红蛋白以及白血病等。铅可引起低血色素贫血；苯及三硝基甲苯等毒物可抑制骨髓的造血功能，表现为白细胞和血小板减少，严重者可发展为再生障碍性贫血；一氧化碳与血液中的血红蛋白结合可形成碳氧血红蛋白，使组织缺氧。

4）消化系统：汞盐、砷等毒物经口进入人体时，可出现腹痛、恶心、呕吐与出血性肠胃炎；铅及铊中毒时，可出现剧烈、持续性的腹绞痛，并有口腔溃疡、牙龈肿胀、牙齿松动等症状；长期吸入酸雾，可导致牙釉质破坏、脱落，称为酸蚀症；吸入大量氟气，牙齿上将会出现棕色斑点，牙质脆弱，称为氟斑牙；许多损害肝脏的毒物，如四氯化碳、溴苯、三硝基甲苯等，可引起急性或慢性肝病。

5）泌尿系统：汞、铀、砷化氢、乙二醇等可引起中毒性肾病，如急性肾功能衰竭、肾病综合征和肾小管综合征等。

6）其他：生产性毒物还可引起皮肤、眼睛、骨骼病变。许多化学物质可引起接触性皮炎、毛囊炎；接触铬、铍的工人，皮肤易发生溃疡；如长期接触焦油、沥青、砷等可引起皮肤黑变病，并可诱发皮肤癌；酸、碱等腐蚀性化学物质可引起刺激性眼炎，严重者可引起化学性灼伤；溴甲烷、有机汞、甲醇等中毒，可导致视神经萎缩，以至失明；有些工业毒物还可诱发白内障。

（2）职业中毒的类型

职业中毒是指在劳动生产过程中，由于接触生产性毒物而引起的中毒，称为职业中毒。

按接触毒物时间的长短、剂量大小和发病缓急的不同，职业中毒表现为急性、亚急性和慢性3种类型。

1）急性中毒：短时间内大量毒物侵入人体引起的中毒称为急性中毒。

2）慢性中毒：长期吸收小剂量毒物引起的中毒称为慢性中毒。

3）亚急性中毒：介于急性中毒和慢性中毒之间的，在较短时间内吸收较大剂量毒物引起的中毒称为亚急性中毒。

（3）常见的职业中毒

常见的职业中毒包括：

1）一氧化碳中毒。熔炼金属过程中，可发生一氧化碳中毒。

2）苯中毒。喷涂所使用的油漆中含有苯，如果通风不良或无吸尘吸毒装置，容易造成苯中毒。

3. 预防措施

（1）消除毒物

从生产工艺流程中消灭有毒物质，用无毒物或低毒物代替有毒原料，改革能产生有害因素的工艺过程，改造技术设备，实现生产的密闭化、连续化、机械化和自动化，使作业人员脱离或减少直接接触有害物质的机会。

（2）密闭、隔离有害物质污染源，控制有害物质逸散

对逸散到作业场所的有害物质采取通风措施，控制有害物质的飞扬、扩散。

（3）加强个人防护

在存在有毒有害物质的作业场所作业，应使用防护服、防护面具、防毒面罩、防尘口罩等个人防护用品。

（4）提高机体抗御力

对于在有害物质作业场所作业的人员，应享受必要的保健待遇，并且作业人员应加强营养和锻炼。

（5）加强对有害物质的监测，控制有害物质的最高浓度，使之低于国家有关标准。

（6）对接触有害物质的人员定期进行健康检查，必要时实行转岗、换岗作业。

（7）加强对有毒有害物质及预防措施的宣传教育，建立健全安全生产责任制、卫生责任制和岗位责任制。

三、生产性粉尘的危害及预防

粉尘是长时间漂浮于空气中的固体颗粒。在生产过程中产生的粉尘称为生产性粉尘。

1. 生产性粉尘的产生

在生产过程中，产生粉尘的作业很多，主要有型砂调制、制型、铸件打箱和清理作业，机加工的打磨作业，焊接作业，煤传输和加热作业等。

2. 生产性粉尘的危害

（1）对人体的危害

长期接触生产性粉尘的作业人员，因吸入粉尘，使肺内粉尘的积累逐渐增多，当达到一定数量时即可引发尘肺病。尘肺是生产性粉尘对人体的最主要的危害之一，长期吸入游离二氧化硅粉尘可引发矽肺，长期吸入金属性粉尘，如锰尘等，可引发锰肺等各种金属肺；长期接触生产性粉尘还可引发鼻炎、咽炎、支气管炎等呼吸道疾病以及皮肤黏膜损害、皮疹、皮炎、结膜炎。吸入有害物质粉尘还可引起急性或慢性职业中毒，例如，焊接作业长期吸入锰尘，可引发锰中毒，铅熔炼作业人员易引发铅中毒等。

（2）对生产的危害

作业场所空气中的粉尘附着于高级精密仪器、仪表，可使这些设备的精确度下降；附着于机器设备的传动、运转部位，会使磨损加剧，使设备使用寿命缩短；粉尘可以使某些化工产品、机械产品、电子产品（如油漆、胶片、微型轴承、电动机、集成电路等）质量下降；使人在生产过程中视线受影响，降低工作效率。

（3）对环境的危害

漂浮于空气中的粉尘可使其他有害物质附着其上，形成严重的大气污染。被生物体吸入可引起各种疾病；文物、古迹、建筑物表面会被腐蚀、污染。另外，大量粉尘悬浮于空气中，可降低大气的可见度，促使烟雾形成，使太阳的热辐射受到影响。

（4）对经济效益的影响

主要表现为使产品质量降低，产品合格率降低；因机器、设备使用寿命缩短，使固定资产投入增加，产品成本上升，市场竞争力减弱；使因粉尘而导致的职业病病人丧失工作能力，医药费用、护理费用、保健福利性费用支出增加；在高浓度粉尘作业场所工作，操作者对健康的担心会使心理负担加重，较之正常情况下较早地失去工作能力，使企业培养技术人员周期加快，培训费用投入增大，同时造成劳动生产率的不稳定。

3. 防尘措施

（1）工艺改革

以低粉尘、无粉尘物料代替高粉尘物料，以不产尘设备、低产尘设备代替高产尘设备，是减少或消除粉尘污染的根本措施。

（2）密闭尘源

使用密闭的生产设备或者将敞口设备改成密闭设备，这是防止和减少粉尘外逸，减少作业场所空气污染的重要措施。

（3）通风排尘

设备无法密闭或密闭后仍有粉尘外逸时，要采取通风的方法，将产尘点的含尘气体直接抽走，确保作业场所空气中的粉尘浓度符合国家卫生标准。

（4）个人防护措施

在粉尘无法控制或在高浓度粉尘环境中作业时，必须合理、正确使用防尘口罩、防尘服等劳动防护用品及用具。

（5）卫生保健措施

定期对接尘人员进行体检，对从事特殊作业的人员应发放保健津贴，有作业禁忌证的人员不得从事接尘作业。

（6）维护检查

加强对在用的各种除尘设备的检查、维护，确保设备良好、高效运行。

四、生产性噪声的危害及预防

在生产中，由于机器转动、气体排放、工件撞击与摩擦等所产生的噪声称为生产性噪声。噪声对人体也会产生危害，从业人员在生产作业过程中会受到生产性噪声的侵害。因此，掌握一些噪声的知识有利于保障从业人员的健康。

1. 生产性噪声的分类和危害

（1）噪声的分类

1）空气动力性噪声，如各种风机噪声、燃气轮机噪声、高压排气锅炉放空时产生的噪声。

2）机械性噪声，如织布机噪声、球磨机噪声、剪板机噪声、机床噪声等。

3）电磁性噪声，如发电机噪声、变压器噪声等。

（2）噪声对人体的危害

1）损害听觉。短时间暴露在噪声中，可引起以听力减弱、听觉敏感性下降为主要表现特征的听觉疲劳。长期在高强度噪声环境中作业，可引起永久性耳聋。

2）引起各种病症。长时间接触高声级噪声，除会引起职业性耳聋外，还可引发消化不良、食欲不振、恶心、呕吐、头痛、心跳加快、血压升高、失眠等全身性病症。

3）引起事故。强烈噪声可导致某些机器、设备、仪表的损坏或精度下降；在某些场所，强烈的噪声可掩盖警告声响，引起设备损坏或人员伤亡事故。

（3）产生噪声的主要场所

铸造车间、锻造车间、打磨车间、冲压车间等，这些车间的噪声一般都比较高，超过了85分贝。

2. 预防噪声危害的措施

（1）消声

控制和消除噪声源是控制和消除噪声的根本措施。改革工艺过程和生产设备，以低声或无声设备或工艺代替产生强噪声的设备和工艺，使噪声源远离工人作业区和居民区，均是控制噪声的有效手段。

（2）控制噪声的传播

用吸声材料、吸声结构和吸声装置将噪声源封闭，防止噪声传播，常用的吸声装置有隔声墙、隔声罩、隔声地板、隔声门窗等。用吸声材料铺装室内墙壁或悬挂于室内空间，可以吸收辐射和反射的声能，降低传播中噪声的强度，常用的吸声材料有玻璃棉、矿渣棉、毛毡、泡沫塑料、棉絮等。合理规划厂区、厂房，在有强烈噪声的生产作业场所周围，应设置良好的绿化防护带，车间墙壁、顶面、地面等应设吸声材料。

（3）采取合理的防护措施

合理使用耳塞。根据耳道大小选择合适的耳塞，可使噪声声级降低 30～40 分贝，对高频噪声的阻隔效果更好。

合理安排工作时间。在工作中穿插休息时间，在休息时间离开噪声环境，限制噪声环境中的工作时间，均可减轻噪声对人体的危害。

（4）卫生保健措施

接触噪声的人员应进行定期体检。以听力检查为重点，对于已出现听力下降者，应加以治疗和观察，重患者应调离原工作岗位。就业前体检或定期体检中发现有明显的听觉器官疾病、心血管病、神经系统器官性疾病者，不得参加需接触强烈噪声的工作。

五、振动作业的危害及预防

在生产过程中，按振动作用于人体的方式，可将其分为局部振动和全身振动。有些工种所受的振动以局部振动为主，有些工种所受的振动以全身振动为主，有些工种作业则同时受两种振动的作用。局部振动是生产中最常见和危害性较大的振动。

1．生产性振动源及其危害

（1）生产性振动源

在生产过程中，由于设备运转、撞击或运输工具行驶等产生的振动称为生产性振动。生产过程中经常接触的振动源有：

1）捶打工具，如锻造机、冲压机、空气锤等。

2）电动工具，如电钻、冲击钻、砂轮、电锤等。

（2）生产性振动对人体的危害

1）局部振动对人体的危害

①神经系统。表现为大脑皮层功能下降，条件反射潜伏期延长或缩短，皮肤感觉迟钝，触觉、温热觉、痛觉、振动觉功能下降等。

②心血管系统。出现心动过缓、窦性心律不齐、传导阻滞等病症。

③肌肉系统。出现握力下降、肌肉萎缩、肌纤维颤动和疼痛等症状。

④骨组织。可引起骨和关节改变，出现骨质增生、骨质疏松、关节变形、骨硬化等病症。

⑤听觉器官。表现为听力损失和语言能力下降。

2）全身振动对人体的危害。全身振动常引起足部周围神经和血管变化，出现足痛、易疲劳、腿部肌肉触痛等病症，还常引起脸色苍白、出冷汗、恶心、呕吐、头痛、头晕、食欲不振、胃机能障碍、肠蠕动不正常等病症。

2．防止振动危害的措施

（1）局部振动的减振措施

1）改革工艺，用液压机、焊接和高分子粘连工艺代替铆接工艺，用液压机代替锻压机等，可以大大减少振动的发生源。

2）改革工作制度，专人专机，合理使用减振劳动防护用品。

3）建立合理的劳动制度，限制作业人员每日接触振动的时间。

（2）全身振动的减振措施

1）在有可能产生较大振动设备的周围设置隔离地沟，衬以橡胶、软木等减振材料，以确保振动不外传。

2）对振动源采取减振措施，如用弹簧等减振阻尼器，减小振动的传递距离；给汽车等运输工具的座椅加泡沫垫等，以减弱运行中由各种振源传来的振动。

3）利用尼龙机件代替金属机件，可降低机器的振动。

4）及时检修机器，可以防止因零件松动而引起的振动。消除机器运行中的空气流和涡流等也可减小振动。

六、高温作业的危害及预防

工作地点气温在30℃以上、相对湿度为80%以上的作业，或工作地点气温高于夏季室外通风设计气温2℃以上且伴有强烈热辐射的作业，均属于高温强热辐射作业。

1．高温作业及对人体的危害

（1）高温源

在机械制造行业的某些生产工艺中，由于需要提供热源才能生产，因此产生了高温作业。产生高温的作业场所有铸造车间、锻造车间、热处理车间。

（2）高温作业对人体的危害

1）对循环系统的影响。高温作业时，皮肤血管扩张，大量出汗使血液浓缩，易使心脏活动增加、心跳加快、血压升高、心血管负担增加。

2）对消化系统的影响。高温对唾液分泌有抑制作用，并可使胃液分泌减少，胃蠕动减慢，造成食欲不振；大量出汗和氯化物的丧失也可使胃液酸度降低，易造成消化不良；此外，高温可使小肠的运动减慢，形成其他胃肠道疾病。

3）对泌尿系统的影响。高温下，人体的大部分体液由汗腺排出，从而使尿液浓缩，肾脏负担加重。

4）神经系统。在高温及热辐射作用下，肌肉的工作能力，动作的准确性、协调性、反应速度及注意力均会降低。

2. 防暑降温的主要措施

（1）宣传教育

教育员工遵守高温作业安全规程和卫生保健制度。

（2）制定合理的劳动休息制度

高温下作业应尽量缩短工作时间，可采取小换班、增加工作休息次数、延长午休时间等方法。休息地点应远离热源，并应备有清凉饮料、风扇、洗澡设备等。有条件的可在休息室安装空调或采取其他防暑降温措施。

（3）改革工艺过程

合理设计或改革生产工艺过程，改进生产设备和操作方法，尽量实现机械化、自动化、仪表控制，消除高温和热辐射对人体的危害。

（4）隔热

以水隔热效果最好，能最大限度地吸收辐射热。利用石棉、玻璃纤维等导热系数小的材料包敷热源也有较好的隔热效果。

（5）通风

利用自然通风或机械通风的方法，交换车间内外的空气。

（6）供给含盐饮料

在高温作业时，作业人员要饮用足量合乎卫生要求的含盐饮料，以补充人体所需的水分和盐分。

（7）发放保健食品

高温环境下作业，能量消耗增加，应相应地增加蛋白质、热量、维生素等的摄入，以减轻疲劳，提高工作效率。

（8）加强个人防护

高温作业的工作服应结实、耐热、宽大、便于操作。应按不同作业需要，及时供给工作帽、防护眼镜、隔热面罩、隔热靴等。

（9）医疗预防

高温作业人员应进行就业前和入暑前体检。凡患有心血管疾病、高血压、溃疡病、肺气肿、肝病、肾病等疾病的人员，不宜从事高温作业。

七、电磁辐射的危害及预防

1. 电磁辐射的分类

电磁辐射以电磁波的形式在空间向四周传播，具有波的一般特征。电磁辐射的波谱很宽，按其生物学作用的不同，分为非电离辐射和电离辐射。

（1）非电离辐射

包括紫外线、可见光、红外线、激光和射频辐射。

（2）电离辐射

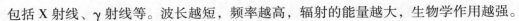

包括 X 射线、γ 射线等。波长越短，频率越高，辐射的能量越大，生物学作用越强。

2．电磁辐射的危害

（1）非电离辐射

1）射频辐射。一般来说，射频辐射对人体的影响不会导致组织器官的器质性损伤，主要引起功能性改变，并具有可逆性特征。在停止接触数周或数月后往往可恢复，但在大强度长期辐射作用下，对心血管系统的症候持续时间较长，并有进行性倾向。微波作业对健康的影响是出现中枢神经系统和植物神经系统功能紊乱，以及心血管系统的变化。

2）红外线。红外线能引发白内障，灼伤视网膜。其影响在电气焊、熔吹玻璃、炼钢等作业工人中多有发生。红外线引起的职业性白内障已列入职业病名单。

3）紫外线。强烈的紫外线辐射作用可引起皮炎，表现为弥漫性红斑，有时可出现小水疱和水肿，并有发痒、烧灼感。皮肤对紫外线的感受性存在明显的个体差异。除机体本身因素外，外界因素的影响会使敏感性增加。例如，皮肤接触沥青后经紫外线照射，能产生严重的光感性皮炎，并伴有头痛、恶心、体温升高等症状；长期受紫外线作用，可发生湿疹、毛囊炎、皮肤萎缩、色素沉着，甚至可诱发皮肤癌。作业场所比较多见的是紫外线对眼睛的损伤，即电光性眼炎。

4）激光。激光对人体的危害主要是它的热效应和光化学效应造成的。激光对健康的影响主要是对眼部的影响和对皮肤造成损伤。被机体吸收的激光能量转变成热能，在极短时间内（几毫秒）使机体组织局部温度升得很高（200～1 000℃）。机体组织内的水分受热时骤然汽化，局部压力剧增，使细胞和组织受冲击波作用，发生机械性损伤。

眼部受激光照射后，可突然出现眩光感，视力模糊，或眼前出现固定黑影，甚至视觉丧失。

（2）电离辐射

电离辐射又称放射线，是一切能引起物质电离的辐射的总称。人体在短时间内受到大剂量电离辐射会引起急性放射病。长时间受超剂量照射将引起全身性疾病，出现头昏、乏力、食欲消退、脱发等神经衰弱症候群。受大剂量照射，不仅当时机体产生病变，而且照射停止后还会产生远期效应或遗传效应，如诱发癌症、后代患小儿痴呆症等。

电离辐射引起的职业病包括：全身性放射性疾病，如急、慢性放射病；局部放射性疾病，如急、慢性放射性皮炎及放射性白内障；放射所致远期损伤，如放射所致白血病。

列为国家法定职业病的有急性、亚急性、慢性外照射放射病，外照射皮肤疾病和内照射放射病、放射性肿瘤、放射性骨损伤、放射性甲状腺疾病、放射性性腺疾病、放射性复合伤和其他放射性损伤 11 种。

3．电磁辐射的防护

（1）非电离辐射的防护

1）对高频电磁场的防护，可以用铝、铜、铁等金属屏蔽材料来包围场源以吸收或反射场能。

2）对微波的防护，通常是敷设微波吸收器。同时，根据微波发射具有方向性的特点，作业人员的工作位置应尽量避开辐射流的正前方。

3）对激光的防护，应将激光束的防光罩与光束制动阀及放大系统截断器联锁。同时，激光操作间采光照明要好，工作台表面及室内四壁应用深色材料装饰，室内不宜放置反射、折射光束的设备和物品。

（2）电离辐射的防护

1）凡是接触电离辐射的新工人，一定要加强放射卫生防护的上岗培训。

2）在保证应用效果的前提下，尽量选用危害小的辐射源或者封隔辐射源，提高接收设备灵敏度以减少辐射源的用量。

3）采取包括屏蔽、加大接触距离、缩短接触时间等技术措施预防外照射危害。

4）采用净化作业场所空气等办法，尽量减少或杜绝放射性物质进入人体内，避免造成内照射危害。

5）佩戴并正确使用防护用品，主要是穿铜丝网制成的防护服，戴防护眼罩等。

第四章
工伤事故应急
与现场处置

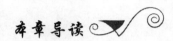本章导读

    在工伤事故发生后，事故应急救援体系能保证事故应急救援组织的及时出动，并针对性地采取救援措施，对防止事故的进一步扩大，减少人员伤亡和财产损失意义重大。 应急救援工作中一项重要任务是对发生事故的处理和人员的及时救护，特别是现场救护往往能为伤员争取最宝贵的"救命的黄金时刻"。 现场及时、正确的救护，为医院救治创造条件，能最大限度地挽救伤员的生命和减轻伤残。 对于企业员工而言，学习和了解一些基本的自救和救援常识，对于减轻事故后果，实施有效的救援非常必要。

    本章通过对事故应急救援与处置基础知识的讲解，让读者初步了解事故应急救援与处置程序，并具体讲述了几种常见的救护方法；以火灾、危险化学品泄漏、人员聚集场所疏散、自然灾害事故为例，讲述了在事故险情下如何避灾、逃生；通过具体方法的讲述，让读者能够掌握常见事故伤害发生时的急救措施。

第一节　事故应急救援与处置

所谓应急救援与处置，是指为消除、减少事故危害，防止事故扩大或恶化，最大限度地降低事故造成的损失或危害而采取的救援措施或行动。

企业员工掌握一定的应急救援知识，对于处理紧急事故，防止和减少伤亡事故有重要的意义。企业在日常安全生产教育培训中，要给员工介绍该单位危险源的位置，可能发生事故的类型、事故后果的严重程度、事故救援的程序及方法等，并组织员工进行事故应急演练。

一、事故应急救援与处置程序

1. 发现紧急情况后，事故现场人员应立即上报单位领导，如事态严重，应直接拨打相关电话报警。

2. 立即疏散事故现场人员。

3. 实施警戒治安，避免无关人员进入现场。

4. 立即采取现场行之有效的救护措施对受伤人员实施救护和对事态进行控制。

5. 及时将受伤人员送医院救治。

6. 及时报告有关救援部门。

二、受伤人员的伤情判断

1. 有无意识

判断：受伤人员对于问话、拍打肩膀、紧捏手指等刺激均无反应，说明已无意识。

措施：无意识时必须呼救并实施急救措施。

2. 有无呼吸

判断：目测受伤人员胸部的起伏情况，用耳朵测听呼吸。

措施：保持呼吸道畅通，如果呼吸停止，必须马上进行人工呼吸。

3. 有无脉搏

判断：测试脉搏时应将指尖轻轻放在受伤人员的颈动脉或股动脉处。

措施：若感觉不到脉搏，则需立即进行胸外心脏按压。

4. 有无大出血

判断：动脉出血时，血液呈喷射状，血色鲜红，危险性大；静脉出血时，血流较缓慢，血色暗红，呈持续状；毛细血管出血时，血色鲜红，从伤口处渗出，常自动凝固而止血，危险性较小。

措施：必须采取措施立即止血。

三、几种常见的救护方法

1. 心肺复苏

心肺复苏（CPR）是针对骤停的心跳和呼吸采取的"救命技术"。

其救护对象为意外事件中心跳和呼吸停止的伤员或病人，而非心肺功能衰竭或绝症终期病患。

实施心肺复苏的具体步骤：

（1）判断患者有无意识

轻拍伤员的肩部，并大声呼喊，如果伤员没有反应（如睁眼、说话、肢体活动等），说明没有意识。

（2）明确抢救的体位

伤员正确的抢救体位是水平仰卧位，即伤员平卧，头、颈、躯干不扭曲，两上肢放在躯干旁边；抢救者应跪在伤员肩部上侧，这样不需要移动自己膝部，就可依次进行人工呼吸和胸外心脏按压。

（3）保持伤员呼吸道畅通

解开伤员的领带、衣扣。救护人一手压额，使伤员头部后仰，另一只手的食指、中指置于下颌骨下方。

将颏部向前抬起，使咽喉和气道在一条水平线上。清除伤员口鼻内的污物、土块、痰、涕、呕吐物，使呼吸道通畅。必要时嘴对嘴吸出伤员口鼻中阻塞的痰和异物。

（4）判断伤员的呼吸（要在3～5秒内完成）

看胸部有无起伏，听有无出气声音，用脸感觉有无气流拂面。如无呼吸，立即进行人工呼吸。

（5）人工呼吸

保持伤员的气道畅通。用压前额的那只手的拇指、食指捏紧伤员的鼻孔，另一只手托下颌。如果伤员的牙关紧闭或口腔严重受伤，可用一只手使伤员的口紧闭，做口对鼻人工呼吸。一次吹气完毕后，救护者与伤员的口脱开，并吸气准备第二次吹气。

按以上步骤反复进行，吹气频率为12～15次/分钟。

（6）判断伤员脉搏

若有脉搏，继续做人工呼吸；若无脉搏，进行胸外心脏按压。

（7）胸外心脏按压

将一只手的掌根按在伤员胸骨中下切迹上，两指平放在胸骨正中部位，另一只手压在该手的手背上，双手手指均应翘起不能平压在胸壁上，双肘关节伸直，利用体重和肩臂力量垂直向下挤压。使胸骨下陷4厘米左右，略停顿后在原位放松，但手掌根不能离开胸壁定位点。

单人抢救时，每按压 30 次后吹气 2 次，反复进行；双人抢救时，每按压 5 次后由另一人吹气 1 次，反复进行。

2．止血方法

当一个人一次失血量不超过血液总量的 10% 时，对健康无明显影响，并且失去的血量能很快恢复；当失血量超过 30% 时，就可能危及生命。

（1）毛细血管出血

血液从伤口渗出，出血量少，色红，危险性小，只需要在伤口处盖上消毒纱布或干净手帕等，扎紧即可止血。

（2）静脉出血

血色暗红，缓慢不断流出。一般抬高出血肢体以减少出血，然后在出血处放几层纱布，加压包扎即可止血。

（3）动脉出血

血色鲜红，出血来自伤口的近心端，呈搏动性喷血，出血量多，速度快，危险性大。动脉出血时一般采用间接指压法止血。即在出血动脉的近心端用手指把动脉压在骨面上，予以止血。

3．骨折急救

骨折急救是指在骨折发生后进行的及时处理，包括检查诊断和必要的临时措施。正确的急救措施可有效减轻伤员的痛苦，并为医生的救护争取宝贵的时间。

现场处理方法如下：

肢体骨折可用夹板、木棍、竹竿等将断骨上、下方 2 个关节固定，若无固定物，则可将受伤的上肢绑在胸部，将受伤的下肢同健肢一并绑起来，避免骨折部位移动，以减少疼痛，防止伤势恶化。

开放性骨折且伴有大量出血者，先止血，再固定，并用干净布片或纱布覆盖伤口，然后速送医院救治，切勿将外露的断骨推回伤口内。

若在包扎伤口时骨折端已自行滑回创口内，则到医院后，须向负责医生说明，提请注意。

如有颈椎损伤，则使伤员平卧后，将沙土袋（或其他代替物）放置在头部两侧以使颈部固定不动。

腰椎骨折应使伤员平卧在硬木板（或门板）上，并将腰椎躯干及两下肢一起进行固定，预防瘫痪。搬运时应数人合作，保持平稳，不能扭曲。平地搬运时伤员头部在后，上楼、下楼、下坡时头部在上，搬运中应严密观察伤员，防止伤情突变。

第二节　避险与逃生

一、火灾时的避险与逃生

火灾的发生往往是瞬间的、无情的，如何提高自我保护能力，从火灾现场安全撤离，成为减少火灾事故中人员伤亡的关键。因此，多掌握一些自救与逃生的知识、技能，把握住脱险时机，就会在困境中拯救自己或赢得更多等待救援的时间，从而获得第二次生命。

1．遇到火情时的对策

（1）火势初期，如果发现火势不大，未对人与环境造成很大威胁，其附近有消防器材，如灭火器、消防栓、自来水等，应尽可能地在第一时间将火扑灭，不可置小火于不顾而酿成火灾。

（2）当火势失去控制，不要惊慌失措，应冷静机智地运用火场自救和逃生知识摆脱困境。心理的恐慌和崩溃往往使人丧失绝佳的逃生机会。

2．建筑物内发生火灾时如何避险与逃生

（1）火灾现场的自救与逃生

1）沉着冷静，辨明方向，迅速撤离危险区域。突遇火灾，面对浓烟和大火，首先要使自己保持镇静，迅速判断危险地点和安全地点，果断决定逃生的办法，尽快撤离险地。如果火灾现场人员较多，切不可慌张，更不要相互拥挤、盲目跟从或乱冲乱撞、相互践踏，造成意外伤害。

撤离时要朝明亮或外面空旷的地方跑，同时尽量向楼梯下面跑。进入楼梯间后，在确定下楼层未着火时，可以向下逃生，而决不应往上跑。若通道已被烟火封阻，则应背向烟火方向离开，通过阳台、气窗、天台等往室外逃生。如果现场烟雾很大或断电，能见度低，无法辨明方向，则应贴近墙壁或按指示灯的提示，摸索前进，找到安全出口。

2）利用消防通道，不可进入电梯。在高层建筑中，电梯的供电系统在火灾时随时会断电，或因强热作用使电梯部件变形而"卡壳"将人困在电梯内，给救援工作增加难度；同时，由于电梯井犹如贯通的烟囱般直通各楼层，有毒的烟雾极易被吸入其中，人在电梯里随时会被浓烟毒气熏呛而窒息。因此，火灾时千万不可乘普通的电梯逃生，而是要根据情况选择进入相对较为安全的楼梯、消防通道、有外窗的通廊。此外，还可以利用建筑物的阳台、窗台、天台屋顶等攀到周围的安全地点。

如果逃生要经过充满烟雾的路线，为避免浓烟呛入口鼻，可使用毛巾或口罩蒙住口鼻，同时使身体尽量贴近地面或匍匐前行。烟气较空气轻而飘于上部，贴近地面撤离是避免烟气吸入、滤去毒气的最佳方法。穿过烟火封锁区，应尽量佩戴防毒面具、头盔、阻燃

隔热服等护具，如果没有这些护具，可向头部、身上浇冷水或用湿毛巾、湿棉被、湿毯子等将头、身体裹好，再冲出去。

3）寻找、自制有效工具进行自救。有些建筑物内设有高空缓降器或救生绳，火场人员可以通过这些设施安全地离开危险的楼层。如果没有这些专门设施，而安全通道又已被烟火封堵，在救援人员还不能及时赶到的情况下，可以迅速利用身边的绳索或床单、窗帘、衣服等自制成简易救生绳，有条件的最好用水打湿，然后从窗台或阳台沿绳缓滑到下面楼层或地面；还可以沿着水管、避雷线等建筑结构中的凸出物滑到地面安全逃生。

4）暂避较安全场所，等待救援。假如用手摸房门已感到烫手，或已知房间被大火或烟雾围困，此时切不可打开房门，否则火焰与浓烟会顺势冲进房间。这时可采取创造避难场所、固守待援的办法。首先应关紧迎火的门窗，打开背火的门窗，用湿毛巾或湿布条塞住门窗缝隙，或者用水浸湿棉被蒙上门窗，并不停泼水降温，同时用水淋透房间内可燃物，防止烟火渗入，固守在房间内，等待救援人员到达。

5）设法发出信号，寻求外界帮助。被烟火围困暂时无法逃离的人员，应尽量站在阳台或窗口等易于被人发现和能避免烟火近身的地方。在白天，可以向窗外晃动鲜艳衣物，或向外抛轻型晃眼的东西；在晚上，可以用手电筒不停地在窗口闪动或者利用敲击金属物、大声呼救等方式，及时发出有效的求救信号，引起救援者的注意。另外，消防人员进入室内救援都是沿墙壁摸索前进，所以，当被烟气窒息失去自救能力时，应努力滚到墙边或门边，便于消防人员寻找、营救。同时，躺在墙边也可防止房屋结构塌落砸伤自己。

6）无法逃生时，跳楼是最后的选择。身处火灾烟气中的人，精神上往往陷于恐惧之中，这种恐慌的心理极易导致不顾一切的伤害性行为，如跳楼逃生。应该注意的是，只有消防人员准备好救生气垫并指挥跳楼时，或者楼层不高（一般4层以下），非跳楼即被烧死的情况下，才采取跳楼的方法。即使已没有任何退路，若生命还未受到严重威胁，也要冷静地等待消防人员的救援。

跳楼也要有技巧。跳楼时应尽量往救生气垫中部跳或选择有水池、软雨篷、草地等方向跳；如有可能，要尽量抱些棉被、沙发垫等松软物品或打开雨伞跳下，以减缓冲击力。如果徒手跳楼，一定要抓住窗台或阳台边沿使身体自然下垂，以尽量降低身体与地面的垂直距离，落地前要双手抱紧头部，身体弯曲成一团，以减少伤害。跳楼虽可求生，但会对身体造成一定的伤害，所以要慎之又慎。

（2）提高自救与逃生能力

1）熟悉周围环境，记牢消防通道路线。每个人对自己工作场所环境和居住所在地的建筑物结构及逃生路线要做到了如指掌；若处于陌生环境，如入住宾馆、商场购物、进入娱乐场所时，务必要留意疏散通道、紧急出口的具体位置及楼梯方位等，这样一旦火灾发生，寻找逃生之路就会胸有成竹，临危不惧，并安全迅速地脱离现场。

2）不断提高自己的安全意识。只有在日常工作和生活中注意积累和提高各种安全技能，才能使自己面对险境时保持镇静，得以生存。因此，有火灾隐患的单位或其他有条件的单位，应集中组织火灾应急逃生预演，使人们熟悉周围环境和建筑物内的消防设施及自救逃生的方法。这样，火灾发生时，就不会惊慌失措、走投无路，使每个人都能沉着应对，从容不迫地逃离险境。这也是人们能从火场逃生的最有效措施之一。

3）保持通道出口畅通无阻。楼梯、消防通道、紧急出口等是火灾发生时最重要的逃生之路，应确保其畅通无阻，切不可堆放杂物或封闭上锁。任何人发现任何地点的消防通道或紧急出口被堵塞，都应及时报告公安消防部门进行处理。

二、危险化学品泄漏时的避险与逃生

化学品毒气泄漏的特点是发生突然、扩散迅速、持续时间长、涉及面广。一旦出现泄漏事故，往往引起人们的恐慌，处理不当则会产生严重的后果。因此，发生毒气泄漏事故后，如果现场人员无法控制泄漏，则应迅速报警并选择安全逃生。不同化学物质以及在不同情况下出现泄漏事故，其自救与逃生的方法有很大差异。若逃生方法选择不当，不仅不能安全逃出，反而会使自己受到更严重的伤害。

1. 安全撤离事故现场

（1）发生毒气泄漏事故时，现场人员不可恐慌，按照平时应急预案的演习步骤，各司其职，井然有序地撤离。

（2）从毒气泄漏现场逃生时，要抓紧宝贵的时间，任何贻误时机的行为都有可能给现场人员带来灾难性的后果。因此，当现场人员确认无法控制泄漏时，必须当机立断，选择正确的逃生方法，快速撤离现场。

（3）逃生要根据泄漏物质的特性，佩戴相应的个人防护用具。如果现场没有防护用具或者防护用具数量不足，也可应急使用湿毛巾或衣物捂住口鼻逃生。

（4）沉着冷静确定风向，然后根据毒气泄漏源位置，向上风向或沿侧风向转移撤离，也就是逆风逃生；另外，根据泄漏物质的密度，选择沿高处或低洼处逃生，但切忌在低洼处滞留。

（5）如果事故现场已有救护消防人员或专人引导，逃生时要服从他们的指引和安排。

2. 提高自救与逃生能力

在毒气泄漏事故发生时能够顺利逃生，除了在现场能够临危不惧，采取有效的自救逃生方法外，还要靠平时对有毒、有害化学品知识的掌握和防护、自救能力的提高。因此，接触危险化学品的职工，应了解本企业、本班组各种化学危险品的危害，熟悉厂区建筑物、设备、道路等，必要时能以最快的速度报警或选择正确的方法逃生。同时，企业应向职工提供必要的设备、培训等条件，通过对职工的安全教育和培训，使他们能够正确识别化学品安全标签，了解有毒化学品安全使用程序和注意事项，以及所接触化学品对人体的危害和防护急救措施。企业还应制订和完善毒气泄漏事故应急预案，并定期组织演练，让每一个职工都了解应急方案，掌握自救的基本要领和逃生的正确方法，提高职工应对毒气泄漏事故的应变能力，做到遇灾不慌，临阵不乱，能够正确判断和处理。

另外，根据国家有关法律法规规定，有毒气泄漏可能的企业，应该在厂区最高处安装风向标。发生泄漏事故后，风向标可以正确指导有关人员根据风向及泄漏源位置，及时往上风向或侧风向逃生。企业还应保证每个作业场所至少有 2 个紧急出口，紧急出口和通道要畅通无阻并有明显标志。

三、人员聚集场所踩踏事故避险与逃生

1．什么是人员聚集场所

所谓人员聚集场所，是指一定的空间或者范围内，人员聚集数量达到一定规模的公共场所，一般指以下公共场所：

（1）宾馆、饭店、商场、集贸市场、体育场馆、会堂、公共娱乐场所。

（2）医院的门诊楼、病房楼，学校的教学楼、图书馆和集体宿舍，养老院、托儿所、幼儿园。

（3）客运车站、码头、民用机场的候车、候船、候机厅（楼）。

（4）公共图书馆的阅览室、公共展览馆的展览厅。

（5）劳动密集型企业的生产加工车间、员工集体宿舍。

2．人员聚集场所踩踏事故的危害

近年，世界上时常发生公共场所拥挤踩踏事故。拥挤是一种在很短的时间内，因为某种突发的原因，在人员集中的场所内引起的情绪亢奋、行动过激、人群大量聚集的失控现象。拥挤是突发事件，在人员密集的公共场所难免遇到，特别是我国城市人员集中，交通线路、大型活动场所经常会遇到人员拥挤的状况。

空间有限，而人群相对集中的场所容易引起拥挤踩踏安全事故，如旅游园区、商场或超市的活动场所、地铁站（含自动扶梯）、楼梯（尤其转弯处）、狭窄的街道、酒吧、夜总会、学校或宗教集会场所等。

公共场所发生人群拥挤踩踏事件是非常危险的，在行进的人群中，如果前面有人摔倒，而后面不知情的人若继续向前行进的话，那么人群中极易出现像"多米诺骨牌"一样连锁倒地的拥挤踩踏现象。

在人多拥挤的地方发生踩踏事故的原因有多种，一般来讲，当人群因恐慌、愤怒、兴奋而情绪激动失去理智时，危险往往容易产生。此时，置身在这样的环境中，就非常有可能受到伤害。

发生拥挤踩踏事故时，容易受到伤害的主要是老人、妇女和儿童。在混乱人群中，他们往往因为力气小、个子矮，或者是腿脚不方便，跑动不及而被人撞倒。

3．人员聚集场所避险与逃生要点

（1）发觉拥挤的人群向着自己行走的方向拥来时，应该马上避到一旁，但是不要奔跑，以免摔倒。

（2）如果有可以暂时躲避的房间、水房等空间，可以暂避一时。切记不要逆着人流前

进，那样非常容易被推倒在地。

（3）若身不由己陷入人群之中，一定要先稳住双脚。切记远离玻璃窗，以免因玻璃破碎而被扎伤。

（4）遭遇拥挤的人流时，一定不要采用体位前倾或者低重心的姿势，即便鞋子被踩掉，也不要贸然弯腰提鞋或系鞋带。

（5）如有可能，可抓抱坚固牢靠的固定物，待人群过去后，迅速而镇静地离开现场。

（6）在拥挤的人群中，要时刻保持警惕，当发现有人情绪不对，或人群开始骚动时，就要做好准备，保护自己和他人。

（7）在拥挤的人群中，千万不能被绊倒，避免自己成为拥挤踩踏事件的诱发因素。

（8）在拥挤的人群中，一定要时时保持警惕，不要总是被好奇心理所驱使。当面对惊慌失措的人群时，要保持自己情绪稳定，不要被别人感染，惊慌只会使情况更糟。

（9）已被裹挟至人群中时，要切记和大多数人的前进方向保持一致，不要试图超过别人，更不能逆行，要听从指挥人员口令。同时发扬团队精神，因为组织纪律性在灾难面前非常重要，专家指出，心理镇静是个人逃生的前提，服从大局是集体逃生的关键。

（10）如果出现拥挤踩踏导致人员受伤的情况，应及时联系外援，寻求帮助。赶快拨打110或120等。

四、自然灾害事故避险与逃生

1. 大风天气

（1）施工工地大风天气避险注意事项如下：

1）突发大风时，现场应急抢险组织、抢险队进入现场抢险时，首先要做好自我保护，走稳脚步、找准落脚点，眼观六路、耳听八方。

2）对需要拉闸断电才能处置的险情，由专职电工处置。

3）对有可能坠落的物品，能移的移、不能移的采取临时加固措施，防止造成事故。

4）对需要加固的危险物品，在处理加固中必须由专人进行，并设专人监护，对处置有困难的应立即上报公司应急救援指挥部增援。

（2）城市中，大风及其在建筑物之间产生的"强风效应"时常会刮坏房屋、广告牌和大树等，并会妨碍高空作业，甚至引发火灾。应做好以下避险措施：

1）大风天气，在施工工地附近行走时应尽量远离工地并快速通过。不要在高大建筑物、广告牌或大树的下方停留。

2）及时加固门窗、围挡、棚架等易被风吹动的搭建物，妥善安置易受大风损坏的室外物品。

3）机动车和非机动车驾驶员应减速慢行。

4）立即停止高空、水上等户外作业；立即停止露天集体活动，并疏散人员。

5）不要将车辆停在高楼、大树下方，以免玻璃、树枝等吹落造成车体损伤。

6）应密切关注火灾隐患，以免发生火灾时火借风势，造成重大损失。

7）留意天气预报，做好防风准备。老人和小孩切勿在大风天气外出。

2．暴雨天气

暴雨，特别是大范围的大暴雨或特大暴雨，往往会在很短时间内造成城市内涝，使居民的生命财产遭受损失，对城市交通也会带来重大影响。暴雨天气应注意以下避险措施：

（1）预防居民住房发生小内涝，可因地制宜，在家门口放置挡水板或堆砌土坎。

（2）室外积水漫入室内时，应立即切断电源，防止积水带电伤人。

（3）在户外积水中行走时，要注意观察，贴近建筑物行走，防止跌入窨井、地坑等。

（4）驾驶员遇到路面或立交桥下积水过深时，应尽量绕行，避免强行通过。

（5）不要将垃圾、杂物丢入马路下水道，以防堵塞，积水成灾。

（6）家住平房的居民应在雨季来临之前检查房屋，维修房顶。

（7）暴雨期间尽量不要外出，必须外出时应尽可能绕过积水严重的地段。

（8）在山区旅游时，注意防范山洪。上游来水突然混浊、水位上涨较快时，须特别注意。

3．冰雪天气

冰雪天气时，由于视线不清，路面湿滑，给出行带来很多安全隐患，极易发生交通和跌伤等事故。冰雪天气要做好以下避险措施：

（1）冰雪天气行车应给车辆轮胎少量放气，增加轮胎与路面的摩擦力。

（2）冰雪天气行车应减速慢行，转弯时避免急转以防侧滑，踩刹车不要过急过死。

（3）在冰雪路面上行车，应安装防滑链，佩戴有色眼镜或变色眼镜。

（4）路过桥下、屋檐等处时，要迅速通过或绕道通过，以免上结冰凌因融化突然脱落伤人。

（5）在道路上撒融雪剂，以防路面结冰；及时组织扫雪。

（6）老人及体弱者应避免出门。

（7）能见度在 50 米以内时，机动车最高时速不得超过每小时 30 千米，并保持车距。

（8）发生交通事故后，应在现场后方设置明显标志，以防二次事故的发生。

4．地震避险与逃生

（1）地震时如何避险

从发生地震到房屋倒塌，一般只有十几秒的时间。这就要求我们必须在瞬间冷静并做出正确的抉择。强震袭来时人往往站立不稳。如果一时逃不出去，最好就近找个相对安全的地方蹲下或者趴下，同时，尽可能找个枕头、坐垫、书包、脸盆或厚书本等护住头、颈部，待地震过后再迅速撤离到室外开阔地带。地震避险要点如下：

1）在住宅（楼房和平房）：要远离外墙及门窗，可选择厨房、浴室等开间小、不易塌落的地方躲藏。躲藏的具体位置可选择桌子或床下，也可选择坚固的家具旁或紧挨墙根的地方。住楼房的千万不要跳楼。

2）在教室：学生应用书包护头躲在课桌下或课桌旁，地震过后由老师指挥有秩序地撤出教室。

3）在工作间：迅速关掉电源和气源，就近躲藏在坚固的机器、设备或者办公家具旁。

4）在商场、展厅、地铁等公共场所：躲在坚固的立柱或墙角下，避开玻璃橱窗、广告灯箱、高大货架、大型吊灯等危险物。地震过后听从工作人员指挥有序撤离。

5）在体育馆、影剧院：护住头部，蹲、伏到排椅下面。

6）在车辆中：司机要立即驾车驶离立交桥、高楼下、陡崖边等危险地段，在开阔路面停车避震；乘客不要跳车，地震过后再下车疏散。

7）在开阔地：尽量避开拥挤的人流，一家人要集中在一起，照看好老人和儿童，避免走失。

8）注意远离高层建筑、烟囱、高大古树等，特别要避开有玻璃幕墙的建筑物。

9）躲开变压器、电线杆、路灯、高压线、广告牌等高处的危险物。

10）不要使用电梯。

（2）震后的逃生自救

大地震后，在最短时间内展开自救互救，尤其是家庭、邻里间的自救互救，是减少地震伤亡的有效措施之一。逃生自救要点如下：

1）被埋压人员要坚定自己的求生意志，消除恐惧心理。能自己离开险境的，应尽快想办法脱离险境。

2）被埋压人员不能自我脱险时，应设法先将手脚挣脱出来，清除压在自己身上特别是腹部以上的物体，等待救援。可用毛巾、衣服等捂住口、鼻，防止因吸入烟尘而引起窒息。

3）被埋压人员要头脑清醒，不可大声呼救，尽量减少体力消耗，等待救援。应尽一切可能与外界联系，如用砖石敲击物体，或在听到外面有人时再呼救。

4）被埋压人员应设法支撑可能坠落的重物，确保安全的生存空间，最好向有光线和空气流通的方向移动。若无力脱险，在可活动的空间里，设法寻找食品、水或代用品，创造生存条件，耐心等待营救。

5．其他常见自然灾害避险逃生

（1）泥石流

泥石流是山地沟谷中由洪水引发的携带大量泥沙、石块的洪流。泥石流来势凶猛，而且经常与山体崩塌相伴相随，对农田和道路、桥梁等建筑物破坏性极大。泥石流避险要点如下：

1）发现有泥石流迹象，应立即观察地形，向沟谷两侧山坡或高地跑。

2）逃生时，要抛弃一切影响奔跑速度的物品。

3）不要躲在有滚石和大量堆积物的陡峭山坡下面。

4）不要停留在低洼的地方，也不要攀爬到树上躲避。

5）去山地户外游玩时，要选择平整的高地作为营地，尽可能避开河（沟）道弯曲的凹岸或地方狭小高度又低的凸岸。

6）切忌在沟道处或沟内的低平处搭建宿营棚。当遇到长时间降雨或暴雨时，应警惕泥石流的发生。

（2）滑坡崩塌

滑坡是指斜坡上的土体或岩体，受河流冲刷、地下水活动、地震及人工切坡等因素的影响，在重力的作用下，沿着一定的软弱面或软弱带，整体地或分散地顺坡向下滑动的自然现象。滑坡的别名叫作地滑，我国许多山区的群众，形象地把滑坡称为"走山"。崩塌易发生在较为陡峭的斜坡地段。崩塌常导致道路中断、堵塞，或坡脚处建筑物毁坏倒塌，如发生洪水还可能直接转化成泥石流。更严重的是，因崩塌堵河断流而形成天然坝，引起上游回水，使江河溢流，造成水灾。

1）行车中遭遇崩塌不要惊慌，应迅速离开有斜坡的路段。

2）因崩塌造成车流堵塞时，应听从交通指挥，及时接受疏导。

3）雨季时切忌在危岩附近停留。

4）不能在凹形陡坡、危岩突出的地方避雨、休息和穿行，不能攀登危岩。

5）山体坡度大于45°，或山坡成孤立山嘴、凹形陡坡等形状，以及坡体上有明显的裂缝，都容易形成崩塌。

6）夏汛时节，人们在选择去山区峡谷郊游时，一定要事先收听当地天气预报，不要在大雨后、连阴雨天进入山区沟谷。

（3）洪灾

洪灾避险逃生要点：

1）洪水到来时，来不及转移的人员，要就近迅速向山坡、高地、楼房、避洪台等地转移，或者立即爬上屋顶、楼房高层、大树、高墙等高的地方暂避。

2）如洪水继续上涨，暂避的地方已难自保，则要充分利用准备好的救生器材逃生，或者迅速找一些门板、桌椅、木床、大块的泡沫塑料等能漂浮的材料扎成筏逃生。

3）如果已被洪水包围，要设法尽快与当地政府防汛部门取得联系，报告自己的方位和险情，积极寻求救援。千万不要游泳逃生，不要攀爬带电的电线杆、铁塔，也不要爬到泥坯房的屋顶。

4）如已被卷入洪水中，一定要尽可能抓住固定的或能漂浮的东西，寻找机会逃生。

5）发现高压线铁塔倾斜或者电线断头下垂时，一定要迅速远避，防止直接触电或因地面"跨步电压"触电。

6）洪水过后，要做好各项卫生防疫工作，预防疫病的流行。

7）认清路标，明确撤离的路线和目的地，避免因为惊慌而走错路。

8）备足速食食品或蒸煮够食用几天的食品，准备足够的饮用水和日用品。

9）扎制木排、竹排，搜集木盆、木材、大件泡沫塑料等适合漂浮的材料，加工成救生装置以备急需。

10）将不便携带的贵重物品作防水捆扎后埋入地下或放到高处，票款、首饰等小件贵重物品可缝在衣服内随身携带。保存好尚能使用的通信设备。

第三节　常见事故的现场紧急救护

一、意外触电事故急救措施

1．触电症状

轻者有惊吓、发麻、心悸、头晕、乏力等症状，一般可自行恢复。

重者会出现强直性肌肉收缩、昏迷、休克，以心室纤颤为主，低压电流造成上述症状持续数分钟后心跳骤停，高压电流主要伤害呼吸中枢，呼吸麻痹为主要死因。

局部烧伤。低压电流所致伤口小，伤口焦黄，较干燥（似烤煳状）；高压电流或闪电烧伤，表面可有烧伤烙印闪电纹，给人感觉烧伤并不严重，但实际烧伤面积大，伤口深，重者可伤及肌肉、肌腱、血管、神经及骨骼。

2．伤员脱离电源的处理

触电急救首先要使触电者迅速脱离电源，越快越好，因为电流作用时间越长，对人体伤害就越重。脱离电源就是要把触电者接触的那一部分带电设备的开关或其他断路设备断开，或设法将触电者与带电设备脱离。

（1）在脱离电源前，救护人员不得直接用手触及伤员，以免救护人员同时触电，如触电者处于高处，应采取相应措施，防止该伤员脱离电源后自高处坠落形成复合伤。

（2）触电者触及低压带电设备后，救护人员应设法迅速切断电源，如关闭电源开关、拔出电源插头等，或使用绝缘工具，如干燥的木棒、木板、绳索等解脱触电者。另外，救护人员可站在绝缘垫上或干木板上，在使触电者与导电体解脱时，最好用一只手进行。

（3）触电者触及高压带电设备后，救护人员应迅速切断电源或用适合该电压等级的绝缘工具（戴绝缘手套、穿绝缘靴、用绝缘棒）解脱触电者，救护人员在抢救过程中应注意保护自身与周围带电部分保持必要的安全距离。

（4）在救护触电伤员切除电源时，有时会同时使照明电路断电，因此，应考虑事故照明、应急灯等临时照明，新的照明要符合使用场所的防火、防爆要求，但不能因此延误电源切断和人员急救。

3．伤员脱离电源后的处理

（1）对神志清醒的触电伤员，应使其就地躺平，严密观察其呼吸、脉搏等生命指标，暂时不要让其站立或走动。

（2）对神志不清的触电伤员，也应使其就地平躺，且确保气道通畅，并呼叫伤员或轻拍其肩部，以判定伤员是否丧失意识，禁止摇动伤员头部呼叫伤员。

（3）呼吸、心跳情况的判定。触电伤员如丧失意识，应在 10 秒内用看、听、试的方法，判定伤员呼吸心跳情况：看伤员的胸部、上腹部有无呼吸起伏动作；用耳贴近伤员的口鼻处，听有无呼吸气的声音；先试测口鼻有无呼气的气流，再用两手指轻试一侧（左或右）喉结旁凹陷处的颈动脉有无搏动。

若采用看、听、试等方法发现伤员既无呼吸又无颈动脉搏动，可判定伤员呼吸心跳停止。

（4）对需要进行心肺复苏的伤员，在将其脱离电源后，应立即就地进行有效的心肺复苏抢救。

（5）紧急呼救。大声向周围人群呼救，同时拨打 120 电话请求急救。

（6）伤员的移动与转送。心肺复苏应在现场就地坚持进行，不要随意移动伤员，如确实需要移动时，抢救中断时间不应超过 30 秒。

移动伤员或将伤员送医院时，除应使伤员平躺在担架上，并在其背部垫以平硬宽木板外，还应继续抢救，心跳呼吸停止者应继续用心肺复苏技术抢救，并做好保暖工作。

在转送伤员去医院前，应与有关医院取得联系，请求做好接收伤员的准备，同进度对触电人员的其他合并伤，如骨折、体表出血等做出相应的处理。

（7）伤员好转后的处理。如伤员的心跳和呼吸经抢救后均已恢复，则可暂停心肺复苏操作，但心跳呼吸恢复后的早期仍有可能再次骤停，应严密监护，不能大意，要随着准备再次抢救。

二、化学品烧伤急救措施

化学品烧伤主要包括被强酸烧伤和被强碱烧伤。

高浓度酸能使皮肤角质层蛋白质凝固坏死，呈界限明显的皮肤烧伤，并可引起局部疼痛性、凝固性坏死。

被强碱烧伤时，由于碱具有吸水作用，会使局部细胞脱水，强碱烧伤后创面呈黏滑或肥皂样变化。

1. 强酸烧伤的急救方法

各种不同的酸烧伤，其皮肤产生的颜色变化也不同，如硫酸创面呈青黑色或棕黑色；硝酸烧伤先呈黄色，以后转为黄褐色；盐酸烧伤则呈黄蓝色；三氯醋酸的创面先为白色，以后变为青铜色等。此外，颜色的改变还与酸烧伤的深浅有关，潮红色最浅，灰色、棕黄色或黑色则较深。

酸烧伤后立即用水冲洗是最为重要的急救措施。冲洗后一般不需用中和剂，必要时可用 2% ~5% 的碳酸氢钠、2.5% 的氢氧化镁或肥皂水处理创面后，仍用大量清水冲洗，以去除剩余的中和溶液。

创面处理采用一般烧伤的处理方法。由于酸烧伤后形成的痂皮完整，宜采用暴露疗法。

2．强碱烧伤的急救方法

碱烧伤后，应立即用大量清水冲洗创面，冲洗时间越长，效果越好，达10小时效果尤佳，但伤后2小时处理者效果差。如创面pH值达7以上，可用0.5%～5%醋酸、2%硼酸湿敷创面，再用清水冲洗。

创面冲洗干净后，最好采用暴露疗法，以便观察创面的变化。深度烧伤应及早进行切痂植皮手术。全身处理同一般烧伤。

三、眼部受伤急救措施

机械制造企业最常见的眼部受伤是铁屑飞入眼睛，或化学物质如强酸、强碱等溅入眼睛。眼睛是人体中较脆弱的部位，一定要采取及时、正确的方法予以处理，以免造成失明。

眼睛受伤的救护方法如下：

1．轻度眼伤

如眼睛进异物，切忌用手揉搓，以防伤到角膜、眼球，可叫现场同伴用肥皂水洗手后，翻开眼皮用干净手绢、纱布将异物拨出。注意不要使用棉花等物品取异物，不要取虹膜或瞳孔口的异物。

如眼中溅入化学物质，要立即用大量清水反复冲洗。如果找不到水龙头，可以用杯中的水冲洗眼睛15分钟，并确保水进入眼睛内角。如果患者戴隐形眼镜应将其摘掉。冲洗后用干净的棉布覆盖患眼，并包扎覆盖双眼，以减少患眼的活动。

2．重度眼伤

如异物插入眼中，这时千万不要试图拔出插入眼中的异物，若看到眼球鼓出或从眼球中脱出东西，切不可把它推回眼内，这样做十分危险，可能会把能恢复的伤眼弄坏。正确的做法是让伤者仰躺，救护者设法支撑其头部，并尽可能使其保持静止不动，同时可用消毒纱布或刚洗过的新毛巾轻轻盖上伤眼，尽快送往医院。

四、断指急救措施

一旦发生断指事故，首先要抢救伤员生命，检查有无脊髓和神经损伤，并注意保护，防止引起或加重损伤。如有出血，要根据出血部位，选用加压包扎、指压、扎止血带等方法紧急止血，防止伤者休克。疑有骨折、脱位，先不要自行整复，可用夹板、石膏或代用品进行简单固定。活动性出血（如手或足），最好别扎大肢体（如前臂、小腿），这样会扎住静脉，而动脉扎不住，从而会增加出血量，这时采用局部加压法更好些。

做完这些或在此同时，应该处理断指。有时手指未完全断离，仍有一点皮肤或组织相连，其中可能有细小血管，足以提供营养，避免手指坏死，因此务必小心在意，妥善包扎保护，防止血管受到扭曲或拉伸。

断指残端如有出血，应首先止血。肢体、手指断离后，虽失去血脉滋养，但短期内尚有生机，而时间一长，则会变性腐烂。冷藏保存断指可以降低其新陈代谢的速度，维持生机。冬天气温较低，容易做到（8 小时内可再植）；春秋季节，特别是盛夏（6 小时内可再植），天气炎热，此时迅速低温冷藏保存断指尤为重要。可将断指先用无菌敷料或相对干净的布巾等代用品包裹，外面用塑料薄膜密封，然后置于合适的容器如冰瓶内，周围放上冰块，和病人一同转送附近有再植条件的医院。冰块可取自冰箱，若一时难以取得，可用冰棍、雪糕代替。断指不可直接与冰块或冰水接触，以防冻伤变性。酒精可使蛋白质变性，故绝对禁止将断离肢（指）直接浸泡于酒精内。如欲冲洗，只可用生理盐水。高渗或低渗溶液，均对组织细胞有害，会影响再植成活率，故不可以用来浸泡、冲洗断指。

五、车辆伤害急救措施

车辆伤害多发生于公路，如行人、自行车被机动车撞伤，摩托车、汽车翻车伤及车内人员等。车辆伤害的主要受伤部位为头部、四肢、盆腔、肝、脾、胸部。引起死亡的主要原因为头部损伤、严重的复合伤和碾压伤。

如果是运输危险化学品的车辆发生了交通事故，不仅会造成人员伤害，还可能由于危险化学品受到撞击、泄漏发生火灾、爆炸或人员中毒等事故。

车辆伤害现场救护原则：

1. 现场应急的顺序为紧急呼救→保护现场→转运伤员。分别拨打求救电话 120、110、119。

2. 切勿立即移动伤者，除非处境会危害其生命（如汽车着火、有爆炸可能等）。

3. 将失事车辆引擎关闭，拉紧驻车制动或用石头固定车轮，防止汽车滑动。

4. 呼救的同时，现场人员首先要查看伤员的伤情，伤员从车内救出的过程应根据伤情区别进行，脊柱损伤伤员不能拖、拽、抱，应使用颈托固定颈部或使用脊柱固定板，避免脊髓受损或损伤加重导致截瘫。

5. 实行先救命、后治伤的原则，若伤员呼吸心跳停止，则进行心肺复苏抢救。

6. 意识清醒的伤员可询问其伤在何处（疼痛、出血、何处活动受限），并立刻检查受伤部位，进行对症处理，疑有骨折应尽量简单固定后再搬运。

7. 事故发生后应尽可能对现场进行保护，以便给事故责任划分提供可靠证据，并采用最快的方式向交通管理执法部门报告。

8. 如果交通事故涉及危险化学品，应首先了解危险化学品的种类、名称和危险特性，有针对性地实施应急行动，同时尽量佩戴劳动防护用品，站在上风侧进行现场救护。

六、溺水事故急救措施

1. 水中救护

（1）自救

当发生溺水且不熟悉水性时除及时呼救外，应及时取仰卧位，头部向后，使鼻部可露出水面呼吸。呼气要浅，吸气要深，则可浮出水面，此时千万不要慌张，不要将手臂上举乱扑动，而使身体下沉更快。

会游泳者，如果发生小腿抽筋，要保持镇静，采取仰泳位，用手将抽筋的腿的脚趾向背侧弯曲，可使痉挛缓解，然后慢慢游向岸边。救护溺水者，应迅速游到溺水者附近，观察清楚位置，从其后方出手救援。或投入木板、救生圈、长杆等，让落水者攀扶上岸。

（2）救护

营救人员迅速接近落水者，从其后面靠近，不要让慌乱挣扎的落水者抓住，以免发生危险。从后面双手托住落水者的头部，2 人均宜采用仰泳姿态，将其带至安全处。有条件的采用可漂移的脊柱板救护伤员，必要时进行口对口的人工呼吸。

2. 岸上救护

（1）将伤员抬出水面后，应立即清理溺水者口鼻内的污泥、痰涕，用纱布裹住手指将落水者的舌头拉出口外，解开衣扣，以保持呼吸畅通，然后抱起落水者的腰腹部，使其背朝上、头下垂进行倒水；或者抱起落水者双腿，将其腰腹部放在施救者的肩上，快步奔跑使积水倒出；或者施救者采取半跪位，将伤员的腹部放在施救者腿上，使其头部下垂，并用手平压背部进行倒水。

（2）溺水者获救后，应立即检查其呼吸、心跳。如呼吸停止，应马上做人工呼吸，先口对口吹入 4 口气，在 5 秒内观察其有无恢复自主呼吸，如无反应，应接着做人工呼吸，直至其恢复自主呼吸。

（3）如果溺水者呼吸、心跳完全停止了，应立即做心肺复苏。

（4）不能轻易放弃救治，特别是低温情况下，应抢救更长时间，直到专业救护人员到达。

（5）现场救护有效，伤员恢复心跳、呼吸，可用干毛巾擦遍全身，自四肢、躯干向心脏方向摩擦，以促进血液循环。

七、高处坠落急救措施

1. 高处坠落的危害

高处坠落一般发生于行车作业、大型机械设备安装或维修作业中。高处坠落通常造成人员多器官损伤，严重者当场死亡。高空坠落时，若足或臀部先着地，则外力可沿脊柱传导到颅脑而致伤；由高处仰面跌下时，背或腰部受冲击，可引起腰椎韧带撕裂，椎体裂开或椎弓根骨折，易引起脊髓损伤。如果发生脑干损伤，常有较重的意识障碍、光反射消失

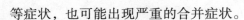

等症状，也可能出现严重的合并症状。

2．急救方法

（1）去除伤员身上的用具和口袋中的硬物。

（2）在搬运和转送过程中，颈部和躯干不能前屈或扭转，而应使脊柱伸直，绝对禁止一个抬肩一个抬腿的搬法，以免导致或加重截瘫。

（3）对创伤局部妥善包扎，但对疑颅底骨折和脑脊液漏患者切忌作填塞，以免引起颅内感染。

（4）颌面部受伤人员首先应保持呼吸道畅通，撤除假牙，清除移位的组织碎片、血凝块、口腔分泌物等，同时松解伤员的颈、胸部衣物纽扣。若舌已后坠或伤者口腔内的异物无法清除，可用 12 号粗针穿刺环甲膜，维持呼吸，并尽快地进行气管切开手术。

（5）复合伤员要使其成平仰卧位，保持呼吸道畅通，并解开其衣领扣。

（6）若周围血管受伤，则应将受伤部位以上的动脉压迫至骨骼上。直接在伤口上放置厚敷料，用绷带加压包扎时以不出血和不影响肢体血液循环为宜。当上述方法无效时慎用止血带，如必须使用止血带，原则上应尽量缩短使用时间，一般以不超过 1 小时为宜，并做好标记，注明上止血带的时间。

（7）有条件时迅速给予静脉补液，增加血容量。

（8）将伤员快速平稳地送医院救治。

八、化学品中毒急救措施

化学品中毒可分为刺激性气体中毒、窒息性气体中毒和有机溶剂中毒。其中，刺激性气体包括盐酸和硫酸酸雾、硫化氢等，窒息性气体包括一氧化碳、二氧化碳、氮气等，有机溶剂包括芳香烃、醇类、醚类等。

化学品中毒的急救措施如下：

1．首先要中断毒物继续侵入。救护者戴好防毒面具后，迅速将中毒者撤离现场，如果是气体中毒，要将中毒者撤到上风向，并为其脱去已污染的衣服。

2．如毒物已污染眼部、皮肤，应立即冲洗。

3．松开领扣、腰带，使伤者呼吸新鲜空气。

4．静卧、保暖。

5．对于口服中毒者，首先判断是否该催吐，如果允许，将手指伸进患者口中按压舌根，施加刺激使之反复呕吐。毒物为酸、碱、汽油、漂白剂、杀虫剂、去污剂等时不要催吐，应尽快送医院救治。

化学中毒常伴有休克、呼吸障碍和心脏骤停等症状。应施行心肺复苏术，同时针刺人中穴。

6．在护送病人去医院的途中，应保持伤员呼吸畅通。并将伤员头部偏向一侧，避免咽下呕吐物；取下假牙，并将伤员舌头拉出引向前方，以防窒息。

九、中暑急救措施

人的体温维持在37℃左右为正常，当气温过高时，体内就会大量失水、失盐并积聚大量余热，同时出现机体代谢紊乱现象，称为中暑。

高温车间、露天劳动或直接在烈日阳光下暴晒或在缺乏空调、通风设备的公共场所的人员，很有可能发生中暑。

1. 中暑症状

（1）中暑先兆

在高温环境下出现大汗、口渴、无力、头晕、眼花、耳鸣、恶心、胸闷、心悸、注意力不集中、四肢发麻等症状，体温不超过37.5℃。

（2）轻度中暑

上述症状加重，体温在38℃以上，出现面色潮红或苍白、大汗、皮肤显冷、脉搏细弱、心率快、血压下降等呼吸及循环衰竭的症状及体征。

（3）重度中暑

体温在39℃以上，头疼、不安、嗜睡及昏迷，面色潮红、汗闭、皮肤干热、血压下降、呼吸急促、心率快等。

2. 现场救护

（1）迅速把中暑者移至阴凉通风处或有空调的房间，使之平卧，解开衣裤，以利呼吸和散热。

（2）轻者饮淡盐水或淡茶水，可服用藿香正气水、十滴水、人丹等。

（3）体温升高者，用凉水擦洗全身，水的温度要逐步降低。在头部、腋窝、大腿根部可用冷水或冰袋敷之，以加快散热。

（4）严重中暑者，经降温处理后，应及时送至医院以便及早获得专业急救和治疗。

十、食物中毒急救措施

企业一般都为员工集中供应午餐或加班餐，如果食物储存过久、未加工熟或煮熟后放置时间太长，很容易引发集体性食物中毒。

1. 食物中毒的症状

食物中毒者最常见的症状是剧烈的呕吐、腹泻，同时伴有中上腹部疼痛症状。食物中毒者常会因上吐下泻而出现脱水症状，如口干、眼窝下陷、皮肤弹性消失、肢体冰凉、脉搏细弱、血压降低等，甚至可致休克，如手足发凉、面色发青、血压下降等。

2. 食物中毒现场救护

（1）尽快催吐

发现人员食物中毒时，应尽快催吐。可以用筷子或手指轻碰患者咽壁，促使排吐。如

毒物太稠,可取食盐 20 克,加凉开水 200 毫升,让患者喝下,多喝几次即可呕吐;或者用鲜生姜 100 克捣碎取汁,用 200 毫升温开水冲服。肉类食品中毒,则可服用十滴水促使呕吐。

(2)药物导泻:食物中毒时间超过 2 小时,精神较好者,则可服用大黄 30 克,一次煎服;老年体质较好者,可采用番泻叶 15 克,一次煎服或用开水冲服。

第五章
工伤处理实务

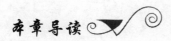

本章导读

　　通过本章的介绍，使读者了解工伤处理的一般流程和注意事项，并对工伤认定、工伤医疗、工伤康复、劳动能力鉴定和工伤保险待遇申领有一个整体的认识和把握。

第一节 工伤处理流程与注意事项

一、工伤处理流程图

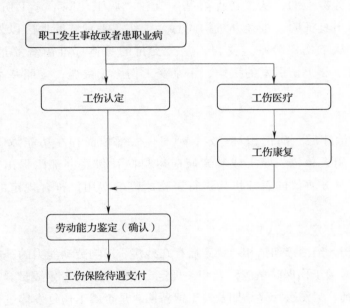

```
        职工发生事故或者患职业病
              │
      ┌───────┴───────┐
      ▼               ▼
   工伤认定         工伤医疗
      │               │
      │               ▼
      │            工伤康复
      │               │
      │◄──────────────┘
      ▼
  劳动能力鉴定（确认）
      │
      ▼
  工伤保险待遇支付
```

二、工伤处理说明与注意事项

1．流程简介

根据《社会保险法》《工伤保险条例》及相关规定，职工发生事故伤害或按照《职业病防治法》规定被诊断、鉴定为职业病的，其工伤事故处理流程包括：

（1）工伤认定。

（2）工伤医疗。

（3）工伤康复。

（4）劳动能力鉴定。

（5）工伤保险待遇支付。

2．注意事项

（1）工伤认定

用人单位须在职工发生事故伤害或被诊断、鉴定为职业病之日起 30 日内提出工伤认定申请，职工或其直系亲属、工会组织须在事故伤害或被诊断、鉴定为职业病之日起 1 年内提出工伤认定申请。社会保险行政部门应当自受理工伤认定申请之日起 60 日内做出工伤认定的决定，并书面通知申请工伤认定的职工或者其近亲属和该职工所在单位。社会保险行政部门对受理的事实清楚、权利义务明确的工伤认定申请，应当在 15日内做出工伤认定的决定。

（2）工伤医疗

职工治疗工伤应当在签订服务协议的医疗机构就医，情况紧急时可以先到就近的医疗机构急救。治疗工伤所需费用符合工伤保险诊疗项目目录、工伤保险药品目录、工伤保险住院服务标准的，从工伤保险基金支付。职工住院治疗工伤的伙食补助费，以及经医疗机构出具证明，报经办机构同意，工伤职工到统筹地区以外就医所需的交通、食宿费用，从工伤保险基金支付，基金支付的具体标准由统筹地区人民政府规定。工伤职工治疗非工伤引发的疾病，不享受工伤医疗待遇，按照基本医疗保险办法处理。

（3）工伤康复

工伤职工经治疗后，病情相对稳定，但身体各部位尚存在功能障碍且符合工伤康复介入标准的，用人单位、职工或其亲属应尽早向社保经办部门提出工伤康复申请。工伤职工到签订服务协议的医疗机构进行工伤康复的费用，符合规定的，从工伤保险基金支付。

（4）劳动能力鉴定（确认）

职工发生工伤，经治疗伤情相对稳定后存在残疾、影响劳动能力的，应当进行劳动能力鉴定。同时根据《工伤保险条例》及相关规定，由劳动能力鉴定委员会对是否需要配置工伤保险辅助器具、工伤医疗终结期及停工留薪期、是否属工伤复发等进行确认。设区的市级劳动能力鉴定委员会应当自收到劳动能力鉴定申请之日起 60 日内做出劳动能力鉴定结论。必要时，做出劳动能力鉴定结论的期限可以延长 30 日。劳动能力鉴定结论应当及时送达申请鉴定的单位和个人。

（5）工伤保险待遇支付

职工发生事故伤害或被诊断、鉴定为职业病后经认定为工伤的，应根据《工伤保险条例》规定享受工伤保险待遇。工伤保险待遇包括工伤医疗期间待遇、工伤医疗终结后一次性发放的待遇、工伤医疗终结后定期发放的待遇及因工死亡待遇等。依照《工伤保险条例》规定应当参加工伤保险而未参加工伤保险的用人单位职工发生工伤的，由该用人单位按照条例规定的工伤保险待遇项目和标准支付费用。

第二节 工伤认定办理流程与注意事项

一、工伤认定办理流程图

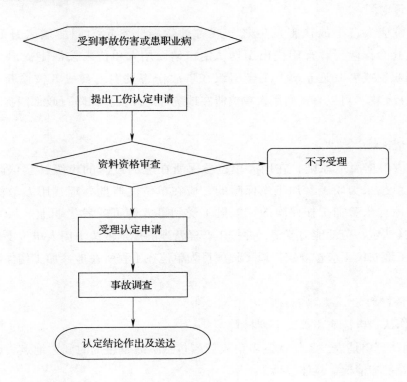

二、工伤认定办理说明与注意事项

1．流程简介

根据《工伤保险条例》《工伤认定办法》及相关规定，职工发生事故伤害或按照《职业病防治法》规定被诊断、鉴定为职业病后，应向统筹地区社会保险行政部门提出工伤认定申请。其主要处理流程包括：

（1）提出书面工伤认定申请。

（2）社会保险行政部门对申请事项进行审查，并根据审查情况通知申请人是否需要补正材料。

（3）社会保险行政部门根据审查情况，决定本次工伤认定申请是否受理，并出具相关文书。

（4）社会保险行政部门受理工伤认定申请后，根据需要对申请人提供的证据进行调查核实。

（5）社会保险行政部门依法做出工伤认定结论，出具相关文书并送达。

2. 注意事项

（1）申请人

提出工伤认定申请的为用人单位、工伤职工或者其近亲属、工会组织。相关申请人委托他人提出工伤认定申请的，应办理委托手续并提交相关资料。

（2）申请时限

所在单位应当自事故伤害发生之日或者被诊断、鉴定为职业病之日起 30 日内，向统筹地区社会保险行政部门提出工伤认定申请。用人单位未按规定提出工伤认定申请的，工伤职工或者其近亲属、工会组织在事故伤害发生之日或者被诊断、鉴定为职业病之日起 1 年内，可以直接向用人单位所在地统筹地区社会保险行政部门提出工伤认定申请。

（3）申请地域

申请人应根据属地原则，在用人单位参保所在地的设区的市级社会保险行政部门办理；用人单位未为职工参加工伤保险的，应在单位注册地办理；用人单位在注册地和生产经营地均未参加工伤保险的，农民工受到事故伤害或者患职业病后，在生产经营地进行工伤认定、劳动能力鉴定，并按生产经营地的规定依法由用人单位支付工伤保险待遇；建筑工地农民工应按规定，以工程项目为单位在工程所在地参加工伤保险并办理工伤认定。

（4）申请材料

提出工伤认定申请应当提交下列材料：

1）工伤认定申请表。工伤认定申请表应当包括事故发生的时间、地点、原因以及职工伤害程度等基本情况，具体包括：

①因履行工作职责受到暴力伤害的，提交公安机关或人民法院的判决书或其他有效证明。

②由于机动车事故引起的伤亡事故提出工伤认定的，提交公安交通管理等部门的责任认定书或其他有效证明。

③因工外出期间，由于工作原因受到伤害的，提交公安部门证明或其他证明；发生事故下落不明的，认定因工死亡，提交人民法院宣告死亡的结论。

④在工作时间和工作岗位，突发疾病死亡或者在 48 小时之内经抢救无效死亡的，提交医疗机构的抢救和死亡证明。

⑤属于抢险救灾等维护国家利益、公众利益活动中受到伤害的，按照法律法规规定，提交有效证明。

⑥属于因战、因公负伤致残的转业、复员军人，旧伤复发的，提交《革命伤残军人证》及医疗机构对旧伤复发的诊断证明。

2）与用人单位存在劳动关系（包括事实劳动关系）的证明材料。伤（亡）职工与用人单位存在劳动关系（包括事实劳动关系）的证明材料。以劳动合同为主要凭证，无劳动合同提交：

①工资支付凭证或记录（职工工资发放花名册）、缴纳各项社会保险费的记录。

②用人单位向劳动者发放的"工作证""服务证"等能够证明身份的证件。

③劳动者填写的用人单位招工招聘"登记表""报名表"等招用记录。

④考勤记录。

⑤其他劳动者（主要指所在单位职工）的证言等。

3）医疗诊断证明或者职业病诊断证明书（或者职业病诊断鉴定书）。

3．救济途径

职工或者其近亲属、用人单位对不予受理决定不服或者对工伤认定决定不服的，可以在收到认定书之日起 60 日内向当地人民政府或上一级主管部门申请行政复议，或在收到决定之日起 6 个月内向人民法院提起行政诉讼。

第三节　工伤医疗办理流程与注意事项

一、工伤医疗办理流程图

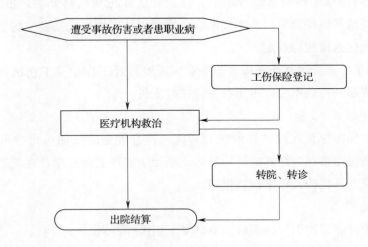

二、工伤医疗办理说明与注意事项

1．流程简介

职工发生事故伤害或按照《职业病防治法》规定被诊断、鉴定为职业病后，用人单位应根据《工伤保险条例》《安全生产法》及《职业病防治法》的相关规定，采取有效措施，组织抢救，防止事故扩大，减少人员和财产损失。工伤医疗的流程一般包括：

（1）医疗机构进行工伤保险登记。

（2）医疗机构内进行救治。

（3）转院、转诊。

（4）治疗结束后办理工伤保险结算（未参加工伤保险、不符合结算条件的除外）。

2. 注意事项

（1）医疗机构的选择

职工治疗工伤应当在签订服务协议的医疗机构就医，情况紧急时可以先到就近的医疗机构急救。

（2）报销范围

治疗工伤所需费用符合工伤保险诊疗项目目录、工伤保险药品目录、工伤保险住院服务标准的，从工伤保险基金支付。工伤保险诊疗项目目录、工伤保险药品目录、工伤保险住院服务标准，由国务院社会保险行政部门会同国务院卫生行政部门、食品药品监督管理部门等部门规定。工伤职工在住院期间需要使用超过工伤保险报销范围的项目、药品和服务而产生自费费用的，应根据办理的自费协议，由签名确认的人员承担相关费用。

（3）相关待遇

1）职工住院治疗工伤的伙食补助费，以及经医疗机构出具证明，报经办机构同意，工伤职工到统筹地区以外就医所需的交通、食宿费用从工伤保险基金支付，基金支付的具体标准由统筹地区人民政府规定。

2）职工因工作遭受事故伤害或者患职业病需要暂停工作接受工伤医疗的，在停工留薪期内，原工资福利待遇不变，由所在单位按月支付。

（4）办理手续

在实施了工伤医疗费在院结算的统筹地区，符合规定的工伤医疗费可以直接在院结算，未实施工伤医疗费在院结算的统筹地区，或无法实现工伤医疗费在院结算的，相关费用可提交至社保经办机构人工审核后报销。

（5）其他情形

工伤职工治疗非工伤引发的疾病，不享受工伤医疗待遇。

第四节　工伤康复办理流程与注意事项

一、工伤康复办理流程图

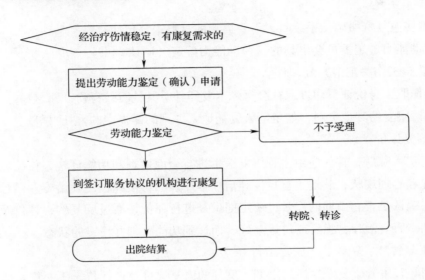

二、工伤康复办理说明与注意事项

1. 流程简介

工伤职工在保留工伤保险期间，认为符合工伤康复情形的，应提出工伤康复申请。经劳动能力鉴定委员会确认具有康复价值的，可列入康复对象范围，进行工伤康复。工伤康复的流程一般包括：

（1）提出劳动能力鉴定（确认）申请。

（2）经劳动能力鉴定委员会鉴定（确认）是否具有康复价值。

（3）根据劳动能力鉴定（确认）结论前往签订服务的协议机构进行康复。

（4）根据病情转院、转诊、转变康复类别。

（5）出院并结算费用。

2. 注意事项

（1）申请情形

工伤职工在保留工伤保险期间，包括在工伤医疗期内伤病情相对稳定、工伤医疗期满后被鉴定为达到伤残等级以及被鉴定为一至四级、列入社会化管理等情形下，认为符合工伤康复情形的，应提出工伤康复申请（各地工伤康复申请要求不同，应视具体情况处理）。

依法解除、终止劳动关系或依法终结工伤保险关系的工伤职工，社保部门不再受理工伤康复的申请。

（2）康复对象确认

劳动能力鉴定委员会出具《劳动能力鉴定（确认）书》确认职工符合康复资格后，职工应提交相应的康复申请，前往经办机构进行工伤康复申请。经审查符合报销条件的，符合规定的费用由工伤保险基金承担，否则由用人单位或申请人承担。

（3）申请资料

办理工伤康复资格确认手续时，需要提交的材料主要包括：

1）劳动能力鉴定委员会出具的《劳动能力鉴定（确认）书》。

2）《认定工伤决定书》复印件。

3）工伤职工身份证复印件或社会保障卡复印件等其他有效身份证明材料。

4）申请康复的其他资料，如申请人委托他人办理的需提交的委托书等。

（4）康复评价

工伤职工入院后，首先应由主管康复医生进行全面检查和功能评定，根据患者的身体及功能状况和心理现状，制定康复目标和治疗程序表，再按此程序表由专业治疗师进行特殊治疗。为确认是否有预期的疗效，要定期反复进行评价，通过反复的再评价及修正程序表来动态调整康复治疗，患者或可逐渐好转而达到功能改善并稳定的状态。

（5）康复转院、转诊、转康复项目

康复期间，主管康复医生通过定期、反复的康复评价及再评价，不断修正康复治疗程序表来动态调整康复治疗过程，并根据协议对工伤职工康复时间的预期及康复疗效进行综合评价，以确定患者的康复改善情况，并根据具体情况决定工伤职工是否出院、转院、转诊或转换具体的康复项目。

（6）出院结算

在实施了工伤康复费在院结算的统筹地区，符合规定的工伤康复费可以直接在院结算，未实施工伤康复费在院结算的统筹地区，或无法实现工伤康复费在院结算的，相关费用可提交至社保经办机构人工审核后报销。

（7）工伤康复期间的待遇

1）工伤康复期间，康复对象享受工伤医疗和停工留薪期待遇；经鉴定为一至四级的，继续享受伤残津贴待遇。

2）工伤康复住院期间的伙食补助费，由社保按规定支付。

3）康复对象经社会保险经办机构批准转往外地工伤康复机构进行工伤康复所需交通费、食宿费用，由社保按规定支付。

4）未参加工伤保险的，工伤职工的康复费用由用人单位承担。

（8）康复期间，工伤保险基金不予支付的费用如下：

1）生活用品费用。

2）非因工伤病及其合并症、并发症所发生的医疗、康复费用。

3）非工伤康复期的费用。

4）故意加重残情或拒绝合理的工伤康复治疗而增加的医疗、康复费用。

5）违法犯罪、醉酒所致伤病发生的医疗、康复费用。

6）其他不符合工伤保险有关规定的费用。

第五节　劳动能力鉴定办理流程与注意事项

一、劳动能力鉴定流程图

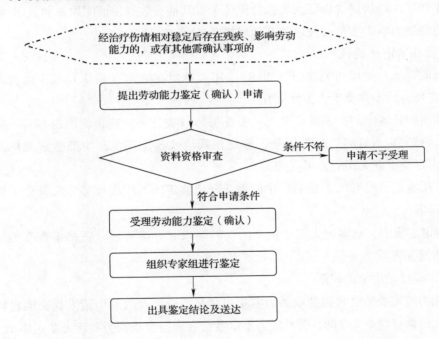

二、劳动能力鉴定办理说明与注意事项

1. 流程简介

根据《工伤保险条例》《工伤职工劳动能力鉴定管理办法》及相关规定，劳动能力鉴定程序包括：

（1）提出劳动能力鉴定申请。

（2）对申请人提交的材料进行审核及受理。

（3）组织专家组进行鉴定。

（4）出具鉴定结论并送达用人单位及工伤职工。

2．注意事项

（1）申请情形

职工发生工伤，经治疗伤情相对稳定后存在残疾、影响劳动能力的，或者停工留薪期满（含劳动能力鉴定委员会确认的延长期限），工伤职工或者其用人单位应当及时向设区的市级劳动能力鉴定委员会提出劳动能力鉴定申请。工伤康复确认、辅助器具配置确认等确认申请，根据具体情形提出。

（2）申请材料

提出劳动能力鉴定申请应当填写劳动能力鉴定申请表，并提交下列材料：

1）《工伤认定决定书》原件和复印件。

2）有效的诊断证明、按照医疗机构病历管理有关规定复印或者复制的检查、检验报告等完整病历材料。

3）工伤职工的居民身份证或者社会保障卡等其他有效身份证明原件和复印件。

4）劳动能力鉴定委员会规定的其他材料。

（3）委托鉴定（确认）

1）目前各地只受理相关部门（组织）、用人单位在鉴定（确认）范围内符合受理条件的鉴定委托，暂不接受个人鉴定委托。

2）提出委托鉴定的，需提交书面《委托书》。《委托书》应包含的内容有：鉴定（确认）事由，被鉴定人姓名、身份证号，鉴定伤病情或鉴定部位，明确鉴定项目及适用标准。以上内容经审查无误后方可受理。

3）委托鉴定是根据《委托书》中的委托开展鉴定，不代表被鉴定人符合工伤或者非法用工等资格。

4）鉴定过程中，被鉴定人需要提交的材料要求和办事程序除资格审查事项之外，其余要求和普通被鉴定人一致。

（4）审核及做出结论时限

劳动能力鉴定委员会收到劳动能力鉴定申请后，应当及时对申请人提交的材料进行审核。申请人提供材料不完整的，劳动能力鉴定委员会应当自收到劳动能力鉴定申请之日起5个工作日内一次性书面告知申请人需要补正的全部材料；申请人提供材料完整的，劳动能力鉴定委员会应当及时组织鉴定，并在收到劳动能力鉴定申请之日起60日内做出劳动能力鉴定结论。伤情复杂、涉及医疗卫生专业较多的，做出劳动能力鉴定结论的期限可以延长30日。

（5）现场鉴定

劳动能力鉴定委员会应当视伤情程度等从医疗卫生专家库中随机抽取3名或者5名与工伤职工伤情相关科别的专家组成专家组进行鉴定。劳动能力鉴定委员会应当提前通知工伤职工进行鉴定的时间、地点以及应当携带的材料。工伤职工应当按照通知的时间、地点参加现场鉴定。对行动不便的工伤职工，劳动能力鉴定委员会可以组织专家上门进行劳动能力鉴定。组织劳动能力鉴定的工作人员应当对工伤职工的身份进行核实。工伤职工因故

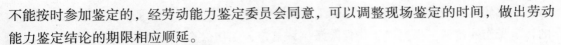

不能按时参加鉴定的，经劳动能力鉴定委员会同意，可以调整现场鉴定的时间，做出劳动能力鉴定结论的期限相应顺延。

（6）拒不接受劳动能力鉴定的

根据《工伤保险条例》第四十二条规定，拒不接受劳动能力鉴定或拒绝治疗的工伤职工，停止享受工伤保险待遇，且停发期间的待遇不予补发。

3．救济途径

申请鉴定的单位或者个人对设区的市级劳动能力鉴定委员会做出的鉴定结论不服的，可以在收到该鉴定结论之日起15日内向省、自治区、直辖市劳动能力鉴定委员会提出再次鉴定申请。省、自治区、直辖市劳动能力鉴定委员会做出的劳动能力鉴定结论为最终结论。

第六节　工伤保险待遇申领流程与注意事项

一、工伤保险待遇申领流程图

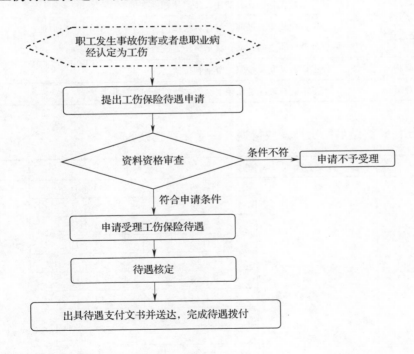

二、工伤保险待遇申领说明与注意事项

1．流程简介

根据《社会保险法》《工伤保险条例》及相关规定，职工因工作原因受到事故伤害或

者患职业病，且经工伤认定的，享受工伤保险待遇；其中，经劳动能力鉴定丧失劳动能力的，享受伤残待遇。根据《工伤保险条例》规定，工伤保险待遇由工伤保险基金、用人单位按规定支付。向工伤保险基金提出工伤保险待遇领取的程序包括：

（1）提出工伤保险申请。

（2）对申请人提交的材料进行审核及受理。

（3）待遇核定。

（4）出具待遇支付决定并送达用人单位及工伤职工（或其近亲属）。

2．注意事项

（1）工伤保险待遇项目、计发基数及标准、支付方式

1）工伤医疗期间待遇

项目	计发基数及标准	支付方式
医疗费	签订服务协议的医疗机构内符合规定范围内的医疗费	社保支付
康复费	签订服务协议的医疗机构内符合规定范围内的康复费	
辅助器具费	经劳动能力鉴定委员会确认需安装辅助器具的，发生符合支付标准的辅助器具配置费用	社保支付
住院伙食补助费	职工治疗工伤的伙食费用，按当地标准支付	社保支付
市外就医交通食宿费	经医疗机构出具证明，报经办机构同意，工伤职工到统筹地区以外就医所需的交通、食宿费用，按当地标准支付	社保支付
工资福利	停工留薪期间，按原工资福利待遇	单位支付
护理费用	生活不能自理的工伤职工在停工留薪期间需要护理的	单位支付

2）工伤医疗终结后一次性发放待遇（一至十级伤残）

项目	计发基数	计发标准		支付方式
一次性伤残补助金	本人工资	一级	27 个月	社保支付
		二级	25 个月	
		三级	23 个月	
		四级	21 个月	
		五级	18 个月	
		六级	16 个月	
		七级	13 个月	
		八级	11 个月	
		九级	9 个月	
		十级	7 个月	
一次性工伤医疗补助金	按各地具体制定的标准执行	五至十级	按各地具体制定的标准执行	终结工伤保险关系时社保支付
一次性伤残就业补助金	按各地具体制定的标准执行	五至十级	按各地具体制定的标准执行	终结工伤保险关系时单位支付

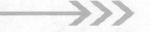

3）工伤医疗终结后定期发放的待遇

项目	计发基数	计发标准		支付方式
伤残津贴	本人工资	一级	90%	社保按月支付
		二级	85%	
		三级	80%	
		四级	75%	
		五级	70%	保留劳动关系，难以安排工资的，由单位按月支付
		六级	60%	
生活护理费	统筹地区上年度职工月平均工资	完全不能自理	50%	社保支付
		大部分不能自理	40%	
		部分不能自理	30%	

4）因工死亡补偿待遇

项目	计发基数	计发标准		支付方式
丧葬补助金	统筹地区上年度职工月平均工资	6 个月		社保支付
一次性工亡补助金	上一年度全国城镇居民人均可支配收入	20 倍		社保支付
供养亲属抚恤金	本人工资	配偶	40%	社保按月支付，符合工亡职工供养范围条件的亲属可领取
		其他亲属	30%	
		孤寡老人或者孤儿每人每月在上述标准的基础上增加 10%，核定的各供养亲属的抚恤金之和不应高于因工死亡职工生前的工资		

（2）工伤保险待遇的申领时限

工伤职工在工伤医疗终结或解除劳动关系后，应及时向当地社保经办部门提出申领工伤保险待遇，并办理相关手续。工伤保险待遇发放均有具体的条件和时限要求，按照相关的文件执行。

（3）工伤医疗待遇申请材料

工伤职工在医疗机构、工伤康复机构、劳动能力鉴定机构及康复器具装配机构现金结算的相关费用，应提交下列材料：

1）身份证、社会保障卡及其他有效身份证明材料复印件。

2）《认定工伤认定书》复印件。

3）《劳动能力鉴定（确认）书》。

4）疾病诊断证明书复印件。

5）门诊、住院收据（发票）、费用明细清单。

6）领取相关待遇须提供的其他资料。

（4）工伤补偿待遇申请材料

工伤职工申领工伤补偿待遇时，应提交下列材料：

1）《认定工伤决定书》复印件。

2）工伤职工身份证、社会保障卡或其他有效身份证明材料复印件。

3）《劳动能力鉴定（确认）书》复印件。

4）领取相关待遇须提供的其他资料。

（5）工亡待遇申请材料

工亡职工近亲属领取工亡待遇，应提交如下资料：

1）《认定工伤决定书》复印件。

2）工伤职工、待遇申请人身份证、社会保障卡复印件或其他有效身份证明材料。

3）工亡职工《死亡证明书》复印件。

4）工亡职工本人、直系亲属的户口本复印件（原件备查），未上户口的，应提交相关证明资料（如结婚证、子女出生证等）。

5）工亡职工待遇申领人关系证明公证书原件。

6）申领供养亲属抚恤金的供养亲属，提供主要生活来源证明材料原件。

7）领取相关待遇须提供的其他资料。

（6）停止享受工伤保险待遇的情形

1）丧失享受待遇条件的。

2）拒不接受劳动能力鉴定的。

3）拒绝治疗的。

4）其他丧失享受待遇的情形。

3．救济途径

（1）对经办机构核定的工伤保险待遇有异议

工伤职工或者其近亲属对经办机构核定的工伤保险待遇有异议的，可以在收到认定书之日起60日内向当地人民政府或上一级主管部门申请行政复议，或在收到决定之日起6个月内向人民法院提起行政诉讼。

（2）职工与用人单位发生工伤待遇方面的争议

职工与用人单位发生工伤待遇方面的争议时，按照处理劳动争议的有关规定处理。具体包括：

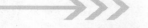

1）职工可以和用人单位自行协商解决。

2）双方在 30 日内向本用人单位所在地劳动争议调解委员会申请调解。

3）若经过调解双方达不成协议，当事人一方或双方可在 60 日之内向当地劳动争议仲裁委员会申请仲裁，当事人也可以直接申请仲裁。

4）当事人如果对仲裁裁决不服，可以在 15 日内向当地基层人民法院起诉。

附录 《工伤保险条例》

(2003 年 4 月 27 日中华人民共和国国务院令第 375 号公布 根据 2010 年 12 月 20 日《国务院关于修改〈工伤保险条例〉的决定》修订)

目 录

第一章 总 则

第一条 为了保障因工作遭受事故伤害或者患职业病的职工获得医疗救治和经济补偿，促进工伤预防和职业康复，分散用人单位的工伤风险，制定本条例。

第二条 中华人民共和国境内的企业、事业单位、社会团体、民办非企业单位、基金会、律师事务所、会计师事务所等组织和有雇工的个体工商户（以下称用人单位）应当依照本条例规定参加工伤保险，为本单位全部职工或者雇工（以下称职工）缴纳工伤保险费。

中华人民共和国境内的企业、事业单位、社会团体、民办非企业单位、基金会、律师事务所、会计师事务所等组织的职工和个体工商户的雇工，均有依照本条例的规定享受工伤保险待遇的权利。

第三条 工伤保险费的征缴按照《社会保险费征缴暂行条例》关于基本养老保险费、基本医疗保险费、失业保险费的征缴规定执行。

第四条 用人单位应当将参加工伤保险的有关情况在本单位内公示。

用人单位和职工应当遵守有关安全生产和职业病防治的法律法规，执行安全卫生规程和标准，预防工伤事故发生，避免和减少职业病危害。

职工发生工伤时，用人单位应当采取措施使工伤职工得到及时救治。

第五条 国务院社会保险行政部门负责全国的工伤保险工作。

县级以上地方各级人民政府社会保险行政部门负责本行政区域内的工伤保险工作。

社会保险行政部门按照国务院有关规定设立的社会保险经办机构（以下称经办机构）具体承办工伤保险事务。

第六条　社会保险行政部门等部门制定工伤保险的政策、标准，应当征求工会组织、用人单位代表的意见。

第二章　工伤保险基金

第七条　工伤保险基金由用人单位缴纳的工伤保险费、工伤保险基金的利息和依法纳入工伤保险基金的其他资金构成。

第八条　工伤保险费根据以支定收、收支平衡的原则，确定费率。

国家根据不同行业的工伤风险程度确定行业的差别费率，并根据工伤保险费使用、工伤发生率等情况在每个行业内确定若干费率档次。行业差别费率及行业内费率档次由国务院社会保险行政部门制定，报国务院批准后公布施行。

统筹地区经办机构根据用人单位工伤保险费使用、工伤发生率等情况，适用所属行业内相应的费率档次确定单位缴费费率。

第九条　国务院社会保险行政部门应当定期了解全国各统筹地区工伤保险基金收支情况，及时提出调整行业差别费率及行业内费率档次的方案，报国务院批准后公布施行。

第十条　用人单位应当按时缴纳工伤保险费。职工个人不缴纳工伤保险费。

用人单位缴纳工伤保险费的数额为本单位职工工资总额乘以单位缴费费率之积。

对难以按照工资总额缴纳工伤保险费的行业，其缴纳工伤保险费的具体方式，由国务院社会保险行政部门规定。

第十一条　工伤保险基金逐步实行省级统筹。

跨地区、生产流动性较大的行业，可以采取相对集中的方式异地参加统筹地区的工伤保险。具体办法由国务院社会保险行政部门会同有关行业的主管部门制定。

第十二条　工伤保险基金存入社会保障基金财政专户，用于本条例规定的工伤保险待遇，劳动能力鉴定，工伤预防的宣传、培训等费用，以及法律、法规规定的用于工伤保险的其他费用的支付。

工伤预防费用的提取比例、使用和管理的具体办法，由国务院社会保险行政部门会同国务院财政、卫生行政、安全生产监督管理等部门规定。

任何单位或者个人不得将工伤保险基金用于投资运营、兴建或者改建办公场所、发放奖金，或者挪作其他用途。

第十三条　工伤保险基金应当留有一定比例的储备金，用于统筹地区重大事故的工伤保险待遇支付；储备金不足支付的，由统筹地区的人民政府垫付。储备金占基金总额的具体比例和储备金的使用办法，由省、自治区、直辖市人民政府规定。

第三章　工　伤　认　定

第十四条　职工有下列情形之一的，应当认定为工伤：

（一）在工作时间和工作场所内，因工作原因受到事故伤害的；

（二）工作时间前后在工作场所内，从事与工作有关的预备性或者收尾性工作受到事故伤害的；

（三）在工作时间和工作场所内，因履行工作职责受到暴力等意外伤害的；

（四）患职业病的；

（五）因工外出期间，由于工作原因受到伤害或者发生事故下落不明的；

（六）在上下班途中，受到非本人主要责任的交通事故或者城市轨道交通、客运轮渡、火车事故伤害的；

（七）法律、行政法规规定应当认定为工伤的其他情形。

第十五条　职工有下列情形之一的，视同工伤：

（一）在工作时间和工作岗位，突发疾病死亡或者在 48 小时之内经抢救无效死亡的；

（二）在抢险救灾等维护国家利益、公共利益活动中受到伤害的；

（三）职工原在军队服役，因战、因公负伤致残，已取得革命伤残军人证，到用人单位后旧伤复发的。

职工有前款第（一）项、第（二）项情形的，按照本条例的有关规定享受工伤保险待遇；职工有前款第（三）项情形的，按照本条例的有关规定享受除一次性伤残补助金以外的工伤保险待遇。

第十六条　职工符合本条例第十四条、第十五条的规定，但是有下列情形之一的，不得认定为工伤或者视同工伤：

（一）故意犯罪的；

（二）醉酒或者吸毒的；

（三）自残或者自杀的。

第十七条　职工发生事故伤害或者按照职业病防治法规定被诊断、鉴定为职业病，所在单位应当自事故伤害发生之日或者被诊断、鉴定为职业病之日起 30 日内，向统筹地区社会保险行政部门提出工伤认定申请。遇有特殊情况，经报社会保险行政部门同意，申请时限可以适当延长。

用人单位未按前款规定提出工伤认定申请的，工伤职工或者其近亲属、工会组织在事故伤害发生之日或者被诊断、鉴定为职业病之日起 1 年内，可以直接向用人单位所在地统筹地区社会保险行政部门提出工伤认定申请。

按照本条第一款规定应当由省级社会保险行政部门进行工伤认定的事项，根据属地原则由用人单位所在地的设区的市级社会保险行政部门办理。

用人单位未在本条第一款规定的时限内提交工伤认定申请，在此期间发生符合本条例规定的工伤待遇等有关费用由该用人单位负担。

第十八条　提出工伤认定申请应当提交下列材料：

（一）工伤认定申请表；

（二）与用人单位存在劳动关系（包括事实劳动关系）的证明材料；

（三）医疗诊断证明或者职业病诊断证明书（或者职业病诊断鉴定书）。

工伤认定申请表应当包括事故发生的时间、地点、原因以及职工伤害程度等基本情况。

工伤认定申请人提供材料不完整的，社会保险行政部门应当一次性书面告知工伤认定申请人需要补正的全部材料。申请人按照书面告知要求补正材料后，社会保险行政部门应当受理。

第十九条　社会保险行政部门受理工伤认定申请后，根据审核需要可以对事故伤害进行调查核实，用人单位、职工、工会组织、医疗机构以及有关部门应当予以协助。职业病诊断和诊断争议的鉴定，依照职业病防治法的有关规定执行。对依法取得职业病诊断证明书或者职业病诊断鉴定书的，社会保险行政部门不再进行调查核实。

职工或者其近亲属认为是工伤，用人单位不认为是工伤的，由用人单位承担举证责任。

第二十条　社会保险行政部门应当自受理工伤认定申请之日起60日内作出工伤认定的决定，并书面通知申请工伤认定的职工或者其近亲属和该职工所在单位。

社会保险行政部门对受理的事实清楚、权利义务明确的工伤认定申请，应当在15日内作出工伤认定的决定。

作出工伤认定决定需要以司法机关或者有关行政主管部门的结论为依据的，在司法机关或者有关行政主管部门尚未作出结论期间，作出工伤认定决定的时限中止。

社会保险行政部门工作人员与工伤认定申请人有利害关系的，应当回避。

第四章　劳动能力鉴定

第二十一条　职工发生工伤，经治疗伤情相对稳定后存在残疾、影响劳动能力的，应当进行劳动能力鉴定。

第二十二条　劳动能力鉴定是指劳动功能障碍程度和生活自理障碍程度的等级鉴定。

劳动功能障碍分为十个伤残等级，最重的为一级，最轻的为十级。

生活自理障碍分为三个等级：生活完全不能自理、生活大部分不能自理和生活部分不能自理。

劳动能力鉴定标准由国务院社会保险行政部门会同国务院卫生行政部门等部门制定。

第二十三条　劳动能力鉴定由用人单位、工伤职工或者其近亲属向设区的市级劳动能力鉴定委员会提出申请，并提供工伤认定决定和职工工伤医疗的有关资料。

第二十四条　省、自治区、直辖市劳动能力鉴定委员会和设区的市级劳动能力鉴定委员会分别由省、自治区、直辖市和设区的市级社会保险行政部门、卫生行政部门、工会组织、经办机构代表以及用人单位代表组成。

劳动能力鉴定委员会建立医疗卫生专家库。列入专家库的医疗卫生专业技术人员应当具备下列条件：

（一）具有医疗卫生高级专业技术职务任职资格；

（二）掌握劳动能力鉴定的相关知识；

（三）具有良好的职业品德。

第二十五条　设区的市级劳动能力鉴定委员会收到劳动能力鉴定申请后，应当从其建立的医疗卫生专家库中随机抽取 3 名或者 5 名相关专家组成专家组，由专家组提出鉴定意见。设区的市级劳动能力鉴定委员会根据专家组的鉴定意见作出工伤职工劳动能力鉴定结论；必要时，可以委托具备资格的医疗机构协助进行有关的诊断。

设区的市级劳动能力鉴定委员会应当自收到劳动能力鉴定申请之日起 60 日内作出劳动能力鉴定结论，必要时，作出劳动能力鉴定结论的期限可以延长 30 日。劳动能力鉴定结论应当及时送达申请鉴定的单位和个人。

第二十六条　申请鉴定的单位或者个人对设区的市级劳动能力鉴定委员会作出的鉴定结论不服的，可以在收到该鉴定结论之日起 15 日内向省、自治区、直辖市劳动能力鉴定委员会提出再次鉴定申请。省、自治区、直辖市劳动能力鉴定委员会作出的劳动能力鉴定结论为最终结论。

第二十七条　劳动能力鉴定工作应当客观、公正。劳动能力鉴定委员会组成人员或者参加鉴定的专家与当事人有利害关系的，应当回避。

第二十八条自劳动能力鉴定结论作出之日起 1 年后，工伤职工或者其近亲属、所在单位或者经办机构认为伤残情况发生变化的，可以申请劳动能力复查鉴定。

第二十九条　劳动能力鉴定委员会依照本条例第二十六条和第二十八条的规定进行再次鉴定和复查鉴定的期限，依照本条例第二十五条第二款的规定执行。

第五章　工伤保险待遇

第三十条　职工因工作遭受事故伤害或者患职业病进行治疗，享受工伤医疗待遇。

职工治疗工伤应当在签订服务协议的医疗机构就医，情况紧急时可以先到就近的医疗机构急救。

治疗工伤所需费用符合工伤保险诊疗项目目录、工伤保险药品目录、工伤保险住院服务标准的，从工伤保险基金支付。工伤保险诊疗项目目录、工伤保险药品目录、工伤保险住院服务标准，由国务院社会保险行政部门会同国务院卫生行政部门、食品药品监督管理部门等部门规定。

职工住院治疗工伤的伙食补助费，以及经医疗机构出具证明，报经办机构同意，工伤职工到统筹地区以外就医所需的交通、食宿费用从工伤保险基金支付，基金支付的具体标准由统筹地区人民政府规定。

工伤职工治疗非工伤引发的疾病，不享受工伤医疗待遇，按照基本医疗保险办法处理。

工伤职工到签订服务协议的医疗机构进行工伤康复的费用，符合规定的，从工伤保险基金支付。

第三十一条　社会保险行政部门作出认定为工伤的决定后发生行政复议、行政诉讼的，行政复议和行政诉讼期间不停止支付工伤职工治疗工伤的医疗费用。

第三十二条　工伤职工因日常生活或者就业需要，经劳动能力鉴定委员会确认，可以安装假肢、矫形器、假眼、假牙和配置轮椅等辅助器具，所需费用按照国家规定的标准从工伤保险基金支付。

第三十三条　职工因工作遭受事故伤害或者患职业病需要暂停工作接受工伤医疗的，在停工留薪期内，原工资福利待遇不变，由所在单位按月支付。

停工留薪期一般不超过 12 个月。伤情严重或者情况特殊，经设区的市级劳动能力鉴定委员会确认，可以适当延长，但延长不得超过 12 个月。工伤职工评定伤残等级后，停发原待遇，按照本章的有关规定享受伤残待遇。工伤职工在停工留薪期满后仍需治疗的，继续享受工伤医疗待遇。

生活不能自理的工伤职工在停工留薪期需要护理的，由所在单位负责。

第三十四条　工伤职工已经评定伤残等级并经劳动能力鉴定委员会确认需要生活护理的，从工伤保险基金按月支付生活护理费。

生活护理费按照生活完全不能自理、生活大部分不能自理或者生活部分不能自理 3 个不同等级支付，其标准分别为统筹地区上年度职工月平均工资的 50%、40% 或者 30%。

第三十五条　职工因工致残被鉴定为一级至四级伤残的，保留劳动关系，退出工作岗位，享受以下待遇：

（一）从工伤保险基金按伤残等级支付一次性伤残补助金，标准为：一级伤残为 27 个月的本人工资，二级伤残为 25 个月的本人工资，三级伤残为 23 个月的本人工资，四级伤残为 21 个月的本人工资；

（二）从工伤保险基金按月支付伤残津贴，标准为：一级伤残为本人工资的 90%，二级伤残为本人工资的 85%，三级伤残为本人工资的 80%，四级伤残为本人工资的 75%。伤残津贴实际金额低于当地最低工资标准的，由工伤保险基金补足差额；

（三）工伤职工达到退休年龄并办理退休手续后，停发伤残津贴，按照国家有关规定享受基本养老保险待遇。基本养老保险待遇低于伤残津贴的，由工伤保险基金补足差额。

职工因工致残被鉴定为一级至四级伤残的，由用人单位和职工个人以伤残津贴为基数，缴纳基本医疗保险费。

第三十六条　职工因工致残被鉴定为五级、六级伤残的，享受以下待遇：

（一）从工伤保险基金按伤残等级支付一次性伤残补助金，标准为：五级伤残为 18 个月的本人工资，六级伤残为 16 个月的本人工资；

（二）保留与用人单位的劳动关系，由用人单位安排适当工作。难以安排工作的，由用人单位按月发给伤残津贴，标准为：五级伤残为本人工资的 70%，六级伤残为本人工资的 60%，并由用人单位按照规定为其缴纳应缴纳的各项社会保险费。伤残津贴实际金额低于当地最低工资标准的，由用人单位补足差额。

经工伤职工本人提出，该职工可以与用人单位解除或者终止劳动关系，由工伤保险基金支付一次性工伤医疗补助金，由用人单位支付一次性伤残就业补助金。一次性工伤医疗补助金和一次性伤残就业补助金的具体标准由省、自治区、直辖市人民政府规定。

第三十七条　职工因工致残被鉴定为七级至十级伤残的，享受以下待遇：

（一）从工伤保险基金按伤残等级支付一次性伤残补助金，标准为：七级伤残为 13 个月的本人工资，八级伤残为 11 个月的本人工资，九级伤残为 9 个月的本人工资，十级伤残为 7 个月的本人工资；

（二）劳动、聘用合同期满终止，或者职工本人提出解除劳动、聘用合同的，由工伤保险基金支付一次性工伤医疗补助金，由用人单位支付一次性伤残就业补助金。一次性工伤医疗补助金和一次性伤残就业补助金的具体标准由省、自治区、直辖市人民政府规定。

第三十八条　工伤职工工伤复发，确认需要治疗的，享受本条例第三十条、第三十二条和第三十三条规定的工伤待遇。

第三十九条　职工因工死亡，其近亲属按照下列规定从工伤保险基金领取丧葬补助金、供养亲属抚恤金和一次性工亡补助金：

（一）丧葬补助金为 6 个月的统筹地区上年度职工月平均工资；

（二）供养亲属抚恤金按照职工本人工资的一定比例发给由因工死亡职工生前提供主要生活来源、无劳动能力的亲属。标准为：配偶每月 40%，其他亲属每人每月 30%，孤寡老人或者孤儿每人每月在上述标准的基础上增加 10%。核定的各供养亲属的抚恤金之和不应高于因工死亡职工生前的工资。供养亲属的具体范围由国务院社会保险行政部门规定；

（三）一次性工亡补助金标准为上一年度全国城镇居民人均可支配收入（2011 年城镇居民人均可支配收入 21 810 元）的 20 倍。

伤残职工在停工留薪期内因工伤导致死亡的，其近亲属享受本条第一款规定的待遇。

一级至四级伤残职工在停工留薪期满后死亡的，其近亲属可以享受本条第一款第（一）项、第（二）项规定的待遇。

第四十条　伤残津贴、供养亲属抚恤金、生活护理费由统筹地区社会保险行政部门根据职工平均工资和生活费用变化等情况适时调整。调整办法由省、自治区、直辖市人民政府规定。

第四十一条　职工因工外出期间发生事故或者在抢险救灾中下落不明的，从事故发生当月起 3 个月内照发工资，从第 4 个月起停发工资，由工伤保险基金向其供养亲属按月支付供养亲属抚恤金。生活有困难的，可以预支一次性工亡补助金的 50%。职工被人民法院宣告死亡的，按照本条例第三十九条职工因工死亡的规定处理。

第四十二条　工伤职工有下列情形之一的，停止享受工伤保险待遇：

（一）丧失享受待遇条件的；

（二）拒不接受劳动能力鉴定的；

（三）拒绝治疗的。

第四十三条　用人单位分立、合并、转让的，承继单位应当承担原用人单位的工伤保险责任；原用人单位已经参加工伤保险的，承继单位应当到当地经办机构办理工伤保险变更登记。

用人单位实行承包经营的，工伤保险责任由职工劳动关系所在单位承担。

职工被借调期间受到工伤事故伤害的，由原用人单位承担工伤保险责任，但原用人单位与借调单位可以约定补偿办法。

企业破产的，在破产清算时依法拨付应当由单位支付的工伤保险待遇费用。

第四十四条　职工被派遣出境工作，依据前往国家或者地区的法律应当参加当地工伤保险的，参加当地工伤保险，其国内工伤保险关系中止；不能参加当地工伤保险的，其国内工伤保险关系不中止。

第四十五条　职工再次发生工伤，根据规定应当享受伤残津贴的，按照新认定的伤残等级享受伤残津贴待遇。

第六章　监 督 管 理

第四十六条　经办机构具体承办工伤保险事务，履行下列职责：

（一）根据省、自治区、直辖市人民政府规定，征收工伤保险费；

（二）核查用人单位的工资总额和职工人数，办理工伤保险登记，并负责保存用人单位缴费和职工享受工伤保险待遇情况的记录；

（三）进行工伤保险的调查、统计；

（四）按照规定管理工伤保险基金的支出；

（五）按照规定核定工伤保险待遇；

（六）为工伤职工或者其近亲属免费提供咨询服务。

第四十七条　经办机构与医疗机构、辅助器具配置机构在平等协商的基础上签订服务协议，并公布签订服务协议的医疗机构、辅助器具配置机构的名单。具体办法由国务院社会保险行政部门分别会同国务院卫生行政部门、民政部门等部门制定。

第四十八条　经办机构按照协议和国家有关目录、标准对工伤职工医疗费用、康复费用、辅助器具费用的使用情况进行核查，并按时足额结算费用。

第四十九条　经办机构应当定期公布工伤保险基金的收支情况，及时向社会保险行政部门提出调整费率的建议。

第五十条　社会保险行政部门、经办机构应当定期听取工伤职工、医疗机构、辅助器具配置机构以及社会各界对改进工伤保险工作的意见。

第五十一条　社会保险行政部门依法对工伤保险费的征缴和工伤保险基金的支付情况进行监督检查。

财政部门和审计机关依法对工伤保险基金的收支、管理情况进行监督。

第五十二条　任何组织和个人对有关工伤保险的违法行为，有权举报。社会保险行政部门对举报应当及时调查，按照规定处理，并为举报人保密。

第五十三条　工会组织依法维护工伤职工的合法权益，对用人单位的工伤保险工作实行监督。

第五十四条 职工与用人单位发生工伤待遇方面的争议，按照处理劳动争议的有关规定处理。

第五十五条 有下列情形之一的，有关单位或者个人可以依法申请行政复议，也可以依法向人民法院提起行政诉讼：

（一）申请工伤认定的职工或者其近亲属、该职工所在单位对工伤认定申请不予受理的决定不服的；

（二）申请工伤认定的职工或者其近亲属、该职工所在单位对工伤认定结论不服的；

（三）用人单位对经办机构确定的单位缴费费率不服的；

（四）签订服务协议的医疗机构、辅助器具配置机构认为经办机构未履行有关协议或者规定的；

（五）工伤职工或者其近亲属对经办机构核定的工伤保险待遇有异议的。

第七章 法 律 责 任

第五十六条 单位或者个人违反本条例第十二条规定挪用工伤保险基金，构成犯罪的，依法追究刑事责任；尚不构成犯罪的，依法给予处分或者纪律处分。被挪用的基金由社会保险行政部门追回，并入工伤保险基金；没收的违法所得依法上缴国库。

第五十七条 社会保险行政部门工作人员有下列情形之一的，依法给予处分；情节严重，构成犯罪的，依法追究刑事责任：

（一）无正当理由不受理工伤认定申请，或者弄虚作假将不符合工伤条件的人员认定为工伤职工的；

（二）未妥善保管申请工伤认定的证据材料，致使有关证据灭失的；

（三）收受当事人财物的。

第五十八条 经办机构有下列行为之一的，由社会保险行政部门责令改正，对直接负责的主管人员和其他责任人员依法给予纪律处分；情节严重，构成犯罪的，依法追究刑事责任；造成当事人经济损失的，由经办机构依法承担赔偿责任：

（一）未按规定保存用人单位缴费和职工享受工伤保险待遇情况记录的；

（二）不按规定核定工伤保险待遇的；

（三）收受当事人财物的。

第五十九条 医疗机构、辅助器具配置机构不按服务协议提供服务的，经办机构可以解除服务协议。

经办机构不按时足额结算费用的，由社会保险行政部门责令改正；医疗机构、辅助器具配置机构可以解除服务协议。

第六十条 用人单位、工伤职工或者其近亲属骗取工伤保险待遇，医疗机构、辅助器具配置机构骗取工伤保险基金支出的，由社会保险行政部门责令退还，处骗取金额2倍以上5倍以下的罚款；情节严重，构成犯罪的，依法追究刑事责任。

第六十一条 从事劳动能力鉴定的组织或者个人有下列情形之一的，由社会保险行政

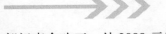

部门责令改正，处 2000 元以上 1 万元以下的罚款；情节严重，构成犯罪的，依法追究刑事责任：

（一）提供虚假鉴定意见的；

（二）提供虚假诊断证明的；

（三）收受当事人财物的。

第六十二条　用人单位依照本条例规定应当参加工伤保险而未参加的，由社会保险行政部门责令限期参加，补缴应当缴纳的工伤保险费，并自欠缴之日起，按日加收万分之五的滞纳金；逾期仍不缴纳的，处欠缴数额 1 倍以上 3 倍以下的罚款。

依照本条例规定应当参加工伤保险而未参加工伤保险的用人单位职工发生工伤的，由该用人单位按照本条例规定的工伤保险待遇项目和标准支付费用。

用人单位参加工伤保险并补缴应当缴纳的工伤保险费、滞纳金后，由工伤保险基金和用人单位依照本条例的规定支付新发生的费用。

第六十三条　用人单位违反本条例第十九条的规定，拒不协助社会保险行政部门对事故进行调查核实的，由社会保险行政部门责令改正，处 2 000 元以上 2 万元以下的罚款。

第八章　附　则

第六十四条　本条例所称工资总额，是指用人单位直接支付给本单位全部职工的劳动报酬总额。

本条例所称本人工资，是指工伤职工因工作遭受事故伤害或者患职业病前 12 个月平均月缴费工资。本人工资高于统筹地区职工平均工资 300% 的，按照统筹地区职工平均工资的 300% 计算；本人工资低于统筹地区职工平均工资 60% 的，按照统筹地区职工平均工资的 60% 计算。

第六十五条　公务员和参照公务员法管理的事业单位、社会团体的工作人员因工作遭受事故伤害或者患职业病的，由所在单位支付费用。具体办法由国务院社会保险行政部门会同国务院财政部门规定。

第六十六条　无营业执照或者未经依法登记、备案的单位以及被依法吊销营业执照或者撤销登记、备案的单位的职工受到事故伤害或者患职业病的，由该单位向伤残职工或者死亡职工的近亲属给予一次性赔偿，赔偿标准不得低于本条例规定的工伤保险待遇；用人单位不得使用童工，用人单位使用童工造成童工伤残、死亡的，由该单位向童工或者童工的近亲属给予一次性赔偿，赔偿标准不得低于本条例规定的工伤保险待遇。具体办法由国务院社会保险行政部门规定。

前款规定的伤残职工或者死亡职工的近亲属就赔偿数额与单位发生争议的，以及前款规定的童工或者童工的近亲属就赔偿数额与单位发生争议的，按照处理劳动争议的有关规定处理。

第六十七条　本条例自 2004 年 1 月 1 日起施行。本条例施行前已受到事故伤害或者患职业病的职工尚未完成工伤认定的，按照本条例的规定执行。